妇科恶性生殖细胞肿瘤

主　编　杨佳欣　沈　铿
副主编　曹冬焱　郭丽娜

中国协和医科大学出版社
北　京

图书在版编目（CIP）数据

妇科恶性生殖细胞肿瘤／杨佳欣，沈铿主编. —北京：中国协和医科大学出版社，2022.3
ISBN 978 - 7 - 5679 - 1777 - 4

Ⅰ. ①妇… Ⅱ. ①杨… ②沈… Ⅲ. ①卵巢癌 - 诊疗 Ⅳ. ①R737. 31

中国版本图书馆 CIP 数据核字（2021）第 127800 号

妇科恶性生殖细胞肿瘤

主　　编：杨佳欣　沈　铿
责任编辑：高淑英
封面设计：许晓晨
责任校对：张　麓
责任印制：张　岱

出版发行：**中国协和医科大学出版社**
（北京市东城区东单三条 9 号　邮编 100730　电话 010 - 65260431）
网　　址：www. pumcp. com
经　　销：新华书店总店北京发行所
印　　刷：北京联兴盛业印刷股份有限公司

开　　本：787mm×1092mm　1/16
印　　张：18.75
字　　数：370 千字
版　　次：2022 年 3 月第 1 版
印　　次：2022 年 3 月第 1 次印刷
定　　价：228.00 元

ISBN 978 - 7 - 5679 - 1777 - 4

编　委　会

主　　编　杨佳欣　沈　铿

副 主 编　曹冬焱　郭丽娜

编委名单（以姓氏笔画为序）

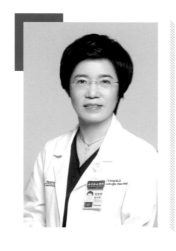

杨佳欣，北京协和医院妇科肿瘤中心主任医师，博士生导师。目前担任中华医学会妇科肿瘤学分会常委，北京医学会妇科肿瘤学分会常委，北京医学奖励基金会妇科肿瘤专委会执行主任委员，国际生殖细胞肿瘤学会委员（Malignant Germ Cell International Consortium，MaGIC），《中华妇产科杂志》审稿专家，《中国肿瘤临床》审稿专家。国家"十一五"重点支撑项目"妇科恶性肿瘤保留生育功能治疗规范化研究"课题第一负责人，国家高技术研究发展计划（"863"）项目"卵巢癌分子分型及诊治的研究"课题第一负责人，中国医学科学院重大疾病创新工程"妇产重大疾病的基础与干预研究"课题负责人。

沈铿，北京协和医院妇产科教授，现任妇产科主任，博士生导师。目前担任中华医学会妇产科学分会主任委员，中华医学会妇科肿瘤学分会荣誉主任委员，《中华妇产科杂志》副主编，《中华医学杂志》常务编委，《中国实用妇产科杂志》副主编。全国高等医学院校 8 年制统编教材《妇产科学》主编，全国高等医学院校双语教材《妇产科学》主编，《妇科肿瘤面临的问题和挑战》主编，《妇科肿瘤临床决策》主编，国际妇科肿瘤协会（IGCS）教育委员会委员。长期从事妇科肿瘤的临床与基础研究，发表了相关论文百余篇。

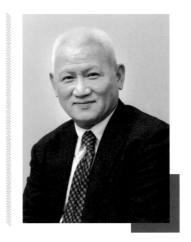

这是一部让人饶有兴趣的专业书，也引发了我们很多的感慨。

妇科恶性生殖细胞肿瘤，特别是性腺外的生殖细胞肿瘤是少见病，甚至是罕见病。但是，北京协和医院妇产科将积累了半个多世纪的经验奉献给各位，可喜可贺！可以说，这是一本并不多见的，或者是凤毛麟角的书。

我们会满怀深情地怀念那些值得敬仰的前辈，他们的工作，他们的精神，也许就是本书的成因。

可以将我们妇产科在妇科恶性生殖细胞肿瘤方面的研究和工作分成三个阶段：第一阶段，开创；第二阶段，突破；第三阶段，发展。

20世纪50年代，林巧稚大夫有一位有名的患者袁某某，她罹患卵巢无性细胞瘤。林大夫高度关爱、高瞻远瞩，为她进行了保留生育的治疗，后来患者结婚生子。当时认为无性细胞瘤高度恶性，只对放疗敏感，但是后来研究发现它对化疗也很敏感。这种诊治观念、这种工作精神，应该是有开创性意义的。

正是在这种思想和精神的指导下，到20世纪70年代，我们已经启动了对于卵巢癌的全面"进攻"。除了卵巢上皮性肿瘤外，我们特别重视卵巢生殖细胞肿瘤的诊断和治疗。在林巧稚大夫、宋鸿钊大夫的指导下，由连利娟大夫、吴葆桢大夫、黄荣丽大夫等临床专家及刘彤华院士、唐敏一大夫等病理学家，组成了一支强有力的队伍！

此间，对卵巢癌进行了全面的基础和临床研究，建立和推行了卵巢癌肿瘤细胞减灭术，形成了不同期别的治疗方案。而对于未成熟畸胎瘤的研究得到了突破，即通过手术与化疗可以得到良好的结果。手术是只切除病患处（肿瘤或附件），化疗方案 VAC、PVB、PEB 等都有好的效果。未成熟畸胎瘤通过手术和化疗可以得到逆转，从未成熟到成熟，从恶性趋于良性，我甚至写过一篇科普文章，叫作"改恶从善""立地成佛"。除了未成熟畸胎瘤以外，对于卵黄囊瘤（内胚窦瘤）、原发性绒毛膜癌，甚至恶性胚胎瘤等，都得到了很好的治疗结果。甚至，无论期别，尽管是三期或者四期，都可以通过手术和化疗，保留生育功能。

这一治疗策略建立在对卵巢恶性生殖细胞瘤（MOGCT）的基本认识：① MOGCT 除无性细胞瘤、成熟性囊性畸胎瘤以外，多数是单侧的。②可以转移到盆腹腔脏器、组织，但较少累积子宫和对侧卵巢，且通常在其他脏器表面，较少侵入深处，手术多可切除。③对于化疗敏感，虽可复发，但复发通常不在子宫和对侧卵巢。未成熟畸胎瘤治疗逾1年，常有"成熟化"倾向。因此，保留生育的手术、适宜的化疗及时间的维持，使对MOGCT的治疗几乎不受期别的限制。

对于卵巢恶性生殖细胞肿瘤诊治的突破，改变了卵巢癌的治疗结果，可以说是砸断了禁锢卵巢癌锁链的一环链条，其他工作也随之有很大的进展。这期间，我们出版了《妇科肿瘤》（林巧稚主编，1982年）、《林巧稚妇科肿瘤学》（连利娟主编，1995年）、《卵巢肿瘤的基础与临床研究》（郎景和主编，1997年）、《妇科肿瘤面临的问题和挑战》（沈铿、郎景和主编，2002年）等，获得了卫生部、北京市及国家科技奖，使我们对卵巢的研究处在一个高端的平台上。

近一二十年，我们对于妇科肿瘤，特别是对于卵巢癌或者卵巢恶性生殖细胞肿瘤的研究和工作更加广泛和深入，从基础研究到临床实践，甚至到数据库、标本库的建立都有很大的发展；在遗传学、分子生物学以及相关的研究都有了卓而不凡的进步，与国内外的交往和合作也得到了加强，这使我们的工作步上了一个新的台阶。

随着时间的推移和研究的进展，我们更加深切体会到，对于妇科生殖细胞肿瘤的研究和发展，面临的主要问题是其重要性、复杂性和创新性的认识与实践。

1. 重要性　妇科生殖细胞肿瘤多发于青少年，可以认为是青少年的妇科肿瘤，40岁以后发生很少。而青少年遭遇生殖细胞肿瘤，对其身心健康、发育成长、婚嫁生育等，都有非常重要的影响。处理起来就更加困难，更需小心。

由于生殖细胞肿瘤相对少见，青少年自己的感悟亦缺乏，肿瘤常被误诊、漏诊，所以不仅是对青少年的教育，还有对父母的提醒。

2. 复杂性　妇科生殖细胞肿瘤发生学、组织学都比较复杂，在发生学中，无论性腺内或性腺外，都涉及组织演化、体系转移，或者在这个过程中造成的问题。肿瘤常见于性腺卵巢，也可在生殖系统的宫颈和阴道，或在生殖系统之外的盆腹腔，特别是腹膜后。因此，必须高度警惕。生殖细胞肿瘤组织学复杂，畸胎瘤有三胚层，可以演生出各种肿瘤，如鳞癌；可以出现副内分泌综合征、神经系统副肿瘤综合征（PNS），甚至引起脑炎（合并抗NMDAR脑炎）。实验室检测的肿瘤标志物，如甲胎蛋白（AFP）、人绒毛膜促性腺激素（hCG），似乎很特异，又常模糊；影像学检查也有特点，却亦呈乱象。这些都给临床诊断与处理造成迷惑。

3. 创新性　创新很难，医学的创新更难，因为通常需要较长时间的实践和研究。与其说创新，不如说如何图发展。妇科生殖细胞肿瘤的诊治与研究正面临着新的发展与挑战，基因组学、蛋白组学的研究，使我们对于这类肿瘤的分子分型有了新的动议，化疗与耐药是永无休止的课题，生物治疗带来令人振奋的曙光等。有些常见的问题，似乎还没有完全解决，比如淋巴转移及其处理，生殖细胞肿瘤不像上皮性肿瘤，并非常见的满腹种植转移，表面似乎平静，淋巴结却已有转移，我们把它叫作"沉静的转移"，又如何判别和处理呢？

荒芜中的披荆斩棘，柳暗中的花明一村不容易；山重水复中的前进，道阔路漫中的求索可能更难。我们面临的就是这样的情势。

值得欣庆的是，我们有了这样一本《妇科恶性生殖细胞肿瘤》的好书。可以说，它较好地回答了妇科生殖细胞肿瘤研究的开创、突破和发展三个阶段，诠释了重要性、复杂性和创新性。

在这本书里，特别突出了妇科恶性生殖细胞肿瘤的发生，详细地阐述了诊断和处理（甚至有具体的病例分析），强调了治疗的观念和进展，以及对今后发展的企望。

更重要的是，这些工作体现了队伍的建设，妇科肿瘤的研究一直是北京协和医院妇产科的强项，从林巧稚大夫、宋鸿钊大夫、连利娟大夫、吴葆桢大夫等前辈，至今又涌现了很多优秀的中青年学者，可以说是"十年树木，百年树人"，也可以认为是"治病救人，治病修人"。

正值我们协和百年（1921～2021年）纪念和林巧稚大夫120周年（1901～2021年）诞辰，我们热忱地奉献，与同道们分享；我们虔诚地祈念，告慰于先人和师长们！

郎景和
2021年仲夏

　　生殖细胞肿瘤是一类组织病理发生来源于原始生殖细胞的肿瘤，目前对于这类肿瘤的治疗充满了挑战，国内尚缺乏关于这类肿瘤的发生、病因学、流行病学及治疗的专业论著，在治疗上基本各自为营。从发病年龄上有两大高峰：一个是儿童期，7岁以内幼女，包括性腺来源及非性腺来源；另一个高峰期是在青春期至成人期之间，14～18岁，也分为性腺来源与非性腺来源；40岁以后的成人生殖细胞肿瘤非常罕见，因此治疗上科室分散。男性的睾丸生殖细胞肿瘤由泌尿外科治疗，女性生殖细胞肿瘤由妇科肿瘤医生治疗，而发病年龄在幼小的孩童时期，肿瘤治疗则多数在儿童肿瘤科。成人的非性腺来源的生殖细胞肿瘤，如纵隔来源、盆底组织来源的生殖细胞肿瘤在治疗上更是缺乏规范。恶性生殖细胞肿瘤总体归类于罕见组织类型肿瘤，但是在儿童期和青春期肿瘤中占多数，治疗效果好。因此，对这一类肿瘤的重视，可提高对儿童期、青春期肿瘤治愈率。联合各科室人员，包括妇科肿瘤医生、放疗科医生、儿科肿瘤科医生、肿瘤内科医生、普通外科医生、胸外科医生、病理科医生、泌尿外科医生及生殖内分泌医生、遗传学医生等对这一类肿瘤治疗经验，形成对这类肿瘤的认识是十分必要的。

　　女性恶性生殖细胞肿瘤治疗包括手术治疗及术后辅助化疗，在以顺铂为主的联合放疗化疗应用以后，这类肿瘤成为可以治愈的肿瘤，即使是在肿瘤晚期，仍可以达到超过70%的治愈率并且保留了生育功能。但治疗上也存在诸多困惑，首先是对于原发铂类耐药患者的治疗，其次是药物损伤包括博来霉素对肺功能的损伤，顺铂对听力和肾功能的损伤，应用VP16导致第二肿瘤的发生率增加，影响卵巢功能导致生育能力下降以及非生殖性腺来源肿瘤的治疗困难等。相对其他肿瘤，女性恶性生殖细胞肿瘤发病年龄的跨度大、肿瘤部位累及广、肿瘤组织类型罕见，很难开展大规模的临床试验。目前妇科来源的恶性生殖细胞肿瘤的很多临床治疗方案均是来源于男性睾丸生殖细胞肿瘤的经验。

　　随着检测手段的不断更新，遗传学的发展对恶性生殖细胞肿瘤的分子生物学及遗传信息学逐步深入，国际上对这类肿瘤的研究从发生学角度来看可分为两大类型：Ⅰ型发生于婴儿期及儿童期，包括恶性畸胎瘤及恶性卵黄囊瘤；Ⅱ型来源于青少年及成人，包括以往认识的无性细胞瘤、胚胎癌、卵黄囊瘤及原发卵巢绒癌，两种类型具有不同的发生学、分子生物学特点、临床特点及组织类型。随着这些认识的深入，今后对恶性生殖细胞肿瘤治疗更加个体化，包括两个方向：一个方向是提高肿瘤的预后，再没有孩子死于生殖细胞肿瘤；另一个方向就是减少治疗带来的伤害，减轻不良反应，提高以后的生活质量。

北京协和医院妇科肿瘤团队从林巧稚主任起，就对来源于妇科生殖器官的恶性生殖细胞肿瘤诊治，有丰富的临床经验。从 1970 年起就对卵巢来源的恶性生殖细胞肿瘤进行探讨，研究如何保留生育功能，积累了数百例的恶性生殖细胞肿瘤的宝贵病例资料。沈铿主任主持"十一五"国家重点科技支撑项目研究——女性恶性肿瘤保留生育功能，探讨如何保留女性生育能力；杨佳欣教授主持的国家创新医学研究从肿瘤发生学、遗传学等角度开展更多研究，形成了从临床研究到基础研究又指导临床的循环。

在几代协和妇科肿瘤专业医生的努力和各个相关科室的支持下，尤其是病理科郭丽娜教授的一丝不苟的专业精神，使得我们这一代妇科肿瘤医生责无旁贷，理应把这些宝贵的协和经验集中成著，希望本书在女性恶性生殖细胞肿瘤诊治方面能够提供专业的帮助，为今后的研究方向铺石垫路。

北京协和医院妇科肿瘤中心

杨佳欣

2021 年春

目 录

第一章

恶性生殖细胞肿瘤的病理

卵巢生殖细胞肿瘤是第二常见的卵巢肿瘤，占卵巢原发肿瘤的 20%～30%，绝大多数为成熟型畸胎瘤。这组肿瘤来源于不同阶段分化的卵巢生殖细胞，其组织学特点是结构成分复杂，各种成分常有不同程度的混合；少数还可伴有体系转化（somatic transformation），从而发生体系的各种上皮性、间叶性或神经上皮性肿瘤如原始神经外胚层肿瘤（primitive neuroectodermal tumor，PNET）。这类肿瘤也可以发生在性腺外，主要分布于胚胎时期生殖细胞迁移途径的中线结构，包括子宫、阴道、外阴等。

近年来，随着分子生物学技术的广泛应用和临床资料的积累，特别是继 WHO（2016年）睾丸生殖细胞肿瘤分类的更新之后，对卵巢的这类肿瘤的生物学行为及其相应的命名体系也有了一些新的认识。

一、卵巢恶性生殖细胞肿瘤

1. 未成熟畸胎瘤　肿瘤以不等量的成熟组织和不成熟胚胎性组织构成，以原始 / 胚胎性神经外胚层成分为特征。发病率在卵巢畸胎瘤中占 3%。

【大体】肿瘤多为单侧性，约 10% 对侧卵巢同时或异时发生成熟性囊性畸胎瘤。肿瘤体积大（最大径平均 18cm），切面以实性为主，部分区域可呈多房囊性、出血、坏死常见，可见毛发、油脂、牙齿、骨及软骨等（图 1-1）。

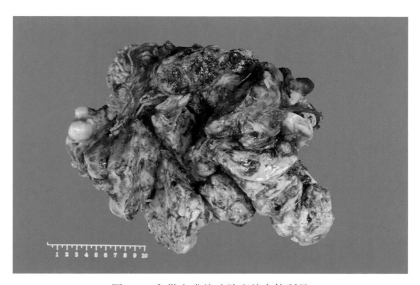

图 1-1　卵巢未成熟畸胎瘤的大体所见

【光镜】肿瘤组织由不等量成熟和不成熟的胚胎性组织构成，以幼稚的神经外胚层成分包括幼稚的神经管上皮和菊形团、富于细胞且核分裂活跃的神经胶质、胶质母或神经母细胞成分为诊断依据。神经管样结构由排列拥挤、重叠的幼稚神经上皮围成，核深染，伴大量核分裂，有时可见细胞内色素（图1-2）。这些原始神经上皮成分的含量被认为具有重要的预后及治疗指导意义，传统上按其所占的面积进行组织学分级（表1-1）。但当肿瘤中出现不成熟神经上皮过度生长，并形成占位性肿物时，则应诊断为原始神经外胚层肿瘤（PNET）。

表 1-1 卵巢未成熟畸胎瘤组织学分级

分级	组织学标准
1 级（低级别）	任一切片中不成熟神经上皮组织所占面积 <1 个低倍视野（40×）
2 级（高级别）	任一切片中不成熟神经上皮组织所占面积为 1 ~ 3 个低倍视野（40×）
3 级（高级别）	任一切片中不成熟神经上皮组织所占面积 >3 个低倍视野（40×）

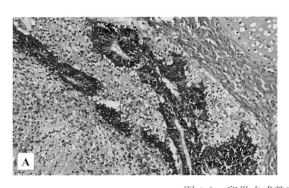 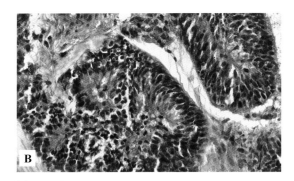

图 1-2 卵巢未成熟畸胎瘤（患者 18 岁）

注：原始神经管及周边幼稚的神经胶质细胞。右上角为成熟软骨成分（A，HE，200×）；高倍镜下凋亡小体及核分裂易见（B，HE，400×）。

【分子改变】肿瘤细胞重塑胎儿的体系分化（fetal somatic differentiation），未成熟畸胎瘤通常没有等臂染色体 12p 的异常改变。

【预后】临床预后取决于原发瘤的分级和分期，以及种植瘤的分级。种植瘤为完全成熟神经组织称作腹膜胶质瘤病，组织学分级为 0 级，不影响预后。整体 5 年生存率为 99%，其中早期患者几乎达到 100%，进展期患者也超过 75%。幼儿患者的预后更好。

2. 卵黄囊瘤 卵黄囊瘤是第二常见的卵巢恶性生殖细胞肿瘤，其形态为各种内胚层样结构分化的畸胎瘤样原始内胚层肿瘤，包括原肠和胚体外分化的卵黄囊泡，以及胚体内胚层如小肠、肝；少数治疗后的病例可发生体系转化，形成各种软组织肉瘤。发病年龄的中位数是 19 岁。

【大体】肿瘤多为单侧性，体积较大，平均直径 15cm，包膜完整，切面质软、灰黄色，常有出血坏死，微囊结构呈蜂窝状（图 1-3），极少数呈单囊性改变。

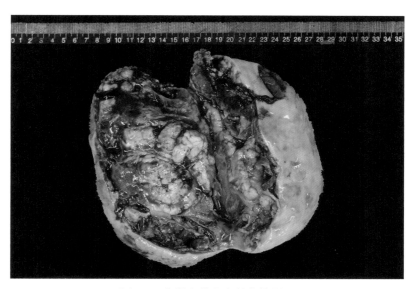

图 1-3　卵巢卵黄囊瘤的大体所见

【光镜】镜下结构多样：①微小囊状结构，囊被覆扁平或立方上皮。②内胚窦样结构，肿瘤细胞围绕厚壁血管，呈极向紊乱的乳头状，乳头外为球囊样结构。③实性结构，幼稚胚胎性实性上皮团索状。④腺泡或腺管样结构。⑤多囊状卵黄囊样结构。⑥间质疏松黏液样。⑦乳头状。⑧大囊状。⑨肝样结构，似肝癌。⑩原始内胚层，似肠型上皮分化。这些结构混合存在，常以 2~3 种结构为主要成分，但也有少数病例表现为单一的镜下结构（图 1-4）。其中内胚窦样结构被认为是最具特征的形态学表现，但在多数病例中不易观察到，因此在实际诊断工作中不应过分强调这一结构。镜下还有一种较为特殊的成分——透明小体，即 HE 常规切片中显示类圆形嗜酸性小体，过碘酸希夫反应（PAS）阳性的蛋白性小体；但这一成分并不特异，还可见于多种其他卵巢肿瘤。免疫组化示小体及上皮内 AFP 阳性。此外，肿瘤还弥漫表达 glypican-3、SALL-4 和 LIN28。内胚层成分可表达组织相关的免疫标志，如肝样成分表达肝细胞石蜡抗原，前肠来源的上皮表达甲状腺转录因子 1。肿瘤不表达 OCT4、SOX2、D2-40 和 CD30。

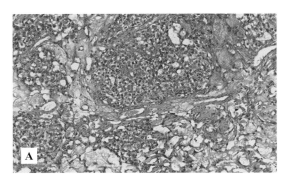 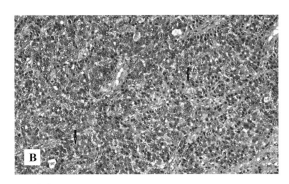

图 1-4 卵巢卵黄囊瘤

注：该病例（患者 30 岁）以实性细胞巢及微囊状结构为主（A，HE，200×），未见典型内胚窦样结构；肝样型卵黄囊瘤（患者 45 岁），可见假腺样结构，箭头所示为红染蛋白小体（B，HE，200×）。

【预后】肿瘤对化疗敏感，但体系来源的卵黄囊瘤对恶性生殖细胞肿瘤的化疗方案反应不佳。5 年生存率随分期的进展而降低，Ⅰ期为 96%，Ⅳ期为 25%。上述组织学形态中，分化较好的子宫内膜腺样结构预后较好。

3．无性细胞瘤　由原始生殖细胞构成，也称卵巢的精原细胞瘤。发生率占卵巢生殖细胞肿瘤的 2%，是最常见的卵巢恶性生殖细胞肿瘤，也是性腺发育不良患者中最常见的恶性性腺肿瘤。平均发病年龄为 22 岁。

【大体】约 10% 的肿瘤为双侧性，体积较大，通常 > 10cm，表面常呈结节状或脑回状；切面实性，质地较软，细腻、有光泽，呈灰白或灰黄色（图 1-5），可有出血、坏死、囊性变或钙化。

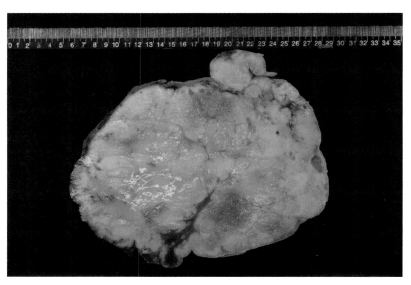

图 1-5　卵巢无性细胞瘤的大体所见

【光镜】肿瘤由典型的多角形细胞构成（图 1-6）。肿瘤细胞中等大小，形态较一致，胞质嗜酸性或透明，核膜清楚，核位于中心，染色质空泡状，核仁明显。肿瘤细胞呈片状、巢状、条索状、小梁状排列，滤泡样或腺样结构少见，腺腔内可见嗜酸性物质。肿瘤细胞团之间有较薄的纤维间质分隔。在间质内或肿瘤细胞团内常有散在或灶状淋巴细胞浸润，间质内有时可见干酪样坏死或结核样肉芽肿。约 5% 无性细胞瘤镜下偶见滋养细胞分化，但除血中 βHCG 增高者外，一般对预后并无影响。多数病例核分裂活跃。肿瘤细胞免疫组化染色 PLAP、CD10、SALL-4、OCT4、D2-40、CD117 阳性，EMA 阴性。另外，如果肿瘤中出现明显上皮性分化（如腺体或乳头状结构），或者肿瘤细胞有明显的核异型性、排列拥挤，胞质致密，须警惕肿瘤向胚胎性癌转化，免疫组化 AE1/AE3、CD30 弥漫强阳性有助于确诊。

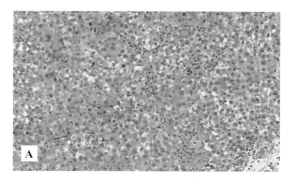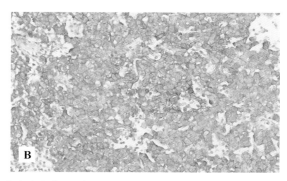

图 1-6　卵巢无性细胞瘤（患者 26 岁）

注：典型的肿瘤细胞密集排列呈实巢状，核分裂易见，纤细的纤维间隔内可见少量淋巴细胞（A，HE，200×）；肿瘤细胞弥漫表达 CD117，免疫组化染色呈细胞膜着色（B，CD117，200×）。

【分子改变】大多数无性细胞瘤显示等臂染色体 12p 异常改变。C-KIT 突变见于 25%~50% 的肿瘤，主要位于外显子 58 和 17。

【预后】肿瘤对放化疗敏感。整体 5 年生存率大于 90%。分期和肿瘤体积（＜10cm）是最重要的预后因素。大约 20% 的 ⅠA 期患者出现近期复发。

4. 胚胎性癌　胚胎性癌由类似于胚盘的上皮细胞构成。这类罕见肿瘤仅占卵巢生殖细胞肿瘤的 0.2%，来源于原始阶段、具有多种分化潜能的干细胞，多与其他生殖细胞肿瘤混合存在。发生于儿童及 30 岁以下的年轻女性，中位发病年龄 14 岁。

【大体】肿瘤体积大，平均直径 15cm，质软，常见出血、坏死及包膜破裂；切面实性、灰白 - 灰褐色，略呈颗粒状，合并其他成分时，依所含成分和比例不同呈现多彩状、囊性变。

【光镜】胚胎性癌由片状分布的原始大细胞和幼稚的黏液样间质构成，有时形成乳头状、裂隙样/腺样结构（图1-7）。多角形肿瘤细胞的核呈空泡状，染色质粗糙、嗜碱性，核膜明显，可见大核仁，胞质丰富。核分裂活跃，病理性核分裂易见。多数病例可见合体滋养细胞。可伴有早期畸胎样如鳞状、柱状、黏液或纤毛上皮分化。免疫组化AE1/AE3和CD30阳性，EMA阴性。

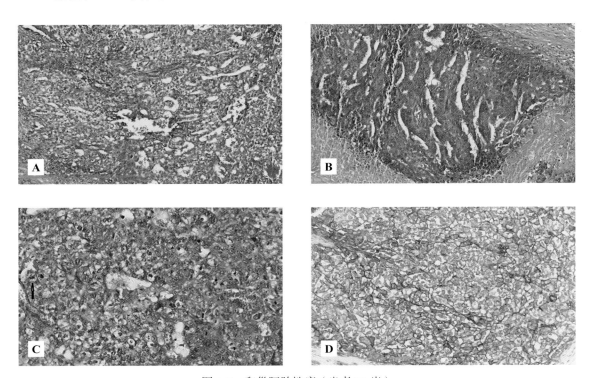

图1-7　卵巢胚胎性癌（患者28岁）

注：上皮样肿瘤细胞以实片状排列为主，可见裂隙样结构（A，HE 100×）及乳头状结构（B，HE，100×），坏死明显，细胞异型性显著，核分裂易见（C，HE，200×），可见病理性核分裂（箭头所示）；免疫组化CD30染色呈弥漫细胞膜阳性（D，HE，200×）。

【分子改变】大多数胚胎性癌显示等臂染色体12p异常改变。

【预后】胚胎性癌预后差。Ⅰ期患者的5年生存率为50%。

5.非妊娠绒癌　一种由生殖细胞起源的恶性肿瘤，由混合存在的合体滋养细胞和细胞滋养细胞构成，常伴有其他生殖细胞肿瘤成分，而这些其他成分有助于与继发性绒癌相鉴别。多见于儿童和年轻女性。

【大体】肿瘤体积大，切面呈实性或囊实性，出血、坏死常见（图1-8）。

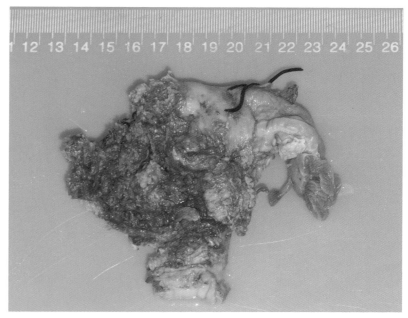

图 1-8 卵巢非妊娠绒癌的大体所见
注：左附件区、左侧宫旁及子宫后壁可见一不规则灰红肿物，表面粗糙，伴出血。

【光镜】肿瘤由不同比例的单核滋养细胞和合体滋养细胞构成，并呈现特征性的丛状排列（图 1-9），前者包括细胞滋养细胞和中间型滋养细胞，出血坏死明显，缺乏肿瘤性间质。偶尔，绒癌发生于卵巢上皮性肿瘤，后者包括浆液性癌、黏液性囊腺瘤、混合性高级别癌，一般见于老年患者。免疫组化显示所有肿瘤细胞均表达 AE1/AE3，增殖指数通常大于 90%；合体滋养细胞弥漫强阳性表达 β-hCG、HSD3B1，弱阳性表达 HPL；中间型滋养细胞表达 Mel-CAM、HLA-G 和 MUC-4。

【分子改变】妊娠绒癌和非妊娠绒癌的区分对于治疗方案的选择非常重要。基因分型有助于两者的鉴别，妊娠绒癌为双亲或男性遗传起源，而非妊娠绒癌显示 XX 等位基因失衡。

【预后】非妊娠绒癌容易发生早期血行转移，常见的转移部位包括肺、肝、脑及阴道。预后比妊娠绒癌差，与卵巢上皮性肿瘤相关的绒癌预后更差，多数患者在确诊后 2 年内死亡。

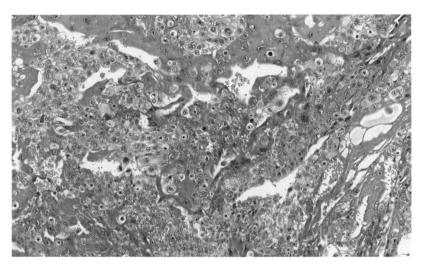

图 1-9　卵巢非妊娠绒癌（患者 33 岁）

注：细胞滋养细胞与合体滋养细胞混合分布（HE、100×）。

6. 混合性生殖细胞肿瘤　混合性生殖细胞肿瘤由两种或两种以上的恶性原始生殖细胞成分构成。其发生率大约占卵巢恶性生殖细胞肿瘤的 8%。平均发病年龄 16 岁。

【大体】肿瘤体积大，表面光滑，切面依所含的成分而有所不同。

【光镜】不同成分可以相对独立地分布于肿瘤的不同区域，也可以混合存在（图 1-10、图 1-11）。按分化顺序和出现频率，依次为无性细胞瘤（80%）、卵黄囊瘤（70%）、未成熟畸胎瘤（53%）、绒癌（20%）和胚胎性癌（13%）。病理报告中应注明不同的肿瘤成分。OCT4、CD30、glypican-3 是一组有助于明确区分肿瘤成分的免疫标志。卵巢恶性生殖细胞肿瘤的免疫标志见表 1-2。

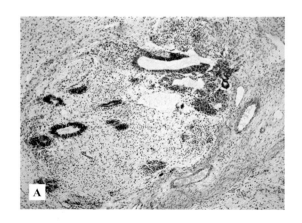

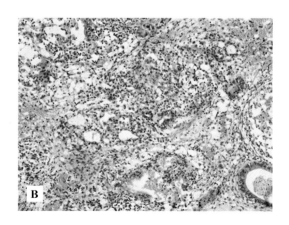

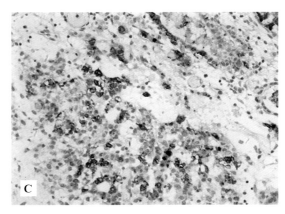

图 1-10 卵巢混合性生殖细胞肿瘤（患者 14 岁）

注：在肿瘤的不同区域内分别观察到未成熟畸胎瘤成分（A，HE，100×）和卵黄囊瘤成分（B，HE，200×）；卵黄囊瘤区域部分肿瘤细胞表达 AFP，免疫组化呈细胞质着色（C，AFP，400×）。

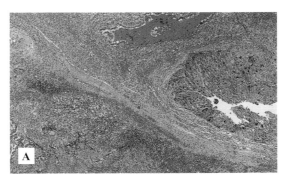
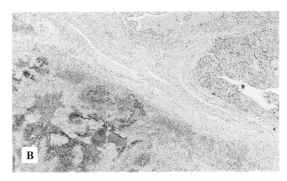

图 1-11 卵巢混合性生殖细胞肿瘤（患者 25 岁）

注：图片左下方为胚胎性癌成分，肿瘤细胞呈片状及乳头状排列，右侧为绒癌成分，右上方可见少量畸胎瘤成分，由成熟的纤毛状上皮围成的管状结构（A，HE，50×）；左下方区域弥漫表达 CD30（B，HE，50×）。

表 1-2 常用的卵巢恶性生殖细胞肿瘤免疫组化标志

免疫标志物 （着色部位）	未成熟畸胎瘤	卵黄囊瘤	无性细胞瘤	胚胎性癌	绒癌
SALL4 （细胞核）	+ 强弱不等	+	+	+	−
OCT4 （细胞核）	−	−	+	+ 化疗后可表达缺失	−
CD117 （细胞膜）	−	+/− 实性结构可表达	> 85% +	−	−

续表

免疫标志物 （着色部位）	未成熟畸胎瘤	卵黄囊瘤	无性细胞瘤	胚胎性癌	绒癌
D2-40 （细胞膜＋胞质）	–	–/+	+	+/–	–
CD30 （细胞膜）	–	–	–	+ 化疗后可表达缺失	–
SOX2 （细胞核）	+	–	–	+	–
AFP （细胞质）	–	+ 特异，常局灶或 部分表达	–	–	–
Glypican-3 （细胞质）	–	+	–	–	+/–
HCG （细胞质）	–	–	–	–	+

注：AFP，甲胎蛋白；HCG，人绒毛膜促性腺激素。

【预后】肿瘤预后与不同肿瘤成分的比例有关。卵黄囊瘤、绒癌或 3 级未成熟畸胎瘤所占比例超过肿瘤总体积的 1/3 时，提示预后不良。但是，随着化疗方案的改进，不同成分造成的预后差异被削弱。分期被认为是最重要的预后因素。

7. 体系肿瘤伴生殖细胞肿瘤分化　在围绝经期或绝经后老年患者的卵巢癌中，包括高级别浆液性癌、子宫内膜样癌、透明细胞癌、交界性透明细胞腺纤维瘤、癌肉瘤等，偶尔可见卵黄囊瘤成分，可能来源于卵巢体细胞肿瘤的恶性干细胞，因此建议将其命名为"体系源性卵黄囊瘤"（somatically derived yolk sac tumours）（图 1-12）。不同于"经典的"卵黄囊瘤。这一组肿瘤多以腺样结构为主体，并且可以不同程度地表达上皮性标志 EMA、BerEBP4、CK7，因而造成了更多的诊断困扰。癌中的卵黄囊瘤成分是否影响肿瘤整体的预后，尚不确定。

以往文献中有个别卵巢卵黄囊瘤伴未成熟畸胎瘤及上皮性癌的报道，我们在工作中遇到了类似的病例（图 1-13）。在大体及镜下，生殖细胞肿瘤成分与上皮性癌成分分布的区域相对独立，因此，也不能除外碰撞瘤的可能。

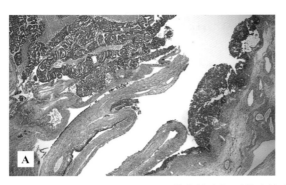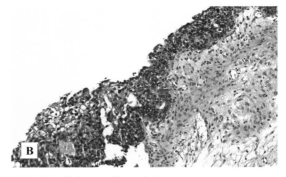

图 1-12　输卵管高级别浆液性癌伴卵黄囊瘤分化（患者 67 岁）

　　注：该患者为双侧输卵管癌累及双侧卵巢并形成囊实性肿物，囊壁被覆高级别浆液性癌，实性区以腺样排列的卵黄囊瘤为主，出血坏死明显（A，HE，40×）；高倍镜示两种肿瘤成分移行区，图左下方为实性生长的卵黄囊瘤，可见较多透明小球（B，HE，200×）。

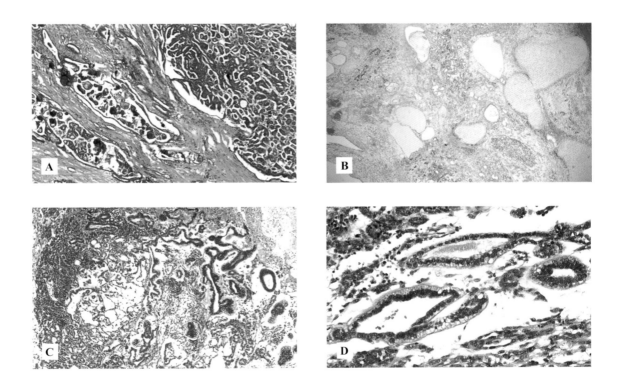

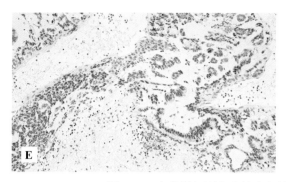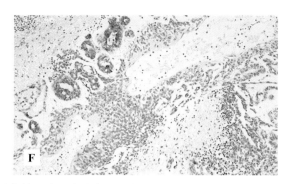

图 1-13　卵巢低级别浆液性癌合并混合性生殖细胞肿瘤（患者 61 岁）

注：肿瘤内可见两种成分——浸润性低级别浆液性癌（A，HE，100×）及混合性生殖细胞肿瘤（B，HE，40×），存在于畸胎瘤背景中的卵黄囊瘤以腺样及实性生长方式为主（C，HE，100×），高倍镜示胞质内空泡（D，HE，400×）；卵黄囊瘤表达 SALL4（E，SALL4，200×），其中腺样区域部分表达 EMA（F，EMA，200×）。

二、性腺外恶性生殖细胞肿瘤

关于性腺外生殖细胞肿瘤的发生机制，据文献报道的肿瘤类型和发生部位，研究者们提出了诸多可能的假设。

1. 胚胎发育时期生殖细胞异常滞留于迁移引带路径，例如发生于外阴的生殖细胞肿瘤。

2. 生殖细胞的逆向迁移。

3. 体系恶性肿瘤细胞向原始的生殖细胞肿瘤分化，如发生于老年患者的"体系源性卵黄囊瘤"。

4. 来源于不完全流产后残留的胚胎组织，比如发生于子宫的畸胎瘤。

5. 性腺原发生殖细胞肿瘤转移至性腺外。

已报道的女性生殖道恶性生殖细胞肿瘤类型包括卵黄囊瘤、未成熟畸胎瘤、胚胎性癌和非妊娠绒癌，多为个案或小宗病例报道。这些性腺外肿瘤与卵巢原发的生殖细胞肿瘤具有相同的组织学特征，但少见的发生部位增加了病理诊断的难度，更需要与常见的上皮性肿瘤相鉴别。

以最常见的女性生殖道生殖细胞肿瘤——卵黄囊瘤为例。阴道卵黄囊瘤具有典型的发病年龄（≤2 岁）和形态学表现（图 1-14），不易误诊。但子宫、宫颈和外阴卵黄囊瘤的诊断相对困难，容易误诊为透明细胞癌、子宫内膜样癌、黏液性癌，甚至转移性癌；当其存在于其他恶性体细胞肿瘤内时，更易被漏诊。子宫内膜卵黄囊瘤更多见于绝经后患者，常以腺管样生长方式为主，呈腺样排列的肿瘤细胞具有肠母细胞特征，即核深染、核上和 / 或核下胞质空泡（图1-13D），容易误诊为分泌型子宫内膜癌。宫颈是女性生殖道卵黄囊瘤的第二大好发部位，形态上最易与透明细胞癌相混淆，后者同样以组织结构多样为特征（图1-15），并且好发人群包括青少年女性（己烯雌酚暴露相关）。合理的免疫组化套餐有助于明确卵黄囊瘤的诊断（表1-3）。

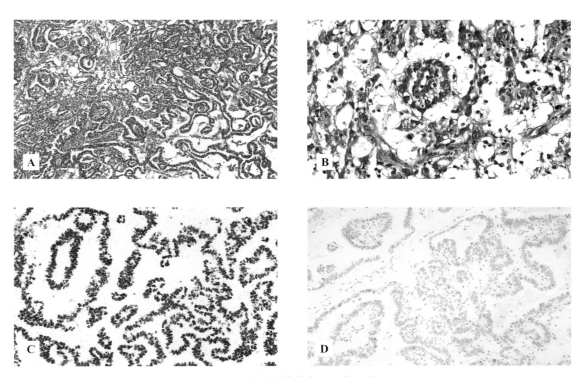

图1-14　阴道卵黄囊瘤（患儿2岁）

注：此例肿瘤以乳头状生长方式为主（A，HE，100×），可见Schiller-Duval小体（B，HE，400×）；免疫组化显示广谱恶性生殖细胞肿瘤标记SALL4呈肿瘤细胞核弥漫强阳性着色（C，SALL4，200×），而不表达上皮性标记EMA（D，EMA，200×）。

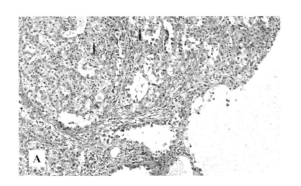

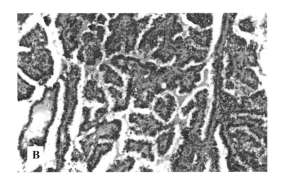

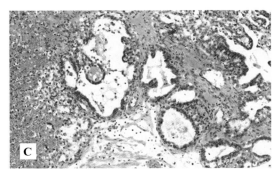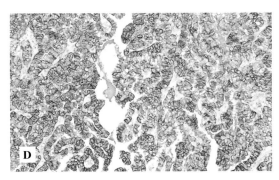

图 1-15　宫颈透明细胞癌（患者 15 岁）

注：肿瘤呈现实性、微囊状、乳头状、腺管样多种生长方式（A~C，HE，200×），可见类似于 Schiller-Duval 小体的囊内乳头状结构及透明小体（箭头所示）；肿瘤细胞弥漫表达低分子量角蛋白 CK7（D，CK7，200×），支持上皮性来源。

表 1-3　用于鉴别卵黄囊瘤与苗勒管上皮癌的免疫组化标志

免疫标志物	卵黄囊瘤	透明细胞癌	子宫内膜样癌	黏液性癌
角蛋白 7	–/+	+++	++	+++
角蛋白 20	+/–	–	–/+	+
EMA	–/+	+++	+++	++
PAX-8	+/–	+++	+++	–/+
雌激素受体	–	–	+++	–/+
NapsinA	–	+++	–/+	–
AFP	++	–/+	–	–
Glypican-3	+++	+/–	–/+	–
Villin	++	–	–/+	+/–
CDX2	++	–	–/+	+

注：AFP，甲胎蛋白；EMA，上皮细胞膜抗原。

　　另一个具有诊断挑战性的代表是由多胚层成分构成的子宫未成熟畸胎瘤，非常少见，目前仅有个案报道，部分病例出现复发、转移。未成熟畸胎瘤中的上皮成分、间叶成分及原始神经上皮成分，尤其是菊形团样结构，需要与子宫内膜样癌伴异源性成分、子宫癌肉瘤及子宫原始神经外胚层肿瘤（PNET）相鉴别。与子宫内膜癌或癌肉瘤的鉴别相对容易，菊形团及周围胶质细胞表达 GFAP 支持未成熟畸胎瘤的诊断。PNET 同样具有原始神经上皮结构，但成分单一，缺乏含有其他成熟组织的畸胎瘤背景。

三、关于卵巢生殖细胞肿瘤的命名与分类

除"体系源性生殖细胞肿瘤"外，卵巢生殖细胞肿瘤来源于不同分化阶段的生殖细胞（图 1-16）。病理分类基于肿瘤的分化方向和程度，共分为三类。第一类是本章讨论的重点，即未成熟性生殖细胞肿瘤，按照分化顺序，包括原始生殖细胞来源的无性细胞瘤、胚胎发育早期的胚胎性癌、胚外分化的卵黄囊瘤和绒癌、胚内分化的未成熟性畸胎瘤；第二类是成熟性畸胎瘤，最为常见；第三类是畸胎瘤或少数卵黄囊瘤伴体系转化，形成各种体系恶性肿瘤，如 PNET、肉瘤或癌。2014 版 WHO 卵巢生殖细胞肿瘤分类见表 1-4。

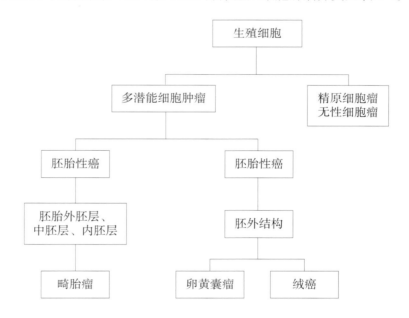

图 1-16　生殖细胞肿瘤的组织学发生（Teilum G. 1965）

表 1-4　卵巢生殖细胞肿瘤分类（WHO 2014）

生殖细胞肿瘤	ICD-9
无性细胞瘤	9060/3
卵黄囊瘤	9071/3
胚胎性癌	9070/3
非妊娠绒癌	9100/3

续表

生殖细胞肿瘤	ICD-9
成熟性畸胎瘤	9080/0
未成熟性畸胎瘤	9080/3
混合性生殖细胞肿瘤	9085/3
单胚层畸胎瘤及表皮样囊肿起源的体细胞肿瘤	略
生殖细胞 – 性索间质肿瘤	略

注：ICD-9 是国际肿瘤疾病分类的形态学代码。编码 /0 为良性肿瘤，/1 为交界性肿瘤，/2 为原位癌或高级别上皮内肿瘤，/3 为恶性肿瘤。

上述分类体系已经沿用了 20 余年。随着治疗经验和预后资料的积累，以及分子生物学研究的进展，卵巢生殖细胞肿瘤命名系统的合理性日益受到质疑和挑战。尤其是畸胎瘤的诊断及形态学评估。近期英国伦敦的一项回溯性研究显示这类肿瘤的生存率主要预后因素是组织学类型。入组的 42 例未成熟畸胎瘤患者均存活，其组织学分级与无病生存率无关，并且影像学证实肿瘤对化疗不敏感。该研究结果提示在卵巢恶性生殖细胞肿瘤，尤其是未成熟畸胎瘤中存在不当 / 过度治疗的问题。此外，未成熟畸胎瘤内混杂的其他恶性生殖细胞肿瘤或体系恶变成分与临床预后密切相关。

这一冲突在睾丸的同类肿瘤中更为显著。2016 版 WHO 对睾丸生殖细胞肿瘤的分类进行了彻底的修订（图 1-17）。从起源上，将睾丸生殖细胞肿瘤分为两类，即原位生殖细胞肿瘤（germ cell neoplasia in situ，GCNIS）源性肿瘤和非 GCNIS 源性肿瘤。前者包括精原细胞瘤、青春期后卵黄囊瘤、滋养细胞肿瘤和青春期后畸胎瘤，均为恶性肿瘤（ICD-10 : /3），均显示等臂染色体 12p 异常改变，术后需要辅助治疗或密切随访；后者包括精母细胞肿瘤、青春期前卵黄囊瘤和青春期前畸胎瘤，缺乏等臂染色体 12p 异常，预后好，极少出现复发、转移，绝大多数术后不需要密切随访。分类中不再使用"未成熟畸胎瘤"及其分级系统，并进一步明确"畸胎瘤伴体细胞恶性肿瘤"的定义。修订后的体系很成功地将肿瘤命名 / 分类与肿瘤的分子改变、生物学行为以及治疗相对应。

但是，睾丸生殖细胞肿瘤的分类体系似乎不适用于睾丸以外，包括卵巢。很重要的一点是，睾丸外不存在 GCNIS，这也是在形态学上鉴别青春期前与青春期后畸胎瘤 / 卵黄囊瘤的关键指标之一。另外，既往也没有睾丸外精母细胞瘤的报道。

综上所述，目前对卵巢生殖细胞肿瘤分类体系的全面修订仍需更多大规模多中心前瞻性研究数据支持。为了提高命名的准确性、病理诊断的可重复性，利于数据积累、统计，最近 Berney 教授及其同事参考 2016 版 WHO 睾丸生殖细胞肿瘤分类，提出了以下修订建议：

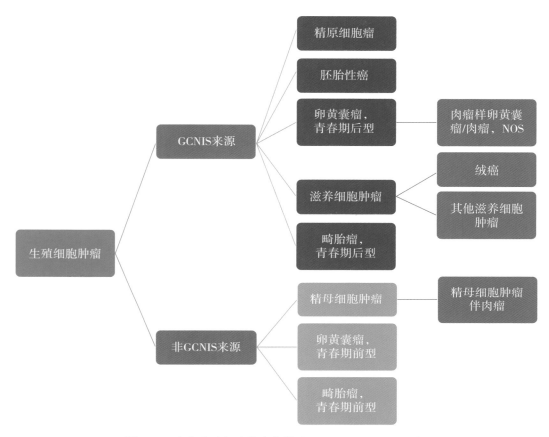

图 1-17 睾丸生殖细胞肿瘤分类（Williamson et al. 2017）

1. 用"畸胎瘤伴原始神经上皮"的诊断术语取代"未成熟畸胎瘤"及其组织学分级，诊断时注意除外合并其他恶性生殖细胞肿瘤成分和体细胞恶变。

2. 采纳睾丸生殖细胞肿瘤分类中"畸胎瘤伴体细胞恶性肿瘤"的定义及诊断标准。

3. 扩大"混合性生殖细胞肿瘤"的诊断范畴，无论次要成分的比例，将所有非单纯性恶性生殖细胞肿瘤纳入此诊断，并在诊断报告中列出所有肿瘤成分、各成分所占比例，有助于治疗方案的选择。

4. 重视血清学标志物 肿瘤组织学类型与血清学标志物不匹配的情况偶有发生，以无性细胞瘤伴甲胎蛋白（AFP）升高更为多见。如经充分检查标本并取材后，仍未发现卵黄囊瘤的区域，组织学上诊断无性细胞瘤，但应在报告中注明"AFP 水平的升高提示该肿瘤中可能存在其他生殖细胞肿瘤成分"，以提示临床治疗方案的选择。

（游 燕 郭丽娜）

参考文献

1．郭丽娜．卵巢生殖细胞肿瘤 // 郭丽娜．妇科疾病诊断病理学．北京：人民卫生出版社，2008：147-159.

2．郭丽娜．女性生殖系统 // 刘彤华．诊断病理学．第 4 版．北京：人民卫生出版社，2018：563-628.

3．Zaloudek CJ. Pathology of germ cell tumors// Robert A. Soslow, Carmen Tornos(eds.). Diagnostic Pathology of Ovarian Tumors. Springer Science+Business Media, LLC. 2011: 155-191.

4．Aleksander Talerman, Russell Vang. Germ Cell Tumors of the Ovary. R. J. Kurman, L. Hedrick Ellenson, B. M. Ronnett(eds.). Blaustein's pathology of the female genital tract. 6th ed. Springer Science+Business Media, LLC. 2011: 848-907.

5．Fabiola Medeiros, Christopher P. Crum. Germ Cell Tumors of the Ovary//Christopher P. Crum, Marisa R. Nucci, Kenneth R. Lee(eds.). Diagnostic gynecologic and obstetric pathology, 2th ed. Saunders: an imprint of Elsevier Inc, 2011: 904-937.

6．Robert J. Kurman, Maria Luisa Carcangiu, C. Simon Herrington, et al. Young(eds.). WHO Classification of Tumours of Female Reproductive Organs. IARC: Lyon: 2014.

7．Holger Moch, Peter A. Humphrey, Thomas M. Ulbright, Victor E. Reuter(eds.). WHO Classification of Tumours of the Urinary System and Male Genital Organs. IARC: Lyon: 2016.

8．Smith HO, Berwick M, Verschraegen CF, et al. Incidence and survival rates for female malignant germ cell tumors. Obstet Gynecol, 2006, 107(5): 1075-1085.

9．Euscher ED. Germ Cell tumors of the female genital tract. Surg Pathol Clin, 2019, 12(2): 621-649.

10．Berney DM, Stoneham S, Arora R, et al. Ovarian germ cell tumour classification: views from the testis. Histopathology, 2020, 76(1): 25-36.

11．Savage J, Adams E, Veras E, et al. Choriocarcinoma in women: analysis of a case series with genotyping. Am J Surg Pathol, 2017, 41(12): 1593-1606.

12．McNamee T, Damato S, McCluggage WG. Yolk sac tumours of the female genital tract in older adults derive commonly from somatic epithelial neoplasms: somatically derived yolk sac tumours. Histopathology, 2016, 69(5): 739-751.

13．Euscher ED. Unusual Presentations of gynecologic tumors: extragonadal yolk sac tumor of the vulva. Arch Pathol Lab Med, 2017, 141(2): 293-297.

14．Saffar H, Nili F, Malek M, et al. Primary immature teratoma of the uterus with peritoneal and lymph node involvement, case report. J Obstet Gynaecol, 2017, 37(8): 1096-1098.

15．Williamson SR, Delahunt B, Magi-Galluzzi C, et al. The WorldHealth Organization 2016 classification of testicular germ celltumours: a review and update from the international society ofurological pathology testis consultation panel. Histopathology, 2017, 70: 335-346.

16．Newton C, Murali K, Ahmad A, et al. A multicentre retrospectivecohort study of ovarian germ cell tumours: evidence forchemo therapy de-escalation and alignment of paediatric and adult practice. Eur J Cancer, 2019, 113: 19-27.

17．Teilum G. Classification of endodermal sinus tumour(mesoblastoma vitellinum)and so-called embryonal carcinoma of the ovary. Acta Pathol Microbiol Scand, 1965, 64: 407.

第二章

恶性生殖细胞肿瘤的遗传生物学

第一节 生殖细胞肿瘤的发生机制

生殖细胞肿瘤（germ cell tumor，GCT）的组织学类型反映了其起源细胞不同的发育潜能。对早期胚胎和生殖细胞发育潜能调控方面的研究，可以让我们对 GCT 的发生发展以及分类有更深入的了解。

一、早期胚胎细胞的发育潜能

1. 细胞发育潜能的限制和维持　多细胞生物是由受精卵发育而来的，受精卵具有全能性，在胚胎发育过程中其多潜能性受到严格的限制调控，生殖细胞发育中为维持种族延续又必须维持其多潜能性。基因组印记（genomic imprinting，GI）指在哺乳动物中某些基因的表达取决于亲本来源，这是由父系或母系特异性的 DNA 甲基化和组蛋白修饰导致的。胚胎发育过程中，GI 循环始于原始生殖细胞中双亲 GI 模式被抹除，甲基化胞嘧啶通过碱基切除修复途径被未甲基化胞嘧啶取代；随后在生殖细胞发生过程中，通过对 100～200 个基因（约占基因组 1%）的从头甲基化途径建立了新的母系和父系印记模式。

胚胎发育过程中只有在最初几次分裂至 8 细胞阶段的分裂球，才具有跟受精卵一样的全能性。随后内细胞团和上胚层中的胚胎干细胞（embryonal stem cell，ESC）的发育潜能逐步受到限制，只能分化成特定的组织和器官。

2. 多潜能性标志物　八聚体结合转录因子 4（octamer-binding transcription factor 4，OCT4）在维持细胞多潜能性的调控网络中发挥重要作用。小鼠胚胎发育研究结果显示自两细胞至桑葚胚阶段的所有细胞均表达 OCT4，之后仅在植入前胚胎内细胞团和上胚层、植入后胚胎原始外胚层中表达。在原肠形成过程中，随着原始外胚层中 OCT4 表达下降，原始生殖细胞（primordial germ cell，PGC）形成。PGC 是配子生成过程中的干细胞，OCT4 在 PGC 中持续表达至生殖细胞进入减数分裂。OCT4 在雌性小鼠减数分裂卵母细胞中不表达，在出生后卵巢中重新表达；在雄性小鼠中只在 A 型精原细胞中表达。而在人类胚胎发育中，OCT4 的表达似乎稍晚，在 8 细胞阶段的胚胎中才开始出现表达。与小鼠不同，OCT4 在精原细胞、6 个月以上幼儿睾丸以及出生后的卵巢中不表达。OCT4 在成人正常体系组织和体系来源恶性肿瘤中不表达，而在具有多潜能性的正常和恶变细胞中特异表达。

在小鼠胚胎中，来源于植入前胚胎内细胞团和上胚层的胚胎干细胞，其 OCT4 的表达是通过远端启动子驱动的；而来源于植入后胚胎原始外胚层的胚胎干细胞，其 OCT4 的表达是通过近端启动子驱动的；并且无论是在胚胎还是生殖细胞中，OCT4 与 SOX2 相互作用。但 OCT4 在人体胚胎中是与 SOX2 相互作用，而在人生殖细胞中是与 SOX17 相互作用。OCT4 与 SOX2、NANOG、DPP3A 和 GDF3 等相互作用共同参与诱导和维持胚胎干细胞多潜能性的调控，抑制其向体系的分化并影响早期胚胎中的细胞命运。

3. 生殖细胞的产生　小鼠胚胎发育至第 6 天，Bmp4 通过诱导近端上胚层细胞中 Blimp1（B lymphocyte induced maturation protein 1）、Prdm14（PR domain zinc finger protein 14）和 Ap2γ 的表达启动生殖系统的分化。上述 3 种蛋白的作用包括抑制体系基因表达、重新诱导多潜能性基因表达并启动表观遗传重编程。小鼠胚胎发育至第 7.25 天，在尿囊底部形成一簇细胞，40～50 个，其中簇中央细胞在第 8.5 天开始表达 Dpp3a 和 Tnap（PLAP 的小鼠同源物），被认为是第一个 PGC，随后 PGC 开始发生迁移最终至生殖嵴（即性腺）。

与小鼠不同，人类胚胎发育过程中 SOX17 诱导 BLIMP1 的表达，从而抑制体系基因表达而启动向 PGC 分化。此外 SOX17 和 BLIMP1 对于维持 PGC 表型至关重要，防止其向其他组织器官分化。PGC 在迁移过程中会经历基因组全部去甲基化，与此同时上调 PRMT5（Protein Arginine Methyltransferase 5）的表达以保护脆弱的去甲基化状态的基因组免受损伤。PGC 到达生殖嵴后更名为生殖细胞（gonocyte），经历基因组双亲 GI 模式抹除，该过程在小鼠中不超过 24 小时即可完成，而在人类则需要数周时间。PGC 和生殖细胞表观遗传重编辑包括基因组全部去甲基化和双亲 GI 抹除，5- 甲基胞嘧啶（5mC）被 5- 羟甲基胞嘧啶（5hmC）替代。

在小鼠胚胎发育过程中，第 8.5 天 PGC 从尿囊底部开始迁移，至第 10.5 天到达生殖嵴。在人类胚胎发育过程中，受精后 3～4 周 PGC 迁移至卵黄囊壁，4～6 周 PGC 先后存在于后肠上皮、肠系膜背侧的间充质和生殖嵴。PGC 中表达 OCT4 和 KIT 配体的膜受体（cKIT），KIT 信号通路在 PGC 迁移过程中发挥重要作用。但当肠道和交感神经系统之间建立联系后，PGC 便沿着交感神经纤维向性腺移动，受精后 14 周神经纤维中仍有大量的 PGC 存在，它们应在到达性腺后脱离神经纤维。而那些残留在神经纤维中的 PGC 可能会沿着交感干和身体中线停留在身体其他部位，包括腹膜后（肾上腺）、腹部（胃）、前纵隔、心脏、肺、头部、颈部以及中枢神经系统。这些异位 PGC 如果未通过凋亡消除那么可能会恶变成生殖细胞肿瘤。PGC 到达生殖嵴后，在男性生殖细胞停滞于有丝分裂间期 G0/G1，在女性生殖细胞则进入减数分裂，停滞于减数分裂前期双线期直至出生。PGC 不具有分化潜能，而体外实验中可通过 KITLG、LIF 和 β-FGF 等诱导，使其重编辑成具有发育潜能的干细胞。

4. 细胞发育潜能状态的可塑性　受精卵和其第一次分裂形成的两细胞分裂球均具有全能性，即细胞处于全部发育潜能状态（omnipotentstate），基因组尚未经历去甲基化和 GI 抹除，在雌性胚胎中 X 染色体处于失活状态，OCT4 和 SOX2 在细胞中不表达。

来源于植入前胚胎内细胞团和上胚层的胚胎干细胞（embryonal stem cell，ESC）具有极大潜能性，即细胞处于广泛发育潜能状态（totipotent state/naïve state）。基因组已经历去甲基化，但没有经历 GI 抹除，在雌性胚胎中两条 X 染色体处于活跃状态。ESC 可发育成胚胎和胚外组织，并可向生殖系统分化。细胞具有自我更新能力，OCT4 是由远端增强子驱动表达的，在细胞中与 SOX2 相互作用。

来源于植入后胚胎原始外胚层的胚胎干细胞，也称为 EpiSC（epiblast stem cell），具有多潜能性，即细胞处于多潜能状态（pluripotent state/primed state）。因 Nanog 表达下降导致调控多潜能性因子如 Prdm14、Klf4（Kruppel Like Factor 4）和 Esrrb（Estrogen Related Receptor Beta）在细胞中表达下降或缺失。基因组表观遗传修饰发生改变，调控多潜能基因表达的启动子甲基化，没有经历 GI 抹除，在雌性胚胎中 X 染色体失活。EpiSC 能够发育成胚胎体系组织，但无法向胚外组织和生殖系统分化。细胞自我更新能力有限，OCT4 是由近端增强子驱动表达的。

随着胚胎发育 PGC 形成，其发育潜能取决于细胞表观遗传状态。早期 PGC 尚未经历 GI 抹除，此时可被诱导成具有多潜能性的干细胞，发育潜能类似 EpiSC。晚期 PGC 或生殖细胞，已经历双亲本 GI 抹除，此时可被诱导成具有极大潜能性的干细胞，发育潜能类似 ESC。需要说明的是，以上讲述的是在小鼠胚胎发育过程中胚胎干细胞、PGC 或生殖细胞特点和发育潜能。在人类 PGC 中，OCT4 与 SOX17 相互作用，只有被诱导成干细胞时 OCT4 才转变为与 SOX2 相互作用。

体内动物实验表明干细胞在胚胎中的位置影响其发育潜能，如将位于上胚层顶端的细胞转移到近端时，细胞会向生殖系统分化。体外细胞实验表明干细胞广泛分化潜能状态和多潜能状态可依据培养条件不同相互转化，进一步表明干细胞发育潜能的可塑性。此外，植入前胚胎内细胞团中胚胎干细胞可瞬时获得类似受精卵的全能性。

Takahashi 等首次报道通过一系列调控多潜能性的转录因子如 OCT4、SOX2、KLF4 和 c-MYC，在小鼠和人类体细胞中可诱导出具有多潜能性的干细胞（iPSC）。随后 Kim 等报道仅通过 OCT4 即可在小鼠和人类神经干细胞（NSC）中诱导出干细胞，这可能是由于 NSC 中内源性表达 SOX2、c-MYC 和 KLF4 等。

体细胞来源的多能干细胞（induced pluripotent stem cell，iPSC）与 ESC 具有相似的发育潜能，在体内可发育成畸胎瘤，在体外可通过合适的培养条件诱导其向生殖系统分化。iPSC 保留了其来源体细胞的基因组印记，但在重编程过程中仍然有部分表观遗传修饰信息丢失。综上所述，干细胞（包括 iPSC）的发育潜能取决于其来源细胞的分化潜能状态。

二、生殖细胞肿瘤概述

早期胚胎发育过程中干细胞发育潜能调控异常可导致性腺外肿瘤，其发病年龄早。生殖系统中 PGC 调控异常也可导致肿瘤，主要位于性腺且常发生于儿童期后。这些性腺和性腺外肿瘤统称为生殖细胞肿瘤（GCT）。流行病学研究显示性腺外 GCT 主要发生在新生儿和婴儿，很少超过 6 岁，男女发病率合计约为 1.5/10 万。此外性腺外 GCT 常与先天性畸形发病风险增加有关。在青春期和成人中，GCT 发病部位主要位于性腺，睾丸 GCT 发生率为（0.5~12）/10 万，往往是恶性肿瘤；卵巢 GCT 发生率高达 15/10 万，最常见的为良性畸胎瘤。总体来讲，GCT 很少见，即使是在丹麦等高发国家睾丸 GCT 的终生风险也仅为 1%。GCT 发病率低，说明其来源的胚胎干细胞或 PGC 极易发生凋亡。体外实验表明在小鼠发育过程中抑制 OCT4 和 NANOG 的表达可导致 PGC 凋亡。也就是说，干细胞或 PGC 很可能在其正常分化潜能受到抑制后才得以逃避凋亡，从而导致 GCT 形成。可根据 GCT 的发展潜能进行分类，每一种类型的肿瘤具有许多共同点，如发病年龄、病变分布、致病机制以及表观遗传特征等。

1. 0 型 GCT

（1）发展潜能：寄生胎指胚胎发育时期一具完整的胎儿体内某一部分寄生另一具或几具不完整的胎体，大多数仅是有一定分化程度的器官和组织。其发生率很低，临床上分为内生性和外生性。内生性寄生胎指寄生胎被包裹在正常胎儿体内，多位于主胎的腹膜、腹膜后、盆腔、颅脑及骶尾部。外生性寄生胎指完整胎儿的某个部位有寄生器官，往往仅是一个小型的躯干和雏形的四肢或肢芽，好发于主胎腹部或背部。

0 型 GCT 起源于两细胞阶段的分裂球，具有和受精卵一样的全能性，故其发展潜能在所有 GCT 中是最高和最全面的。它们可能含有发育良好的内脏器官、四肢和脊柱，在组织学上完全分化，头部大多缺如。尽管所含组织发育成熟但仍可能存在恶变，合并畸胎瘤或卵黄囊瘤。既往文献也有寄生胎切除术后以组织学类型卵黄囊瘤复发的报道。

（2）病变部位：80% 的内生性寄生胎病变部位位于腹膜后，通常被包裹在一层相当于羊膜的囊内，有时有脐带的雏形，极少有胎盘组织，其他病变部位包括颅骨、肝脏、骶骨、阴囊、卵巢表面和隐睾。外生性寄生胎病变部位位于连体双胞胎结合的部位。

（3）致病机制：寄生胎儿与宿主胎儿具有相同的遗传学特征，提示其为双羊膜囊单卵双胎。但寄生胎儿心脏缺如需从宿主胎儿中获得血液循环，此外寄生胎儿头部也常常缺如或发育不良。超过 15% 的寄生胎病例有双胞或寄生胎病史或家族史，两细胞卵裂球发育潜能调控异常，无法向正常胚胎组织分化，如果一胎未能发育出有功能的心脏，那么其或者死亡，或者从宿主胎儿体内建立血液循环发展为寄生胎。

2．Ⅰ型 GCT

（1）发展潜能：Ⅰ型 GCT 起源于早期 PGC 进而发展成具有三胚层结构的（未成熟）畸胎瘤。未成熟畸胎瘤成分中可能含有易被忽略的卵黄囊瘤病灶，这些病灶继续发展最终可能超越最初的畸胎瘤病灶。在胎儿、新生儿以及产前切除的肿瘤中单纯卵黄囊瘤十分少见，往往合并未成熟畸胎瘤成分。因此Ⅰ型 GCT 包括三种类型：单纯（未成熟）畸胎瘤、单纯卵黄囊瘤（此时最初的畸胎瘤成分可能被更具侵略性的卵黄囊瘤成分所覆盖）和混合型（未成熟的）畸胎瘤和卵黄囊瘤。无论性别，发病年龄越早的肿瘤中（未成熟）畸胎瘤成分越多而卵黄囊瘤成分越少。卵黄囊瘤既可能起源于内胚层（如原始肠管和肝脏）也可能起源于胚外结构（如尿囊和卵黄囊），故近期 Nogales 等学者提出将卵黄囊瘤更名为原始外胚层肿瘤。

Ⅰ型 GCT 中畸胎瘤最常见，5% ~ 10% 合并卵黄囊瘤成分，此为影响预后的独立危险因素。Ⅰ型 GCT 通常不含有精原细胞瘤、胚胎癌和绒毛膜癌。绒毛膜癌在婴幼儿中罕见，常与颅内Ⅰ型畸胎瘤、胎盘或妊娠绒癌转移相关。

Ⅰ型 GCT 中可含 OCT4 表达阳性的细胞，通常位于高级别未成熟畸胎瘤成分中，但 SOX2 和 CD30 表达阴性，这些细胞被认为是Ⅰ型 GCT 的干细胞。CD30 不表达可能是由于细胞为二倍体核型，既往实验表明只有干细胞为非整倍体时才开始表达 CD30。Ⅰ型 GCT 中 OCT4 表达阳性的细胞很少，这说明其干细胞自我更新能力差，易向体系分化，故Ⅰ型 GCT 通常具有良性行为，切除后不易复发。

（2）流行病学特征：骶尾部、腹膜后、纵隔、头颈部、大脑（除松果体外）和睾丸部位的Ⅰ型 GCT 发病高峰是新生儿时期，发病年龄通常小于 2 岁，很少超过 6 岁。卵巢部位Ⅰ型 GCT 发病高峰消失，从出生至成年均可发病。性腺外Ⅰ型 GCT 女性多见，这可能是由于在男性胚胎发育过程中 PGC 基因组去甲基化发生较早故异位 PGC 更易发生凋亡，而甲基化发生较晚的女性 PGC 似乎更容易在非性腺部位存活下来。

Ⅰ型 GCT 确切的发病率很难获得，因为通常只统计恶性肿瘤。根据荷兰、比利时和德国国家癌症中心报告，15 岁以下的儿童恶性 GCT 的发病率分别为 5.2/100 万、5.4/100 万和 4/100 万，假设 50%（实际上高达 70%）Ⅰ型 GCT 为成熟性畸胎瘤，那么其总体发病率是（1 ~ 1.5）/10 万。

（3）发生部位：双侧Ⅰ型 GCT 极为罕见。Yokomizo 等曾报道 1 例双侧睾丸卵黄囊瘤，既往文献报道 4 例双侧睾丸畸胎瘤，其中 2 例为患克兰费尔特综合征（Klinefelter syndrome）的兄弟，1% ~ 2% 的卵巢未成熟畸胎瘤为双侧。同一患者可同时存在不同类型 GCT，如颅脑Ⅰ型 GCT 可与 0 型 GCT 同时存在，卵巢Ⅰ型和Ⅳ型 GCT 可在同侧或对侧卵巢同时存在。

Ⅰ型 GCT 病变部位主要位于性腺外，包括骶尾部、腹膜后、胃、前纵隔、心脏、头颈部以及大脑，病变沿身体中线分布符合 PGC 在胚胎发育过程中的迁移路线。最常发生病变的部位是骶尾部，其次是睾丸，也可见于卵巢但不发生于发育不良的性腺。这说明Ⅰ型和Ⅱ型性腺 GCT 发病机制不同，前者是由于正常 PGC 或生殖细胞重编辑成干细胞后致肿瘤发生，后者是由于多倍体生殖细胞恶性转化。

（4）基因组特征：Ⅰ型（未成熟）畸胎瘤，无论是否合并卵黄囊瘤，几乎均为二倍体核型，缺乏染色体重排。然而Ⅰ型卵黄囊瘤，无论是否合并畸胎瘤，多为非整倍体通常是近二倍体核型伴多条染色体拷贝数扩增和缺失，包括 1q、3p、8q24、12p13、20q、22 拷贝数扩增和 1p、4、4q、6q、16q、20p 拷贝数缺失，但很少存在 12p 或 12p11.2-p12.1 拷贝数扩增（Ⅱ型 GCT 基因组特征）。其中Ⅰ型和Ⅱ型卵黄囊瘤中均存在 1q 拷贝数扩增和 1p、6q 拷贝数缺失，提示这些基因组改变可能参与卵黄囊瘤的发生发展。染色体拷贝数变异可能涉及的驱动基因改变包括 *MYC*（8q24）扩增、*STELLAR*、*NANOG* 和 *GDF3*（12p13）扩增以及 *CHD5*（1p36）缺失。既往研究表明 *BAK1* 异常可抑制细胞凋亡，与Ⅰ型和Ⅱ型 GCT 发生相关；而 *KITLG*、*SPRY4* 和 *DMRT1* 仅参与Ⅱ型 GCT 的发生。

与精原细胞瘤（无性细胞瘤）、胚胎癌和绒毛膜癌相比，Wnt/β-catenin 和 TGFβ/BMP 信号通路在Ⅰ型和Ⅱ型卵黄囊瘤中均活跃表达，APC 启动子甲基化以及 5q21-22 杂合性缺失提示 APC 可能参与 Wnt 通路的激活。

（5）表观遗传改变：Ⅰ型 GCT 通常拥有双亲本 GI 模式，只有很少一部分通常位于睾丸和卵巢Ⅰ型 GCT 可有部分 GI 抹除，这说明性腺外Ⅰ型 GCT 很可能起源于未经历 GI 抹除或经历部分 GI 抹除的 PGC，这些细胞可经过重编程形成处于多潜能状态的 ESC，当然Ⅰ型 GCT 也可直接起源于具有多潜能性的 ESC。另外，由体细胞诱导形成的干细胞（iPSC）也可发展成Ⅰ型 GCT。

性腺外Ⅰ型 GCT 起源于胚胎发育 PGC 迁移过程中未能到达生殖嵴的细胞，通常大多数这些"迷失的"异位 PGC 会发生凋亡，只有那些经重编辑形成的干细胞才可能在非性腺部位存活下来。在重编辑过程中 SOX17、BLIMP1 和 OCT4 发挥关键作用，抑制 PGC 的分化并维持 PGC 表型。因迁移过程中的 PGC 尚未经历 GI 抹除，故经重编辑形成的干细胞具有多潜能性，发育潜能类似小鼠干细胞 EpiSC，可向体系组织分化形成未成熟畸胎瘤，最终发展成为成熟性畸胎瘤。极少数情况下，肿瘤细胞基因组发生非整倍体改变时可进一步发展形成卵黄囊瘤和绒毛膜癌。

（6）卵巢Ⅰ型 GCT：睾丸和卵巢Ⅰ型 GCT 起源于未经历 GI 抹除的二倍体生殖细胞，由于分化失控导致其重编辑形成干细胞，进一步发展形成 GCT。*DMRT1*、*SOX17*、*BLIMP1*

和 *OCT4* 以及微环境因素 GDNF 参与生殖细胞的分化调控。

卵巢Ⅰ型 GCT 发病年龄分布广泛，不会出现典型的其他部位Ⅰ型 GCT 新生儿发病高峰期。卵巢Ⅰ型 GCT 起源于减数分裂前 PGC，尚未经历 GI 抹除但处于甲基化状态，为二倍体核型。

卵巢畸胎瘤包括四种类型：Ⅰ、Ⅱ、Ⅳ和Ⅵ型。年龄 10 岁以上发病的畸胎瘤几乎可以肯定是Ⅳ型 GCT。5 岁以下的单纯畸胎瘤、卵黄囊瘤或两者的混合型很可能是Ⅰ型 GCT。无性细胞瘤、胚胎癌或绒毛膜癌，无论是否合并其他组织学亚型，均考虑Ⅱ型 GCT。与卵巢上皮性肿瘤（尤其是透明细胞癌）相关的畸胎瘤属于Ⅵ型。发病年龄超过 5 岁的畸胎瘤和 / 或卵黄囊瘤可能是Ⅰ型或Ⅱ型 GCT，一般认为Ⅰ型畸胎瘤为良性，而Ⅱ型为恶性。

3．Ⅱ型 GCT

（1）发展潜能：Ⅱ型 GCT 包含两大类。一类是精原细胞瘤（即无性细胞瘤），是由恶变的 PGC 或生殖细胞构成的均一肿瘤；另一类是非精原细胞瘤，模拟胚胎发育过程，向体系、胚外组织及生殖系统发展。恶变的 PGC 或生殖细胞被重编辑成为干细胞或从病理学角度精原细胞瘤肿瘤细胞被重编辑成为胚胎癌干细胞（即非精原细胞瘤干细胞），这些干细胞处于广泛发育潜能状态，发育潜能类似小鼠 ESC。胚胎癌干细胞可发展成为胚胎发育过程中的所有组织：卵黄囊瘤（分泌 AFP）和绒毛膜癌（分泌 β-hCG）代表胚外组织；未成熟和成熟畸胎瘤代表不同成熟程度胚胎三胚层体系组织，并偶尔可见向生殖系统分化。在非精原细胞瘤中可见拟胚体（embryoid body），与发育第 10 天的早期人类胚胎非常相似，两者 mRNA 和蛋白质表达谱相同。在此之后（与胚胎植入完成时间相吻合），拟胚体的发育变得无序，发展为胚胎癌、卵黄囊瘤、绒毛膜癌、畸胎瘤以及不同类型的组合，这可能是由于拟胚体缺乏受精卵双亲本基因组印记模式。成熟畸胎瘤在组织水平高度分化，甚至含有类似肠道、支气管等器官样结构，但不含像 0 型 GCT 中完全发育的器官或Ⅳ型 GCT 中的毛发和牙齿。综上所述，Ⅱ型 GCT 起源于处于广泛分化潜能状态的干细胞，具有向体系、胚外及生殖系统的发展潜能。

（2）流行病学特征：90% 的Ⅱ型 GCT 病变部位位于睾丸，是 25 ~ 45 岁西方男性最常见的肿瘤，其余约 4% 见于卵巢或发育不良的性腺，3% 见于性腺外部位如前纵隔、胸腺和颅脑。除一些少见情况如合并性腺发育不全、唐氏综合征以及 Klinefelter 综合征等，Ⅱ型 GCT 主要于青春期后发生。发病年龄最早的见于卵巢或发育不良的性腺（从 4 岁开始，发病年龄分布广泛），其次是颅脑（从 10 岁儿童到青少年）、纵隔和睾丸（青少年和成年人）。总的来说，睾丸Ⅱ型 GCT 的发病年龄峰值约为 30 岁：分别比颅脑 GCT、卵巢或纵隔 GCT 发病年龄峰值晚 15 岁和 5 岁。

（3）病变部位：原发Ⅱ型 GCT 最常见的发病部位是睾丸，其次是卵巢，其余包括发育不良的性腺、前纵隔（胸腺居多）以及大脑中线（松果体居多），而腹膜后则是肿瘤转移部位。显然，Ⅱ型 GCT 的病变部位要比Ⅰ型局限的多，可能是由于前者的发生发展需要一定的微环境条件，仅特定部位的某些细胞类型可提供。Ⅱ型 GCT 起源的 PGC 或生殖细胞已完成 GI 抹除、基因组处于低甲基化状态，细胞易发生凋亡，因此需要特定的支持细胞来维持其生存，如睾丸中的支持细胞、卵巢或发育不良的性腺中的颗粒细胞以及胸腺和松果体中的等效细胞。支持细胞表面均表达 KIT 配体，可激活 PGC 或生殖细胞上的 KIT 受体，从而激活 KIT 信号通路以维持 PGC 或生殖细胞的活力和增殖能力。

（4）基因组特征：Ⅱ型 GCT 较为特征的基因组特征是 12 号染色体短臂（或部分短臂）拷贝数扩增，最常见的是形成 12 号染色体短臂等臂染色体（i12p），可能是由于有丝分裂后期着丝粒分离错误导致，在睾丸、卵巢、纵隔和大脑中线的发生率分别为近 100%、75%、87% 和 60%。在恶性程度更高的病灶中还常见 12 号染色体短臂近端区域（12p11.2-p12.1）拷贝数扩增。

12p 与肿瘤发生相关的基因主要包括 *NANOG*、*STELLAR*、*GDF3* 和 *EDR1*，主要的作用是维持细胞多潜能性；*cyclin D2* 和 *KRAS*，主要的作用是促进细胞增殖；*GLUT3*、*GAPDH* 和 *TPI1*，主要功能是维持在低氧环境中的能量代谢；以及参与凋亡抑制的基因如 *EKI1*、*SOX5* 和 *DAD-R*。

其他染色体异常包括染色体 X、7、8、12 和 21 号拷贝数扩增和染色体 Y、1p、11、13 和 18 拷贝数缺失，可能是由于有丝分裂 – 减数分裂染色体分离异常致形成多倍体，随后发生染色体部分或整体非随机扩增或缺失致形成非整倍体。

染色体拷贝数异常可能驱动Ⅱ型 GCT 的发生发展，染色体片段拷贝数扩增如 12p（包含 *KRAS*）、12q（包含 *KITLG*）以及 4q12（*KIT*），使恶变的 PGC 或生殖细胞最终获得无限增殖和侵袭能力。另外染色体拷贝数异常也可能参与精原细胞瘤细胞的分化方向，如通过影响 BMP 和 NODAL 信号通路的平衡从而使精原细胞瘤肿瘤细胞重编辑形成胚胎癌干细胞。最后染色体拷贝数异常还可能参与非精原细胞瘤细胞的分化方向，如通过改变母本和父本基因表达平衡影响肿瘤细胞向体系或胚外 / 滋养层分化的趋势。

基因突变在Ⅱ型 GCT 中发生率非常低，约 0.5mutations/Mb，远低于其他成人实体瘤。*KIT* 突变最常见，主要见于精原细胞瘤，约占 30% 睾丸精原细胞瘤以及 50% 卵巢无性细胞瘤；非精原细胞肿瘤 *KIT* 突变却很少见，发生率小于 1.5%。在精原细胞瘤中，*KIT* 基因突变或拷贝数扩增可激活 KIT 及下游信号通路，包括 AKT/mTOR 和 KRAS/RAF/MEK/ERK 通路。通过小干扰 RNA 技术沉默精原细胞瘤细胞系（TCam-2）中 *KIT* 基因表达，可观察到细胞活性和增殖能力下降。另一个显著突变基因是 *KRAS*，在Ⅱ型精原和非精原细胞肿瘤中突变率大致相同。

　　通过对 42 例睾丸Ⅱ型 GCT 行全基因组测序，结果显示 *KIT* 突变在双侧病变中发生率为 33%（3/9）远高于单侧病变 9%（3/33），并且双侧Ⅱ型 GCT 常存在相同位点 *KIT* 突变，这提示 PGC 在到达生殖嵴之前就已经出现 KIT 信号通路异常。KIT 信号通路对 PGC 迁移过程中细胞的存活和增殖发挥重要作用，若出现 *KIT* 基因突变或拷贝数变异可导致 PGC 异常增殖进而向恶性转化。Coffey 等报道一例患者睾丸和松果体 GCT 中均检测出相同的 *KIT* 突变（A816V），这个案例提示性腺外 GCT 很可能来源于迁移过程中"迷失的"异位的 PGC，并且 KIT 突变很可能发生于 PGC 迁移过程的早期。

　　Ⅱ型 GCT 男性多见，可能是由于 OCT4 和睾丸特异性蛋白（TSPY）的共同表达可驱动 PGC 恶性转化，*TSPY* 是 Y 染色体上编码的特异性基因。但这并不是唯一的致病机制，因为卵巢也会发生Ⅱ型 GCT，可能与 *KIT* 突变相关，Hersmus 等研究发现 63% 无性细胞瘤拥有该基因突变。因此，Ⅱ型 GCT 中至少存在两种致病机制，若 Y 染色体存在，那么在成熟延迟的 PGC 中可能出现多潜能性因子如 OCT4 和早期分化因子（特别是 TSPY）共同表达，随后支持细胞 KIT 配体过表达，最终驱动 PGC 恶性转化。另一种致病机制与体细胞突变相关，较少见，如 *KIT* 和 *RAS* 突变。

　　综上，Ⅱ型 GCT 的发生早期可能是由于有丝分裂 / 减数分裂着丝粒分离异常致多倍体形成，维持了 PGC 的活性和增殖；随后染色体片段拷贝数的扩增和缺失特别是 12p 扩增在 PGC 由原位病变恶变成具有侵袭性的肿瘤细胞过程中发挥了驱动作用。*KIT*（位于 4q12）基因突变或拷贝数扩增致信号通路异常在精原细胞瘤发生、发展中发挥重要作用，但当精原细胞瘤肿瘤细胞重编程形成胚胎癌干细胞时，促进精原细胞瘤细胞增殖的因素不再表达，因此在非精原细胞瘤中可出现 12q（包括 KIT 配体）拷贝数缺失。

　　（5）表观遗传改变：Ⅱ型 GCT 和其起源的 PGC 拥有相似的表观遗传改变。除畸胎瘤外，Ⅱ型 GCT 肿瘤细胞基因组是整体去甲基化状态的且不含有双亲本基因组印记模式，仅在非精原细胞肿瘤中曾发现存在 Alu 重复序列甲基化。在胚胎干细胞发育密切相关的微小 RNA（miRNAs），miR-371-373、miR-302 和 miR-367 在Ⅱ型 GCT 中高表达。

　　（6）化疗耐药形成机制：Ⅱ型 GCT 对致 DNA 损伤的化疗药物十分敏感，80% 患者即使发生远处转移也可通过手术和化疗得以长期生存。精原细胞瘤肿瘤细胞和胚胎癌干细胞基因组处于低甲基化状态，易被靶向 DNA 的药物攻击。体外实验表明胚胎癌细胞系对顺铂的敏感性比成人肿瘤细胞系高 2 ~ 4 倍。精原细胞瘤对放射治疗也十分敏感，这是由于精原细胞瘤肿瘤细胞缺乏修复放疗造成双链 DNA 损伤的同源重组修复机制。当经重编辑形成非精原细胞肿瘤时，对放疗的敏感性降低。

　　不同于其他成人实体肿瘤，Ⅱ型 GCT 基因突变率低，并存在 DNA 损伤修复机制缺陷，在面临 DNA 损伤时可迅速激活 *p53* 介导的凋亡信号通路。这与其起源的 PGC 的特点相似，凋亡优先于 DNA 损伤修复，是一种防止修复错误通过生殖细胞遗传至下一代的保护机制。畸胎瘤对化疗不敏感，是由于其中向体系分化的细胞已具有修复 DNA 损伤的能力。

Ⅱ型 GCT 原发和继发化疗耐药很少见，可能与其基因突变率低相关。既往研究表明，*BRAF* 和 DNA 损伤修复基因 *XRXX2* 基因突变、错配修复缺陷与Ⅱ型 GCT 化疗耐药相关。其他与 GCT 顺铂耐药相关的机制包括 *p53* 凋亡通路异常、DNA 甲基化、肿瘤细胞多潜能性降低以及 PDGFRβ/PI3K/pAKT 通路改变等。

另一个导致Ⅱ型 GCT 化疗耐药的机制是畸胎瘤和卵黄囊瘤进一步发展成为体细胞样恶性肿瘤（somatic-type malignancy），通常见于迟发性复发肿瘤，复发时间间隔常超过 2 年。镜下形态与既往Ⅱ型 GCT 不同，可能与基因突变累积相关。除 12p 拷贝数变异以外，还可能具有与其对应肿瘤相似的遗传特征，如横纹肌肉瘤中的 2q37 重排、肉瘤中的 *p53* 突变和原始神经外胚层肿瘤中的 t（11；22）易位。

（7）发育不全性腺Ⅱ型 GCT：性腺发育异常患者的性腺易发生肿瘤，最常见的是性腺母细胞瘤，是典型的Ⅱ型 GCT 癌前病变。肿瘤包含两种细胞类型，分别是非肿瘤性未成熟颗粒细胞和生殖细胞。颗粒细胞作为支持细胞可为生殖细胞提供合适的生态位（niche），生殖细胞中真正的性腺母细胞瘤细胞具有与睾丸原位生殖细胞肿瘤（GCNIS）细胞相同的镜下形态。性腺母细胞瘤细胞最终会发展成侵袭性无性细胞瘤（与睾丸精原细胞瘤相对应），80% 发育不全性腺Ⅱ型 GCT 组织学类型是无性细胞瘤，只有很少一部分会经过重编辑发展成非精原细胞肿瘤。

含 Y 染色体或 Y 染色体片段的性腺发育异常患者易发生性腺恶变，40% 为双侧病变。最常见的是 46，XY 单纯性腺发育不全，常伴 *WT1*、*SRY*、*SOX9*、*DHH*、*ARX*、*RR5A1* 或 *TSPYL1* 基因突变导致其性别分化和决定通路异常，致性腺发育不全。46，XY/45，XO 嵌合体患者中半数以上会发生性腺母细胞瘤。部分特纳综合征（45，XO）患者也会发生性腺恶变，这些患者可能含有未被检测出的包含 GBY 区域的 Y 染色体片段，GBY 区域中含与性腺发育不全相关的 *TSPY* 基因。

性腺母细胞瘤与 GCNIS 的基因组特征相似，早期形成多倍体核型，随后发生染色体非随机扩增和缺失。12 号染色体短臂（12p）拷贝数扩增，尤其是形成 i12p，在性腺母细胞瘤进一步进展为侵袭性无性细胞瘤中发挥重要作用。性腺母细胞瘤细胞基因组低甲基化状态伴全部或部分 GI 抹除。与 GCNIS 不同，在性腺母细胞瘤中四倍体核型并不常见。

睾丸决定和分化通路通常由 SRY 起始，随后包括 SOX9/WT1、SF1 和下游因子等。性腺发育不全患者常伴该通路异常，若同时存在 Y 染色体片段 GBY 区域（含 *TSPY* 基因），则会导致支持间质细胞不成熟，进而引起生殖细胞发育延迟，造成细胞内胚胎发育多潜能性因子（如 OCT4）和分化因子（如 TSPY）同时表达，进一步激活 KIT 信号通路，促使生殖细胞恶性转化为性腺母细胞瘤细胞。

（8）卵巢Ⅱ型GCT：卵巢Ⅱ型GCT组织学类型多样，包括无性细胞瘤、胚胎癌、绒癌或混合型，伴或不伴畸胎瘤和/或卵黄囊瘤。卵巢Ⅱ型GCT起源于处于广泛发育潜能状态的PGC或生殖细胞，其中约5%的肿瘤发生与性腺发育不全相关。年龄、组织学类型以及基因组特征可为GCT分类提供依据：大多数单纯畸胎瘤和/或卵黄囊瘤基因组不伴12p拷贝数扩增因此归类为Ⅰ型GCT，只有当基因组出现染色体12p扩增后才能将其归类为Ⅱ型，约60%单纯卵黄囊瘤为Ⅰ型。其他组织学亚型伴畸胎瘤和/或卵黄囊瘤的混合型GCT，若发生于婴幼儿则极有可能为Ⅰ型；若发生于青春期后则极有可能为Ⅱ型非精原细胞瘤，常伴12p扩增。

青春期前发病的卵巢Ⅱ型GCT多见于性腺发育不全患者，95%卵巢Ⅱ型GCT于青春期后发病，其中发病年龄最早的为单纯非无性细胞瘤，其次是混合型非无性细胞瘤或无性细胞瘤，单纯无性细胞瘤发病年龄最晚。双侧卵巢Ⅱ型GCT约占6%，略高于睾丸Ⅱ型GCT，考虑可能是由于双侧性腺母细胞瘤发生率高（约占40%）。同一患者中可同时存在卵巢及其他部位Ⅱ型GCT，Ⅰ型和Ⅱ型GCT可同时存在于同侧或对侧卵巢。不同于睾丸Ⅱ型GCT，卵巢Ⅱ型GCT不具有明显的家族聚集性。

超过90%无性细胞瘤是非整倍体核型，通常为近四倍体，约77%伴12p扩增。混合型非无性细胞瘤也常为非整倍体核型，约68%伴12p扩增。单纯卵黄囊瘤中约41%伴12p扩增为Ⅱ型GCT，而单纯未成熟畸胎瘤和成熟畸胎瘤中分别仅5%和9%伴12p扩增，说明大部分畸胎瘤为Ⅰ型。无性细胞瘤中其他常见的染色体异常包括染色体臂拷贝数扩增1p（33%）、6p（33%）、12q（75%）、15q（42%）、20q（50%）、21q（67%）和22q（58%）；整条染色体拷贝数扩增7（42%）、8（42%）、17（42%）和19（50%）以及染色体臂拷贝数缺失13q（58%）。总体来讲拷贝数扩增超过缺失，故无性细胞瘤多为近四倍体核型。

既往研究报道约53%无性细胞瘤发生*KIT*突变，但性腺发育不全患者恶变性腺肿瘤中却很少发生。其他组织学亚型如未成熟畸胎瘤、卵黄囊瘤也很少存在*KIT*突变。

综上所述，存在两种无性细胞瘤发生机制。性腺发育不全患者若含Y染色体或Y染色体片段（含GBY区域），那么其发生Ⅱ型GCT的风险增加，发育延迟的生殖细胞中多潜能性因子和分化因子同时表达，激活KIT信号通路，促使细胞恶性转化为性腺母细胞瘤，进一步进展为无性细胞瘤。另一种无性细胞瘤发生机制是通过基因突变导致KIT信号通路异常所致。

4. Ⅲ型GCT

（1）发展潜能：Ⅲ型GCT即精母细胞肿瘤，既往称为精母细胞性精原细胞瘤，发病部位仅限于青春期后睾丸，包含3种细胞类型，具有不同大小细胞核，类似青春期后生殖细胞。分别为：核最小的细胞染色质致密类似暗型精原细胞 A（被认为是保守的精原干细胞），具有中等和最大细胞核的细胞染色质稀疏类似亮型精原细胞 A（被认为是具有自我更新能力的干细胞）、B 型精原细胞和处于减数分裂细线期的精母细胞。出生后停滞在精原细胞至初级精母细胞之间任何阶段的生殖细胞经重编辑形成精原干细胞进一步发展成精母细胞肿瘤，其发展潜能与减数分裂前精原细胞的发育潜能一致。

一般情况下，精母细胞肿瘤具有良性行为。但在极少数情况下，精母细胞肿瘤可合并肉瘤样成分，通常是未分化肉瘤，偶尔可见横纹肌肉瘤或软骨肉瘤，恶性程度高，易发生转移。肉瘤可能是精母细胞肿瘤进一步进展导致的，类似向白血病、淋巴瘤等进展；也有可能是生殖细胞经重编辑形成向体系分化的干细胞发展而来。

（2）流行病学特征：一项基于人群的流行病学研究显示，澳大利亚精母细胞肿瘤的发病率为 0.4/100 万，占所有睾丸肿瘤的 0.6%，中位发病年龄 54 岁（范围：19～92 岁），约 9% 的精母细胞肿瘤为双侧。

（3）基因组特征和表观遗传改变：精母细胞肿瘤大多数肿瘤细胞是（近）二倍体，其次是（近）四倍体，仅极少数是近三倍体。最常见的染色体异常是 9 号染色体短臂片段拷贝数扩增，可能参与肿瘤发生的基因是 *DMRT1*，与此同时 DMRT1 也被证实是辅助诊断精母细胞瘤的免疫组织化学标志物。p53 蛋白在正常青春期后生殖细胞中不表达，却在约 80% 精母细胞肿瘤中表达阳性，可能与基因组不稳定相关。

Mikuz 等报道间变型精母细胞肿瘤，其形态与精原细胞瘤相似，但不表达 PLAP 和 OCT4，同时具有染色体 9 和 12p 拷贝数扩增。该肿瘤似乎是处于精原细胞瘤和精母细胞肿瘤的中间类型，其表型部分由 DMRT1 的过表达决定，部分由 12p 上基因过表达决定。

精母细胞肿瘤中 DNA 甲基化和组蛋白修饰与正常精子形成过程中细胞的模式不同，可能是由于肿瘤中缺少正常生精过程中微环境向精原细胞传递的调控信号。

（4）致病机制：精母细胞肿瘤的发生与 GCNIS 无关，它的前体病变细胞位于与 Sertoli 细胞紧密相连的曲细精管管腔侧，形态与其相邻的侵袭性肿瘤基本一致。生殖细胞与微环境中支持细胞相互作用，维持出生后雄性生殖细胞的活性，调控细胞内有丝分裂与减数分裂的转换。

Sertoli 细胞分泌的神经胶质细胞源性神经营养因子（GDNF）参与调控精原细胞的自我更新和分化。GDNF 与精原干细胞膜表面表达的 GFRA1/RET 受体复合物结合后，分别通过 PI3K/AKT、RAS/ERK1/2 信号通路上调 MYCN 和 FOS 转录因子的表达。其他微环境因子包括 Sertoli 细胞分泌的 FGF2 和 Leydig 细胞分泌的 CSF-1。在小鼠动物模型中，下调 GDNF 的表达导致精原细胞缺失而仅有 Sertoli 支持细胞表型，而上调其表达可导致曲细精管中未分化精原细胞堆积，类似小管内精母细胞肿瘤。

DMRT1 在调控雄性生殖细胞有丝分裂和减数分裂转化中发挥重要作用，它通过降低 STRA8 的水平抑制精原细胞分化和减数分裂，与此同时还可通过上调 SOHLH1 的表达促进精原干细胞的增殖和抑制多潜能性基因 *NANOG*、*SOX2* 和 *OCT4* 的表达。降低 DMRT1 表达水平会干扰 GDNF 信号通路、细胞周期和细胞多潜能性调控。若上调 DMRT1 的表达进而导致 GDNF 信号通路过度活跃会导致类似精母细胞瘤的形成。

精原干细胞和其微环境均参与精母细胞肿瘤的形成，男性精子生成减少会导致微环境中 Sertoli 细胞分泌的 GDNF 和 Leydig 细胞分泌 CSF-1 增多。此外随年龄增长精原干细胞中 *HRAS* 和 *FGFR3* 基因突变累积以及 9 号染色体拷贝数扩增导致 DMRT1 表达升高，这些因素均可驱动精母细胞肿瘤的形成。

5．Ⅳ型 GCT

（1）发展潜能：Ⅳ型 GCT 即成熟性畸胎瘤（皮样囊肿），起源于减数分裂时期的卵母细胞，故发病部位仅限于卵巢。成熟性畸胎瘤是一个薄壁囊肿，内衬表皮细胞和附属物，充满皮脂腺样物质和毛发，通常可见一个实性结节（Rokitansky 突起）。皮样囊肿中通常含有脂肪组织、骨骼、牙齿和神经胶质组织，被覆皮肤和发育良好的附属物（包括形成毛发的毛囊），实际上任何体系组织均可存在。偶尔在皮样囊肿中可发现未成熟病灶，极少数情况下可见卵黄囊瘤。

（2）流行病学特征：通过对 517 例皮样囊肿病例进行回顾性分析，发现中位发病年龄为 30 岁，年龄跨度大（10～90 岁），大多数皮样囊肿发生在青春期至绝经之间的生殖年龄，青春期前几乎不发病，而绝经后诊断的皮样囊肿可能在育龄期就已经存在。

（3）病变部位：皮样囊肿仅见于卵巢，在极少数情况下它们可能从卵巢上脱落并重新种植到大网膜、输卵管和子宫直肠陷凹。

（4）基因组特征：根据 Surti 等的研究，93% 的皮样囊肿为二倍体核型，余 7% 存在染色体异常包括染色体 7、8、12、15 和 X 三倍体，在未成熟畸胎瘤中也可见染色体 8、12 和 X 三倍体。体细胞样恶性肿瘤与其相邻的皮样囊肿拥有相同的遗传学特征，如卵巢恶性甲状腺肿与甲状腺乳头状癌具有相同的 *BRAF* 基因点突变，从而证明其具有相同的起源。

（5）表观遗传改变：皮样囊肿的基因组特征以及印记模式反映了其起源卵母细胞所处的阶段。生殖细胞中双亲本基因组印记模式的抹除以及在卵子发生过程中母系印记的建立过程与Ⅳ型 GCT 的发生发展相关。既往实验表明孤雌二倍体更倾向于向胚胎体系组织分化，很少向胚外组织尤其是胎盘分化；而孤雄二倍体则相反，倾向于向胎盘组织分化。这种亲本基因组印记模式影响组织分化方向反映到皮样囊肿表观遗传特征上，即皮样囊肿通常缺乏父本基因组印记，仅具有与其来源卵母细胞相同的母本印记模式。

6. Ⅴ型 GCT

（1）发展潜能：Ⅴ型 GCT 即完全葡萄胎，完全由胎盘绒毛组织组成，无体系组织，其发展潜能与Ⅳ型 GCT（皮样囊肿）相反。镜下胎盘绒毛全部受累水肿，滋养细胞弥漫增生，无胎儿及胚胎组织。病变位于妊娠部位，几乎全部位于宫腔内，极少情况下发生于输卵管等异位妊娠部位。完全性葡萄胎很少发生转移，2%～3% 的病例可能进展为绒毛膜癌。滋养细胞相对于体细胞基因组甲基化程度低，恶变可能是由于低甲基化导致的基因组不稳定驱动的。具体来讲，p16 单独或联合 E-cadherin 启动子高甲基化与葡萄胎恶变形成绒毛膜癌有关。

（2）流行病学特征和危险因素：葡萄胎的发生率具有明显的地域差异，全球平均约 1/1000 次妊娠，而在亚洲约 1/500 次妊娠。危险因素主要包括妊娠年龄过早或高龄妊娠、既往妊娠滋养细胞疾病史、种族以及营养水平等。家族性复发性葡萄胎是一种特殊类型的完全性葡萄胎，可能是一种常染色体隐性遗传病，已知的两个致病基因为 NLRP7 和 KHDC3L。

（3）基因组特征和表观遗传改变：完全性葡萄胎一般为二倍体，核型为 46，XX（90%）或 46，XY（10%）。Fukunaga 等曾报道一例罕见病例是四倍体核型，具有四套父本单倍体染色体。

（4）致病机制：完全性葡萄胎常为孤雄二倍体，大多是由于空卵与单精子（23，X）受精后自身复制造成的，占 75%～90%，染色体核型多为 46，XX；也有可能是由于空卵与双精子受精后导致的二倍体，占 10%～20%，染色体核型可为 46，XX 或 46，XY。该二倍体只含有父本基因组印记，仅发展成胎盘组织而无法向体系组织分化。

部分性葡萄胎常为双雄三倍体，大多是一个单倍体卵子与两个单倍体精子受精形成（69，XXY 约占 70%；69，XXX 约占 27%；69，XYY 约占 3%），其可见部分胚胎组织，是处于完全性葡萄胎和正常妊娠之间的中间型。父本和母本基因组印记影响受精卵分化方向，父本基因组印记过量表达抑制细胞向体系分化而有利于向胎盘组织分化。完全性葡萄胎的起源细胞具有和受精卵一致的发育潜能，但无法向胚胎发育的体系组织发展。

7. Ⅵ型 GCT　Ⅵ型 GCT 指起源于体系来源干细胞或体系恶性肿瘤干细胞，具有与 GCT 相同的发展潜力。

体细胞来源的干细胞（iPSC）移植到小鼠体内后可形成具有三胚层结构的成熟性畸胎瘤，另外 iPSC 还可形成胚胎癌、未成熟畸胎瘤、卵黄囊瘤和体细胞样恶性肿瘤，形成肿瘤的组织学亚型取决于被诱导细胞的类型（体细胞突变数量）和载体结合的基因（包含 MYC 的载体发生恶性 GCT 的风险增加）。诱导体细胞重编辑形成干细胞的过程每个环节均可能导致肿瘤形成，如载体与宿主细胞基因组整合、培养过程细胞 DNA 损伤及基因组印记调控异常等。细胞培养过程中可发生染色体 12（12p）、17（17q）、20（20q11.21）和 X 拷贝数扩增，与 II 型 GCT 基因组特征类似。具有完整基因组的人 iPSC 具有多潜能性，发育潜能类似小鼠 EpiSC，故可发展形成 I 型 GCT。若 iPSC 来源的体细胞发生基因突变或表观遗传改变，那么其诱导而来的干细胞具有更强自我更新能力，处于广泛分化潜能状态，发育潜能类似小鼠 ESC，故可形成 II 型非精原细胞瘤组织学亚型。实际上由 iPSC 形成的 GCT 发展潜能通常处于 I 型 GCT 和 II 型非精原细胞瘤之间，并可伴有体细胞样恶性肿瘤。MYC 在细胞多潜能性调控网络中发挥核心作用，其与 NANOG、OCT4 和 SOX2 相互作用，与此同时 *MYC* 作为原癌基因在 iPSC 形成肿瘤过程中也发挥重要作用。

　　既往文献中有高度恶性 GCT 合并体细胞来源恶性肿瘤的报道，无法将其归于 0 至 V 型中任何一种亚型。它们发病年龄晚（中位数 50～60 岁），对化疗不敏感，发病部位也不常位于身体中线，常见的部位如足部和上肢。这类 GCT 的发展潜能介于 I 型和 II 型 GCT 之间，与 iPSC 诱导形成的 GCT 一致。基因组和表观遗传改变等多种因素共同作用导致在体系恶性肿瘤中形成 GCT，这可能是由于体系恶性肿瘤干细胞转化导致的。*MYC* 可能发挥关键作用，因其调控肿瘤形成和细胞多潜能性，恶性程度高的肿瘤可同时表达 MYC 和多潜能性基因（如 *OCT4*、*NANOG*、*SOX2* 和 *KLF4*）。

　　VI 型 GCT 基因组学特征提示发生染色体重排的特定区域异常可能激活调控细胞多潜能性的基因表达，如染色体断裂区域 6p21-22 涉及 *OCT4*、11p15 涉及 *IGF2*、12p13 涉及 *NANOG*、*STELLAR* 和 *GDF3*。

　　综上所述，VI 型 GCT 拥有与 GCT 相同的形态学特征，但并非起源于生殖细胞，而是起源于体细胞，通常合并其他高度恶性体系来源肿瘤，也可见于 iPSC 形成的肿瘤。

三、结论

　　0 型 GCT 即寄生胎，起源于两细胞阶段的分裂球，具有与受精卵相同的发展潜能，15% 的寄生胎病例具有双胎或寄生胎病史或家族史。

　　I 型 GCT 发展潜能与处于多潜能状态的干细胞（与源于小鼠原始外胚层的胚胎干细胞 EpiSC 相对应）一致，主要由畸胎瘤组成，其内含有不同成熟阶段的体系组织。只有当肿瘤细胞形成多倍体后，丧失向体系组织分化的能力而进一步形成卵黄囊瘤。I 型 GCT 肿瘤干细胞数量少，仅在不成熟成分中偶尔可见 OCT4 表达阳性的细胞。性腺外 I 型 GCT 发病部位沿身体中线分布，考虑是胚胎发育 PGC 迁移过程中经重编辑形成的干细胞逃避细胞凋亡，进一步在滞留部位形成肿瘤，故常于出生时或婴幼儿时期发病，通常不超过 6 岁。性腺 I 型 GCT 起源于减数分裂前 PGC，此时尚未经历或经历部分 GI 抹除、基因组处于甲基化状态且为二倍体核型，它们经重编辑后形成干细胞，进一步发展形成肿瘤。

Ⅱ型 GCT 的发展潜能广泛，包括精原细胞瘤和非精原细胞瘤，前者起源于已经历部分或全部 GI 抹除、基因组处于低甲基化状态的减数分裂前 PGC 或生殖细胞。精原细胞瘤肿瘤细胞通过重编辑形成胚胎癌干细胞，即非精原细胞瘤干细胞，进一步可向胚胎组织分化形成卵黄囊瘤和绒癌，也可向体系分化形成未成熟或成熟畸胎瘤，偶尔可向生殖系统分化。胚胎癌干细胞具有很强的自我更新能力且表达多种多潜能因子如 OCT4、SOX2、NANOG 和 LIN28，具有与源于小鼠内细胞团和上胚层的干细胞 ESC 一致的发育潜能。Ⅱ型 GCT 的起源的 PGC 更加成熟，只能在性腺、胸腺和大脑中线合适部位存活，除此之外异位 PGC 会发生凋亡，因此相比于Ⅰ型，Ⅱ型 GCT 的病变部位更局限（表 2-1）。

Ⅲ型 GCT 即精母细胞肿瘤，仅见于青春期后睾丸，发病年龄晚，最有可能起源于青春期后拥有父本基因组印记的精原细胞，其发展潜能与青春期后减数分裂前精原细胞一致，包括暗型和亮型精原细胞 A、B 型精原细胞和减数分裂细线期精原细胞。

Ⅳ型 GCT 即皮样囊肿，仅发生于卵巢，多于 10 岁以后发病，起源于卵母细胞，由于仅有母系基因组印记故无法向胚外组织分化，仅由成熟的体系组织构成。

Ⅴ型 GCT 即完全性葡萄胎，仅由胎盘绒毛组织构成，缺乏体系组织，是空卵与单精子（23，X）受精后自身复制或空卵与双精子受精后导致的孤雄二倍体，因仅有父本基因组印记，故无法向体系组织分化而仅发展成胎盘组织。

Ⅵ型 GCT 起源于体细胞来源的干细胞（iPSC），可通过体外实验诱导或体内自发诱导形成，形成不同成熟程度的体系组织、胚胎癌、卵黄囊瘤和绒癌。体内自发诱导形成的体细胞来源肿瘤干细胞与Ⅰ型 GCT 干细胞类似，处于多潜能状态，细胞内多潜能性基因表达降低，细胞自我更新能力有限。体外实验诱导形成的体细胞来源干细胞，与Ⅱ型 GCT 中干细胞类似，处于广泛发育潜能状态，可进一步发展形成胚胎癌。

本章节我们从胚胎发育角度讨论了 GCT 发生发展的机制，大多数 GCT 并非通过基因突变所致，而是生殖细胞通过重编辑形成干细胞进一步发展而来的。GCT 的发生发展与其起源细胞的发育潜能息息相关，胚胎干细胞和生殖细胞的发育潜能具有可塑性，处于不同发育阶段同一类型干细胞可能具有不同的发育潜能，而不同类型的干细胞发育潜能可能相同。

表 2-1 根据发展潜能的 GCT 分类

类型	年龄	性别	部位	表型	起源细胞	GI
0	新生儿	女／男	身体中线	寄生胎	两细胞分裂球	BiP
Ⅰ	＜6 岁	女／男	性腺 身体中线	畸胎瘤 卵黄囊瘤	甲基化的 PGC	BiP 至 GI 部分抹除

续表

类型	年龄	性别	部位	表型	起源细胞	GI
Ⅱ	青春期后	女／男*	性腺 身体中线	精原／无性细胞瘤，NST	去甲基化的 PGC	GI 完全抹除
Ⅲ	＞55 岁	男	睾丸	精母细胞肿瘤	精原细胞／精母细胞	部分或全部父本 GI
Ⅳ	青春期后	女	卵巢	皮样囊肿	卵母细胞	部分或全部母本 GI
Ⅴ	青春期后	女	胎盘，子宫	葡萄胎	空卵结合的孤雄二倍体	全部父本 GI
Ⅵ	＞60 岁	女／男	部位不明确	似Ⅰ型或Ⅱ型中的 NST 成分	体细胞诱导的多能干细胞	与起源细胞一致

注：BiP，双亲本基因组印记；GI，基因组印记；NST，非精原细胞肿瘤。*男性居多。

（宗　璇　杨佳欣）

参考文献

1. Slack JM. Origin of stem cells in organogenesis. Science, 2008, 322(5907): 1498-1501.

2. Hajkova P, Erhardt S, Lane N, et al. Epigenetic reprogramming in mouse primordial germ cells. Mech Dev, 2002, 117(1-2): 15-23.

3. Hajkova P, Jeffries SJ, Lee C, et al. Genome-wide reprogramming in the mouse germ line entails the base excision repair pathway. Science, 2010, 329(5987): 78-82.

4. Surani MA. Reprogramming of genome function through epigenetic inheritance. Nature, 2001, 414(6859): 122-128.

5. Morison IM, Ramsay JP, Spencer HG. A census of mammalian imprinting. Trends Genet, 2005, 21(8): 457-465.

6. Surani A, Tischler J. Stem cells: a sporadic super state. Nature, 2012, 487(7405): 43-45.

7. Macfarlan TS, Gifford WD, Driscoll S, et al. Embryonic stem cell potency fluctuates with endogenous retrovirus activity. Nature, 2012, 487(7405): 57-63.

8. Nichols J, Zevnik B, Anastassiadis K, et al. Formation of pluripotent stem cells in the mammalian embryo depends on the POU transcription factor Oct4. Cell, 1998, 95(3): 379-391.

9. Yeom YI, Fuhrmann G, Ovitt CE, et al. Germline regulatory element of Oct-4 specific for the totipotent cycle of embryonal cells. Development, 1996, 122(3): 881-894.

10. Pesce M, Wang X, Wolgemuth DJ, et al. Differential expression of the Oct-4 transcription factor during

mouse germ cell differentiation. Mech Dev, 1998, 71(1-2): 89-98.

11. Honecker F, Stoop H, de Krijger RR, et al. Pathobiological implications of the expression of markers of testicular carcinoma in situ by fetal germ cells. J Pathol, 2004, 203(3): 849-857.

12. Rajpert-De Meyts E, Hanstein R, Jørgensen N, et al. Developmental expression of POU5F1(OCT-3/4)in normal and dysgenetic human gonads. Hum Reprod, 2004, 19(6): 1338-1344.

13. Looijenga LH, Stoop H, de Leeuw HP, et al. POU5F1(OCT3/4)identifies cells with pluripotent potential in human germ cell tumors. Cancer Res, 2003, 63(9): 2244-2250.

14. Stewart CL, Gadi I, Bhatt H. Stem cells from primordial germ cells can reenter the germ line. Dev Biol, 1994, 161(2): 626-628.

15. Aksoy I, Jauch R, Chen J, et al. Oct4 switches partnering from Sox2 to Sox17 to reinterpret the enhancer code and specify endoderm. EMBO J, 2013, 32(7): 938-953.

16. Irie N, Weinberger L, Tang WW, et al. SOX17 is a critical specifier of human primordial germ cell fate. Cell, 2015, 160(1-2): 253-268.

17. Clark AT, Rodriguez RT, Bodnar MS, et al. Human STELLAR, NANOG, and GDF3 genes are expressed in pluripotent cells and map to chromosome 12p13, a hotspot for teratocarcinoma. Stem Cells, 2004, 22(2): 169-179.

18. Le Bin GC, Muñoz-Descalzo S, Kurowski A, et al. Oct4 is required for lineage priming in the developing inner cell mass of the mouse blastocyst. Development, 2014, 141(5): 1001-1010.

19. Saitou M, Barton SC, Surani MA. A molecular programme for the specification of germ cell fate in mice. Nature, 2002, 418(6895): 293-300.

20. Ly L, Chan D, Trasler JM. Developmental windows of susceptibility for epigenetic inheritance through the male germline. Semin Cell Dev Biol, 2015, 43: 96-105.

21. Hackett JA, Sengupta R, Zylicz JJ, et al. Germline DNA demethylation dynamics and imprint erasure through 5-hydroxymethylcytosine. Science, 2013, 339(6118): 448-452.

22. Freeman B. The active migration of germ cells in the embryos of mice and men is a myth. Reproduction, 2003, 125(5): 635-643.

23. Runyan C, Gu Y, Shoemaker A, et al. The distribution and behavior of extragonadal primordial germ cells in Bax mutant mice suggest a novel origin for sacrococcygeal germ cell tumors. Int J Dev Biol, 2008, 52(4): 333-344.

24. Møllgård K, Jespersen A, Lutterodt MC, et al. Human primordial germ cells migrate along nerve fibers and Schwann cells from the dorsal hind gut mesentery to the gonadal ridge. Mol Hum Reprod, 2010, 16(9): 621-631.

25. Mamsen LS, Brøchner CB, Byskov AG, et al. The migration and loss of human primordial germ stem cells from the hind gut epithelium towards the gonadal ridge. Int J Dev Biol, 2012, 56(10-12): 771-778.

26. McLaren A. Germ cells and germ cell sex. Philos Trans R Soc Lond B Biol Sci, 1995, 350(1333): 229-233.

27. Donovan PJ, de Miguel MP. Turning germ cells into stem cells. Curr Opin Genet Dev, 2003, 13(5): 463-471.

28. Magnúsdóttir E, Surani MA. How to make a primordial germ cell. Development, 2014, 141(2): 245-252.

29. Kojima Y, Kaufman-Francis K, Studdert JB, et al. The transcriptional and functional properties of mouse epiblast stem cells resemble the anterior primitive streak. Cell Stem Cell, 2014, 14(1): 107-120.

30. McLaren A. Primordial germ cells in the mouse. Dev Biol, 2003, 262(1): 1-15.

31. Hackett JA, Surani MA. Regulatory principles of pluripotency: from the ground state up. Cell Stem Cell, 2014, 15(4): 416-430.

32. Takahashi K, Yamanaka S. Induction of pluripotent stem cells from mouse embryonic and adult fibroblast cultures by defined factors. Cell, 2006, 126(4): 663-676.

33. Takahashi K, Tanabe K, Ohnuki M, et al. Induction of pluripotent stem cells from adult human fibroblasts by defined factors. Cell, 2007, 131(5): 861-872.

34. Kim JB, Greber B, Araúzo-Bravo MJ, et al. Direct reprogramming of human neural stem cells by OCT4. Nature, 2009, 461(7264): 649-643.

35. Kim JB, Sebastiano V, Wu G, et al. Oct4-induced pluripotency in adult neural stem cells. Cell, 2009, 136(3): 411-419.

36. Hiura H, Toyoda M, Okae H, et al. Stability of genomic imprinting in human induced pluripotent stem cells. BMC Genet, 2013, 14: 32.

37. Stang A, Trabert B, Wentzensen N, et al. Gonadal and extragonadal germ cell tumours in the United States, 1973-2007. Int J Androl, 2012, 35(4): 616-625.

38. Ozgur T, Atik E, Silfeler DB, et al. Mature cystic teratomas in our series with review of the literature and retrospective analysis. Arch Gynecol Obstet, 2012, 285(4): 1099-1101.

39. Znaor A, Lortet-Tieulent J, Laversanne M, et al. International testicular cancer incidence trends: generational transitions in 38 countries 1900-1990. Cancer Causes Control, 2015, 26(1): 151-158.

40. Kehler J, Tolkunova E, Koschorz B, et al. Oct4 is required for primordial germ cell survival. EMBO Rep, 2004, 5(11): 1078-1083.

41. Yamaguchi S, Kurimoto K, Yabuta Y, et al. Conditional knockdown of Nanog induces apoptotic cell death in mouse migrating primordial germ cells. Development, 2009, 136(23): 4011-4020.

42．Rijlaarsdam MA, Tax DM, Gillis AJ, et al. Genome wide DNA methylation profiles provide clues to the origin and pathogenesis of germ cell tumors. PLoS One, 2015, 10(4): e0122146.

43．Kaufman D, Du L, Velcek FT, et al. Fetus-in-Fetu. J Am Coll Surg, 2007, 205(2): 378-379.

44．Du Plessis JP, Winship WS, Kirstein JD. Fetus in fetu and teratoma. A case report and review. S Afr Med J, 1974, 48(50): 2119-2122.

45．Khadaroo RG, Evans MG, Honore LH, et al. Fetus-in-fetu presenting as cystic meconium peritonitis: diagnosis, pathology, and surgical management. J Pediatr Surg, 2000, 35(5): 721-723.

46．Hopkins KL, Dickson PK, Ball TI, et al. Fetus-in-fetu with malignant recurrence. J Pediatr Surg, 1997, 32(10): 1476-1479.

47．Isaacs H Jr. Perinatal(fetal and neonatal)germ cell tumors. J Pediatr Surg, 2004, 39(7): 1003-1013.

48．Escobar MA, Rossman JE, Caty MG. Fetus-in-fetu: report of a case and a review of the literature. J Pediatr Surg, 2008, 43(5): 943-946.

49．Cingel V, Durdik S, Babala J, et al. Fetus in fetu from newborn's mediastinum: case report and a review of literature. Surg Radiol Anat, 2012, 34(3): 197-202.

50．Spencer R. Parasitic conjoined twins: external, internal(fetuses in fetu and teratomas), and detached(acardiacs). Clin Anat, 2001, 14(6): 428-444.

51．Brand A, Alves MC, Saraiva C, et al. Fetus in fetu—diagnostic criteria and differential diagnosis—a case report and literature review. J Pediatr Surg, 2004, 39(4): 616-618.

52．Dehner LP. Gonadal and extragonadal germ cell neoplasia of childhood. Hum Pathol, 1983, 14(6): 493-511.

53．Tapper D, Lack EE. Teratomas in infancy and childhood. A 54-year experience at the Children's Hospital Medical Center. Ann Surg, 1983, 198(3): 398-410.

54．McKenney JK, Heerema-McKenney A, Rouse RV. Extragonadal germ cell tumors: a review with emphasis on pathologic features, clinical prognostic variables, and differential diagnostic considerations. Adv Anat Pathol, 2007, 14(2): 69-92.

55．Schneider DT, Calaminus G, Koch S, et al. Epidemiologic analysis of 1, 442 children and adolescents registered in the German germ cell tumor protocols. Pediatr Blood Cancer, 2004, 42(2): 169-175.

56．Heifetz SA, Cushing B, Giller R, et al. Immature teratomas in children: pathologic considerations: a report from the combined Pediatric Oncology Group/Children's Cancer Group. Am J Surg Pathol, 1998, 22(9): 1115-1124.

57．Heerema-McKenney A, Harrison MR, Bratton B, et al. Congenital teratoma: a clinicopathologic study of 22 fetal and neonatal tumors. Am J Surg Pathol, 2005, 29(1): 29-38.

58. Frazier AL, Weldon C, Amatruda J. Fetal and neonatal germ cell tumors. Semin Fetal Neonatal Med, 2012, 17(4): 222-230.

59. Nogales FF, Preda O, Nicolae A. Yolk sac tumours revisited. A review of their many faces and names. Histopathology, 2012, 60(7): 1023-1033.

60. De Backer A, Madern GC, Pieters R, et al. Influence of tumor site and histology on long-term survival in 193 children with extracranial germ cell tumors. Eur J Pediatr Surg, 2008, 18(1): 1-6.

61. Isaacs H Jr. II. Perinatal brain tumors: a review of 250 cases. Pediatr Neurol, 2002, 27(5): 333-342.

62. Blohm ME, Göbel U. Unexplained anaemia and failure to thrive as initial symptoms of infantile choriocarcinoma: a review. Eur J Pediatr, 2004, 163(1): 1-6.

63. Ngan KW, Jung SM, Lee LY, et al. Immunohistochemical expression of OCT4 in primary central nervous system germ cell tumours. J Clin Neurosci, 2008, 15(2): 149-152.

64. Abiko K, Mandai M, Hamanishi J, et al. Oct4 expression in immature teratoma of the ovary: relevance to histologic grade and degree of differentiation. Am J Surg Pathol, 2010, 34(12): 1842-1848.

65. Herszfeld D, Wolvetang E, Langton-Bunker E, et al. CD30 is a survival factor and a biomarker for transformed human pluripotent stem cells. Nat Biotechnol, 2006, 24(3): 351-357.

66. Sasaki H, Matsui Y. Epigenetic events in mammalian germ-cell development: reprogramming and beyond. Nat Rev Genet, 2008, 9(2): 129-140.

67. Yokomizo S, Tsujimura A, Nonomura N, et al. Metachronous bilateral testicular tumors in a child. J Urol, 2001, 166(6): 2341.

68. Abell MR, Holtz F. Testicular Neoplasms in Infants and Children. I. Tumors of Germ Cell Origin. Cancer, 1963, 16: 965-981.

69. Carney JA, Kelalis PP, Lynn HB. Bilateral teratoma of testis in an infant. J Pediatr Surg, 1973, 8(1): 49-54.

70. Gustavson KH, Gamstorp I, Meurling S. Bilateral teratoma of testis in two brothers with 47, XXY Klinefelter's syndrome. Clin Genet, 1975, 8(1): 5-10.

71. Mahdi H, Kumar S, Seward S, et al. Prognostic impact of laterality in malignant ovarian germ cell tumors. Int J Gynecol Cancer, 2011, 21(2): 257-262.

72. Gkasdaris G, Chourmouzi D. Congenital intracranial mature teratoma: the role of fetal MRI over ultrasound in the prenatal diagnosis and the perinatal management. BMJ Case Rep, 2019, 12(5).

73. Yanai-Inbar I, Scully RE. Relation of ovarian dermoid cysts and immature teratomas: an analysis of 350 cases of immature teratoma and 10 cases of dermoid cyst with microscopic foci of immature tissue. Int J Gynecol Pathol, 1987, 6(3): 203-212.

74． Barksdale EM Jr, Obokhare I. Teratomas in infants and children. Curr Opin Pediatr, 2009, 21(3): 344-349.

75． Oosterhuis JW, Stoop H, Honecker F, et al. Why human extragonadal germ cell tumours occur in the midline of the body: old concepts, new perspectives. Int J Androl, 2007, 30(4): 256-263; discussion 263-264.

76． Mosbech CH, Rechnitzer C, Brok JS, et al. Recent advances in understanding the etiology and pathogenesis of pediatric germ cell tumors. J Pediatr Hematol Oncol, 2014, 36(4): 263-270.

77． Looijenga LH, Rosenberg C, van Gurp RJ, et al. Comparative genomic hybridization of microdissected samples from different stages in the development of a seminoma and a non-seminoma. J Pathol, 2000, 191(2): 187-192.

78． Poynter JN, Hooten AJ, Frazier AL, et al. Associations between variants in KITLG, SPRY4, BAK1, and DMRT1 and pediatric germ cell tumors. Genes Chromosomes Cancer, 2012, 51(3): 266-271.

79． Alagaratnam S, Lind GE, Kraggerud SM, et al. The testicular germ cell tumour transcriptome. Int J Androl, 2011, 34(4 Pt 2): e133-e150; discussion e150-e151.

80． Okpanyi V, Schneider DT, Zahn S, et al. Analysis of the adenomatous polyposis coli(APC)gene in childhood and adolescent germ cell tumors. Pediatr Blood Cancer, 2011, 56(3): 384-391.

81． Bussey KJ, Lawce HJ, Himoe E, et al. SNRPN methylation patterns in germ cell tumors as a reflection of primordial germ cell development. Genes Chromosomes Cancer, 2001, 32(4): 342-352.

82． Sievers S, Alemazkour K, Zahn S, et al. IGF2/H19 imprinting analysis of human germ cell tumors(GCTs) using the methylation-sensitive single-nucleotide primer extension method reflects the origin of GCTs in different stages of primordial germ cell development. Genes Chromosomes Cancer, 2005, 44(3): 256-264.

83． Krentz AD, Murphy MW, Kim S, et al. The DM domain protein DMRT1 is a dose-sensitive regulator of fetal germ cell proliferation and pluripotency. Proc Natl Acad Sci U S A, 2009, 106(52): 22323-22328.

84． Oosterhuis JW, Looijenga LH. The biology of human germ cell tumours: retrospective speculations and new prospectives. Eur Urol, 1993, 23(1): 245-250.

85． Honecker F, Stoop H, Mayer F, et al. Germ cell lineage differentiation in non-seminomatous germ cell tumours. J Pathol, 2006, 208(3): 395-400.

86． Trabert B, Chen J, Devesa SS, et al. International patterns and trends in testicular cancer incidence, overall and by histologic subtype, 1973-2007. Andrology, 2015, 3(1): 4-12.

87． Arora RS, Alston RD, Eden TO, et al. Comparative incidence patterns and trends of gonadal and extragonadal germ cell tumors in England, 1979 to 2003. Cancer, 2012, 118(17): 4290-4297.

88． Vicus D, Beiner ME, Klachook S, et al. Pure dysgerminoma of the ovary 35 years on: a single institutional experience. Gynecol Oncol, 2010, 117(1): 23-26.

89.　Atsutani M, Sano K, Takakura K, et al. Primary intracranial germ cell tumors: a clinical analysis of 153 histologically verified cases. J Neurosurg, 1997, 86(3): 446-455.

90.　Nichols CR, Saxman S, Williams SD, et al. Primary mediastinal nonseminomatous germ cell tumors. A modern single institution experience. Cancer, 1990, 65(7): 1641-1646.

91.　Moran CA, Suster S. Primary germ cell tumors of the mediastinum: I. Analysis of 322 cases with special emphasis on teratomatous lesions and a proposal for histopathologic classification and clinical staging. Cancer, 1997, 80(4): 681-690.

92.　Cools M, van Aerde K, Kersemaekers AM, et al. Morphological and immunohistochemical differences between gonadal maturation delay and early germ cell neoplasia in patients with undervirilization syndromes. J Clin Endocrinol Metab, 2005, 90(9): 5295-5303.

93.　Kersemaekers AM, Honecker F, Stoop H, et al. Identification of germ cells at risk for neoplastic transformation in gonadoblastoma: an immunohistochemical study for OCT3/4 and TSPY. Hum Pathol, 2005, 36(5): 512-521.

94.　Atkin NB, Baker MC. Specific chromosome change, i(12p), in testicular tumours. Lancet, 1982, 2(8311): 1349.

95.　Dal Cin P, Drochmans A, Moerman P, et al. Isochromosome 12p in mediastinal germ cell tumor. Cancer Genet Cytogenet, 1989, 42(2): 243-251.

96.　Looijenga LH, Zafarana G, Grygalewicz B, et al. Role of gain of 12p in germ cell tumour development. APMIS, 2003, 111(1): 161-171; discussion 172-173.

97.　Roelofs H, Mostert MC, Pompe K, et al. Restricted 12p amplification and RAS mutation in human germ cell tumors of the adult testis. Am J Pathol, 2000, 157(4): 1155-1166.

98.　Looijenga LH, Gillis AJ, Stoop HJ, et al. Chromosomes and expression in human testicular germ-cell tumors: insight into their cell of origin and pathogenesis. Ann N Y Acad Sci, 2007, 1120: 187-214.

99.　Adamah DJ, Gokhale PJ, Eastwood DJ, et al. Dysfunction of the mitotic: meiotic switch as a potential cause of neoplastic conversion of primordial germ cells. Int J Androl, 2006, 29(1): 219-227.

100.　McIntyre A, Summersgill B, Grygalewicz B, et al. Amplification and overexpression of the KIT gene is associated with progression in the seminoma subtype of testicular germ cell tumors of adolescents and adults. Cancer Res, 2005, 65(18): 8085-8089.

101.　Kraggerud SM, Hoei-Hansen CE, Alagaratnam S, et al. Molecular characteristics of malignant ovarian germ cell tumors and comparison with testicular counterparts: implications for pathogenesis. Endocr Rev, 2013, 34(3): 339-376.

102.　Nettersheim D, Jostes S, Sharma R, et al. BMP Inhibition in Seminomas Initiates Acquisition of

Pluripotency via NODAL Signaling Resulting in Reprogramming to an Embryonal Carcinoma. PLoS Genet, 2015, 11(7): e1005415.

103. Shen H, Shih J, Hollern DP, et al. Integrated Molecular Characterization of Testicular Germ Cell Tumors. Cell Rep, 2018, 23(11): 3392-3406.

104. Kemmer K, Corless CL, Fletcher JA, et al. KIT mutations are common in testicular seminomas. Am J Pathol, 2004, 164(1): 305-313.

105. Goddard NC, McIntyre A, Summersgill B, et al. KIT and RAS signalling pathways in testicular germ cell tumours: new data and a review of the literature. Int J Androl, 2007, 30(4): 337-348; discussion 349.

106. Cheng L, Roth LM, Zhang S, et al. KIT gene mutation and amplification in dysgerminoma of the ovary. Cancer, 2011, 117(10): 2096-2103.

107. Cutcutache I, Suzuki Y, Tan IB, et al. Exome-wide Sequencing Shows Low Mutation Rates and Identifies Novel Mutated Genes in Seminomas. Eur Urol, 2015, 68(1): 77-83.

108. Hersmus R, Stoop H, van de Geijn GJ, et al. Prevalence of c-KIT mutations in gonadoblastoma and dysgerminomas of patients with disorders of sex development(DSD)and ovarian dysgerminomas. PLoS One, 2012, 7(8): e43952.

109. Fukushima S, Otsuka A, Suzuki T, et al. Mutually exclusive mutations of KIT and RAS are associated with KIT mRNA expression and chromosomal instability in primary intracranial pure germinomas. Acta Neuropathol, 2014, 127(6): 911-925.

110. Looijenga LH, de Leeuw H, van Oorschot M, et al. Stem cell factor receptor(c-KIT)codon 816 mutations predict development of bilateral testicular germ-cell tumors. Cancer Res, 2003, 63(22): 7674-7678.

111. Litchfield K, Summersgill B, Yost S, et al. Whole-exome sequencing reveals the mutational spectrum of testicular germ cell tumours. Nat Commun, 2015, 6: 5973.

112. Coffey J, Linger R, Pugh J, et al. Somatic KIT mutations occur predominantly in seminoma germ cell tumors and are not predictive of bilateral disease: report of 220 tumors and review of literature. Genes Chromosomes Cancer, 2008, 47(1): 34-42.

113. Lau YF, Li Y, Kido T. Gonadoblastoma locus and the TSPY gene on the human Y chromosome. Birth Defects Res C Embryo Today, 2009, 87(1): 114-122.

114. Okamoto K. Epigenetics: a way to understand the origin and biology of testicular germ cell tumors. Int J Urol, 2012, 19(6): 504-511.

115. Gillis AJ, Stoop HJ, Hersmus R, et al. High-throughput microRNAome analysis in human germ cell tumours. J Pathol, 2007, 213(3): 319-328.

116. Singh R, Fazal Z, Freemantle SJ, et al. Mechanisms of cisplatin sensitivity and resistance in testicular

germ cell tumors. Cancer Drug Resist, 2019, 2(3): 580-594.

117. Oosterhuis JW, Andrews PW, Knowles BB, et al. Effects of cis-platinum on embryonal carcinoma cell lines in vitro. Int J Cancer, 1984, 34(1): 133-139.

118. Boublikova L, Buchler T, Stary J, et al. Molecular biology of testicular germ cell tumors: unique features awaiting clinical application. Crit Rev Oncol Hematol, 2014, 89(3): 366-385.

119. Honecker F, Wermann H, Mayer F, et al. Microsatellite instability, mismatch repair deficiency, and BRAF mutation in treatment-resistant germ cell tumors. J Clin Oncol, 2009, 27(13): 2129-2136.

120. Kalavska K, Conteduca V, De Giorgi U, et al. Molecular Mechanisms of Resistance in Testicular Germ Cell Tumors - clinical Implications. Curr Cancer Drug Targets, 2018, 18(10): 967-978.

121. Michael H, Lucia J, Foster RS, et al. The pathology of late recurrence of testicular germ cell tumors. Am J Surg Pathol, 2000, 24(2): 257-273.

122. Chaganti RS, Houldsworth J. Genetics and biology of adult human male germ cell tumors. Cancer Res, 2000, 60(6): 1475-1482.

123. Ulbright TM, Young RH. Gonadoblastoma and selected other aspects of gonadal pathology in young patients with disorders of sex development. Semin Diagn Pathol, 2014, 31(5): 427-440.

124. Hughes IA. Disorders of sex development: a new definition and classification. Best Pract Res Clin Endocrinol Metab, 2008, 22(1): 119-134.

125. Looijenga LH, Hersmus R, de Leeuw BH, et al. Gonadal tumours and DSD. Best Pract Res Clin Endocrinol Metab, 2010, 24(2): 291-310.

126. Cools M, Looijenga LH. Tumor risk and clinical follow-up in patients with disorders of sex development. Pediatr Endocrinol Rev, 2011, 9 Suppl 1: 519-524.

127. Dendrinos ML, Smorgick N, Marsh CA, et al. Occurrence of Gonadoblastoma in Patients with 45, X/46, XY Mosaicism. J Pediatr Adolesc Gynecol, 2015, 28(3): 192-195.

128. Cools M, Boter M, van Gurp R, et al. Impact of the Y-containing cell line on histological differentiation patterns in dysgenetic gonads. Clin Endocrinol(Oxf), 2007, 67(2): 184-192.

129. Wermann H, Stoop H, Gillis AJ, et al. Global DNA methylation in fetal human germ cells and germ cell tumours: association with differentiation and cisplatin resistance. J Pathol, 2010, 221(4): 433-442.

130. Li Y, Vilain E, Conte F, et al. Testis-specific protein Y-encoded gene is expressed in early and late stages of gonadoblastoma and testicular carcinoma in situ. Urol Oncol, 2007, 25(2): 141-146.

131. Hersmus R, Kalfa N, de Leeuw B, et al. FOXL2 and SOX9 as parameters of female and male gonadal differentiation in patients with various forms of disorders of sex development(DSD). J Pathol, 2008, 215(1): 31-38.

132. Buell-Gutbrod R, Ivanovic M, Montag A, et al. FOXL2 and SOX9 distinguish the lineage of the sex

cord-stromal cells in gonadoblastomas. Pediatr Dev Pathol, 2011, 14(5): 391-395.

133．Poulos C, Cheng L, Zhang S, et al. Analysis of ovarian teratomas for isochromosome 12p: evidence supporting a dual histogenetic pathway for teratomatous elements. Mod Pathol, 2006, 19(6): 766-771.

134．Nogales FF, Dulcey I, Preda O. Germ cell tumors of the ovary: an update. Arch Pathol Lab Med, 2014, 138(3): 351-362.

135．Huddart RA, Thompson C, Houlston R, et al. Familial predisposition to both male and female germ cell tumours. J Med Genet, 1996, 33(1): 86.

136．Aggarwal N, Parwani AV. Spermatocytic seminoma. Arch Pathol Lab Med, 2009, 133(12): 1985-1988.

137．Lim J, Goriely A, Turner GD, et al. OCT2, SSX and SAGE1 reveal the phenotypic heterogeneity of spermatocytic seminoma reflecting distinct subpopulations of spermatogonia. J Pathol, 2011, 224(4): 473-483.

138．Floyd C, Ayala AG, Logothetis CJ, et al. Spermatocytic seminoma with associated sarcoma of the testis. Cancer, 1988, 61(2): 409-414.

139．True LD, Otis CN, Rosai J, et al. Spermatocytic seminoma of testis with sarcomatous transformation. Am J Surg Pathol, 1988, 12(10): 806.

140．Pandey V, Khatib Y, Khade AL, et al. Spermatocytic seminoma with rhabdomyoblastic differentiation: Case report and review of literature. Indian J Pathol Microbiol, 2018, 61(3): 437-439.

141．Carrière P, Baade P, Fritschi L. Population based incidence and age distribution of spermatocytic seminoma. J Urol, 2007, 178(1): 125-128.

142．Kraggerud SM, Berner A, Bryne M, et al. Spermatocytic seminoma as compared to classical seminoma: an immunohistochemical and DNA flow cytometric study. APMIS, 1999, 107(3): 297-302.

143．Verdorfer I, Rogatsch H, Tzankov A, et al. Molecular cytogenetic analysis of human spermatocytic seminomas. J Pathol, 2004, 204(3): 277-281.

144．Looijenga LH, Hersmus R, Gillis AJ, et al. Genomic and expression profiling of human spermatocytic seminomas: primary spermatocyte as tumorigenic precursor and DMRT1 as candidate chromosome 9 gene. Cancer Res, 2006, 66(1): 290-302.

145．Rajpert-De Meyts E, Jacobsen GK, Bartkova J, et al. The immunohistochemical expression pattern of Chk2, p53, p19INK4d, MAGE-A4 and other selected antigens provides new evidence for the premeiotic origin of spermatocytic seminoma. Histopathology, 2003, 42(3): 217-226.

146．Mikuz G, Böhm GW, Behrend M, et al. Therapy-resistant metastasizing anaplastic spermatocytic seminoma: a cytogenetic hybrid: a case report. Anal Quant Cytopathol Histpathol, 2014, 36(3): 177-182.

147．Kristensen DG, Mlynarska O, Nielsen JE, et al. Heterogeneity of chromatin modifications in testicular spermatocytic seminoma point toward an epigenetically unstable phenotype. Cancer Genet, 2012, 205(9): 425-431.

148. Skakkebaek NE, Berthelsen JG, Giwercman A, et al. Carcinoma-in-situ of the testis: possible origin from gonocytes and precursor of all types of germ cell tumours except spermatocytoma. Int J Androl, 1987, 10(1): 19-28.

149. Waheeb R, Hofmann MC. Human spermatogonial stem cells: a possible origin for spermatocytic seminoma. Int J Androl, 2011, 34(4 Pt 2): e296-305; discussion e305.

150. Meng X, Lindahl M, Hyvönen ME, et al. Regulation of cell fate decision of undifferentiated spermatogonia by GDNF. Science, 2000, 287(5457): 1489-1493.

151. Matson CK, Murphy MW, Griswold MD, et al. The mammalian doublesex homolog DMRT1 is a transcriptional gatekeeper that controls the mitosis versus meiosis decision in male germ cells. Dev Cell, 2010, 19(4): 612-624.

152. Sariola H, Meng X. GDNF-induced seminomatous tumours in mouse-an experimental model for human seminomas. APMIS, 2003, 111(1): 192-196; discussion 196.

153. Goriely A, Hansen RM, Taylor IB, et al. Activating mutations in FGFR3 and HRAS reveal a shared genetic origin for congenital disorders and testicular tumors. Nat Genet, 2009, 41(11): 1247-1252.

154. Kaku H, Usui H, Qu J, et al. Mature cystic teratomas arise from meiotic oocytes, but not from pre-meiotic oogonia. Genes Chromosomes Cancer, 2016, 55(4): 355-364.

155. Anteby EY, Ron M, Revel A, et al. Germ cell tumors of the ovary arising after dermoid cyst resection: a long-term follow-up study. Obstet Gynecol, 1994, 83(4): 605-608.

156. Comerci JT Jr, Licciardi F, Bergh PA, et al. Mature cystic teratoma: a clinicopathologic evaluation of 517 cases and review of the literature. Obstet Gynecol, 1994, 84(1): 22-28.

157. Mazzarella P, Okagaki T, Richart RM. Teratoma of the uterine tube. A case report and review of the literature. Obstet Gynecol, 1972, 39(3): 381-388.

158. Hegde P. Extragonadal omental teratoma: a case report. J Obstet Gynaecol Res, 2014, 40(2): 618-621.

159. Ohshima K, Umeda A, Hosoi A, et al. Mature Cystic Teratoma in Douglas' Pouch. Case Rep Pathol, 2015, 2015: 202853.

160. Hoffner L, Shen-Schwarz S, Deka R, et al. Genetics and biology of human ovarian teratomas. III. Cytogenetics and origins of malignant ovarian germ cell tumors. Cancer Genet Cytogenet, 1992, 62(1): 58-65.

161. Schmidt J, Derr V, Heinrich MC, et al. BRAF in papillary thyroid carcinoma of ovary(struma ovarii). Am J Surg Pathol, 2007, 31(9): 1337-1343.

162. Wolff EF, Hughes M, Merino MJ, et al. Expression of benign and malignant thyroid tissue in ovarian teratomas and the importance of multimodal management as illustrated by a BRAF-positive follicular variant of papillary thyroid cancer. Thyroid, 2010, 20(9): 981-987.

163．Surani MA, Barton SC, Norris ML. Nuclear transplantation in the mouse: heritable differences between parental genomes after activation of the embryonic genome. Cell, 1986, 45(1): 127-136.

164．Miura K, Obama M, Yun K, et al. Methylation imprinting of H19 and SNRPN genes in human benign ovarian teratomas. Am J Hum Genet, 1999, 65(5): 1359-1367.

165．Seckl MJ, Sebire NJ, Berkowitz RS. Gestational trophoblastic disease. *Lancet*, 2010, 376(9742): 717-729.

166．Sebire NJ, Lindsay I, Fisher RA, et al. Overdiagnosis of complete and partial hydatidiform mole in tubal ectopic pregnancies. Int J Gynecol Pathol, 2005, 24(3): 260-264.

167．Ngan HY, Kohorn EI, Cole LA, et al. Trophoblastic disease. *Int J Gynaecol Obstet*, 2012, 119 Suppl 2: S130-136.

168．Novakovic B, Saffery R. DNA methylation profiling highlights the unique nature of the human placental epigenome. Epigenomics, 2010, 2(5): 627-638.

169．Eden A, Gaudet F, Waghmare A, Jaenisch R. Chromosomal instability and tumors promoted by DNA hypomethylation. *Science*, 2003, 300(5618): 455.

170．Xue WC, Chan KY, Feng HC, et al. Promoter hypermethylation of multiple genes in hydatidiform mole and choriocarcinoma. J Mol Diagn, 2004, 6(4): 326-334.

171．Nguyen N, Khawajkie Y, Mechtouf N, et al. The genetics of recurrent hydatidiform moles: new insights and lessons from a comprehensive analysis of 113 patients. Mod Pathol, 2018, 31(7): 1116-1130.

172．Lipata F, Parkash V, Talmor M, et al. Precise DNA genotyping diagnosis of hydatidiform mole. Obstet Gynecol, 2010, 115(4): 784-794.

173．Fukunaga M, Endo Y, Ushigome S. Clinicopathologic study of tetraploid hydropic villous tissues. Arch Pathol Lab Med, 1996, 120(6): 569-572.

174．Hui P, Buza N, Murphy KM, et al. Hydatidiform Moles: Genetic Basis and Precision Diagnosis. Annu Rev Pathol, 2017, 12: 449-485.

175．Heller DS. Update on the pathology of gestational trophoblastic disease. APMIS, 2018, 126(7): 647-654.

176．Kim KR, Park BH, Hong YO, et al. The villous stromal constituents of complete hydatidiform mole differ histologically in very early pregnancy from the normally developing placenta. Am J Surg Pathol, 2009, 33(2): 176-185.

177．Blum B, Benvenisty N. The tumorigenicity of diploid and aneuploid human pluripotent stem cells. Cell Cycle, 2009, 8(23): 3822-3830.

178．Stadtfeld M, Hochedlinger K. Induced pluripotency: history, mechanisms, and applications. Genes Dev, 2010, 24(20): 2239-2263.

179. Lee AS, Tang C, Rao MS, et al. Tumorigenicity as a clinical hurdle for pluripotent stem cell therapies. Nat Med, 2013, 19(8): 998-1004.

180. Draper JS, Moore HD, Ruban LN, et al. Culture and characterization of human embryonic stem cells. Stem Cells Dev, 2004, 13(4): 325-336.

181. Maitra A, Arking DE, Shivapurkar N, et al. Genomic alterations in cultured human embryonic stem cells. Nat Genet, 2005, 37(10): 1099-1103.

182. Baker DE, Harrison NJ, Maltby E, et al. Adaptation to culture of human embryonic stem cells and oncogenesis in vivo. Nat Biotechnol, 2007, 25(2): 207-215.

183. Lefort N, Feyeux M, Bas C, et al. Human embryonic stem cells reveal recurrent genomic instability at 20q11. 21. Nat Biotechnol, 2008, 26(12): 1364-1366.

184. Spits C, Mateizel I, Geens M, et al. Recurrent chromosomal abnormalities in human embryonic stem cells. Nat Biotechnol, 2008, 26(12): 1361-1363.

185. Werbowetski-Ogilvie TE, Bossé M, Stewart M, et al. Characterization of human embryonic stem cells with features of neoplastic progression. Nat Biotechnol, 2009, 27(1): 91-97.

186. Unzu C, Friedli M, Bosman A, et al. Human Hepatocyte-Derived Induced Pluripotent Stem Cells: MYC Expression, Similarities to Human Germ Cell Tumors, and Safety Issues. Stem Cells Int, 2016, 2016: 4370142.

187. Noguera R, Navarro S, Carda C, et al. Near-haploidy in a malignant sacrococcygeal teratoma. Cancer Genet Cytogenet, 1999, 108(1): 70-74.

188. Chinoy RF, Soman CS, Swaroop D, et al. Extragonadal malignant teratoma of the foot. Indian J Cancer, 1992, 29(2): 96-99.

189. Ait Benali H, Lalya L, Allaoui M, et al. Extragonadal mixed germ cell tumor of the right arm: description of the first case in the literature. World J Surg Oncol, 2012, 10: 69.

190. Ben-Porath I, Thomson MW, Carey VJ, et al. An embryonic stem cell-like gene expression signature in poorly differentiated aggressive human tumors. Nat Genet, 2008, 40(5): 499-507.

191. Kim J, Woo AJ, Chu J, et al. A Myc network accounts for similarities between embryonic stem and cancer cell transcription programs. Cell, 2010, 143(2): 313-324.

192. Crouau-Roy B, Amadou C, Bouissou C, et al. Localization of the OTF3 gene within the human MHC class I region by physical and meiotic mapping. Genomics, 1994, 21(1): 241-243.

193. Houri T, Hashimoto N, Ibayashi N, et al. Chromosomal translocation, t(1; 11)(q12; p15), in an extragonadal immature teratoma. Cancer Genet Cytogenet, 1997, 97(1): 79-80.

194. van Echten J, de Jong B, Sinke RJ, et al. Definition of a new entity of malignant extragonadal germ cell tumors. Genes Chromosomes Cancer, 1995, 12(1): 8-15.

第二节 miRNA 在卵巢恶性生殖细胞肿瘤中的研究进展和应用展望

卵巢恶性生殖细胞肿瘤是一类相对少见的妇科恶性肿瘤，见于年轻女性及幼少女，现临床广泛应用的肿瘤标志物甲胎蛋白（AFP）、人绒毛膜促性腺激素（hCG）和乳酸脱氢酶（LDH）敏感性和特异性并不高。随着分子生物学的发展，发现多种 miRNA 在不同类型生殖细胞肿瘤（germ cell tumors，GCTs）中存在异常表达，与肿瘤的发生发展密切相关。其中 miR-371a-3p 在疾病诊断、疗效评估及随访监测中的表现均优于传统手段，有望成为新型肿瘤标志物。

GCTs 是一类起源于原始生殖细胞（primordial germ cells，PGCs）的肿瘤，可发生于卵巢、睾丸及大脑中线、纵隔等性腺外部位。卵巢恶性生殖细胞肿瘤（malignant ovarian germ cell tumors，MOGCTs）是一类相对少见的妇科恶性肿瘤，约占卵巢恶性肿瘤的 5%，见于年轻女性及幼少女，占青春期前发生的卵巢恶性肿瘤的 80%。其组织学类型多样，包括无性细胞瘤、胚胎癌、未成熟畸胎瘤、卵黄囊瘤、非妊娠绒毛膜癌、混合性生殖细胞肿瘤等。现临床广泛应用的 MOGCTs 肿瘤标志物为血清甲胎蛋白（AFP）、β 亚基人绒毛膜促性腺激素（β-hCG）以及乳酸脱氢酶（LDH）等，用于疾病诊断、疗效评估以及随访监测，但仅约 60%GCTs 伴随肿瘤标志物的升高。一些无性细胞瘤、未成熟畸胎瘤等缺乏特异的肿瘤标志物，故更依赖于 CT 等影像学检查，可能导致较多的放射线暴露并增加了继发恶性肿瘤的风险。因此，对于 MOGCTs 是否有更敏感更特异的肿瘤标志物，在现有治疗方案基础上是否还有新的药物作用靶点和诊疗思路成为研究的重点。近年来发现微小 RNA（microRNA，miRNA）在肿瘤发生发展过程中出现异常表达并可在肿瘤细胞的增殖、迁移等过程中发挥作用。目前，miRNA 在生殖细胞肿瘤中的研究逐步开展并不断深入，近年来 miRNA 也逐渐在 MOGCTs 基础研究中开展。

一、miRNA 的产生和作用机制

miRNA 是一类小的非编码 RNA（non-coding RNA，ncRNA）分子，由 21～23 个核糖核苷酸组成。miRNA 的编码基因多在染色体上成簇排列成基因群（簇），在 RNA 聚合酶 II

的作用下转录形成初级 miRNA（pri-miRNA），在细胞核中 Drosha 酶（RNase Ⅲ 的一种）的作用下形成具有发夹结构的长为 70~80 个核苷酸的 miRNA 前体（pre-miRNA），随后 exportin-5 在 Ran-GTP 辅助因子下将 pre-miRNA 从细胞核中输出到细胞质。进入细胞质后，在 Dicer 酶（RNase Ⅲ 的一种）的作用下形成长约 22 个核苷酸的 miRNA 双链体，随后解链成为成熟 miRNA。成熟的 miRNA 在细胞质中与核糖核蛋白（ribonucleoprotein，RNP）结合成 RNA 诱导沉默复合物（RNA-induced silencing complex，RISC），在转录后水平对基因表达进行负调控。其调控有两种模式，即靶向降解或抑制 mRNA 的翻译过程。作用模式的选择与 miRNA 与其靶标的互补程度相关，接近完全互补则导致靶 mRNA 的切割降解，而部分互补则导致 mRNA 的翻译抑制。miRNA 在分泌到细胞外时由于外泌体（exosome）的包裹而免受核糖核酸酶的作用，故而在组织以及无细胞的体液（如血清、血浆、尿液、精液、卵泡液等）中表现出较好的稳定性，均可检测。

二、miRNA 在 MOGCTs 中的异常表达及原因

1. GCTs 的起源与 miRNA 的表达　生殖细胞肿瘤由 PGCs 发展而来。胚胎早期的 PGCs 沿中线通过尾肠迁移至生殖嵴（genital ridge），由于性染色体和微环境的不同发育成为卵母细胞（oocytes）或前精原细胞（pre-spermatogonia）。在此过程中 PGCs 重编程为胚胎生殖细胞（embryonic germ cells，EGCs）并进一步发展为 GCTs。EGCs 是胚胎干细胞（embryonic stem cells，ESCs）的瘤变形式，在胚胎发育过程中，ESCs 内特异表达的 miRNA 与转录因子（OCT3/4、SOX2、NANOG 等）及蛋白质编码基因相互作用，形成干细胞自我更新机制的核心网络，同时 miRNA 还通过与细胞多能性相关基因编码区结合来调控其表达，在胚胎发生中发挥重要作用。已知有 36 种 miRNA 在人胚胎干细胞中存在特异性表达，包括 miR-302 簇、miR-371-3、miR-200c、miR-368、miR-154 等。

根据细胞起源、分化程度及发育潜力等不同，Oosterhuis 和 Looijenga 在 2005 年将 GCTs 分为 5 种类型，在 2019 年完善为 7 种类型。Ⅰ型 GCTs 起源于早期 PGCs，表现为部分婴幼儿的卵黄囊瘤和畸胎瘤，相对少见；Ⅱ型 GCTs 起源于 PGCs，由原位生殖细胞瘤（germ cell neoplasia in situ，GCNIS）发展而来，表现为精原细胞瘤（包括睾丸上发生的精原细胞瘤、卵巢中的无性细胞瘤及性腺外的生殖细胞瘤）和非精原细胞瘤，后者包括胚胎癌、卵黄囊瘤、未成熟畸胎瘤和非妊娠绒毛膜癌；Ⅲ型 GCTs 发生在性别分化后，起源于精原细胞，表现为精细胞肿瘤，不同类型的 GCTs 具有不同的起源和特征，有不同的 miRNA 表达特点。Gillis 等采用 qPCR 为基础的高通量筛选技术对 156 种 miRNAs 在 Ⅱ型和 Ⅲ型 GCTs 组织及细胞系中的表达进行检测，发现精原细胞瘤和无性细胞瘤的 miRNA 表达特征基本相

似，且与胚胎癌中 miRNA 的表达有一定程度的重合，而精细胞肿瘤则表现为完全不同的 miRNA 表达特征。这与 GCTs 的细胞来源、发育潜力及 miRNA 的调控功能有关。

2. miRNA 在 GCTs 中的异常升高　自 2006 年首次报道 miRNA 在生殖细胞肿瘤存在异常表达以来，多数研究都以 TGCTs 为对象，包含部分 MOGCTs 样本，针对 MOGCTs 的 miRNA 表达的研究相对较少，这与生殖细胞肿瘤在卵巢恶性肿瘤中相对少见，却占睾丸肿瘤的 90% ~ 95% 有关。

目前发现，miR-371-3（包括 miR-371、miR-372 和 miR-373）、miR-302 簇（主要包括 miR-302a-d 和 miR-367，以下写为 miR-302/367）在 GNCIS 和所有 GCTs 中均存在过表达，畸胎瘤除外。编码 miR-302/367 的基因位于 4 号染色体，编码 miR-371-3 的基因则在染色体子带 19q13.4。Voorhoeve 等在 2006 年首次报道了 miR-372、miR-373 在 TGCTs 中的过表达，随后 Gillis 等采用高通量筛选技术进一步证实了这一结论。Palmer 等则运用微阵列芯片技术对 GCTs 组织样本及细胞系的 miRNA 表达谱进行分析，发现无论年龄、组织类型及肿瘤部位，miR-371-3、miR-302/367 在恶性 GCTs 中的异常高表达最为显著。这种异常表达不仅体现在组织样本中，在血清中同样存在，但在男性精浆中却没有明显表现。2011 年，Murray 等报道了 1 例 4 岁的卵黄囊瘤男性患者，在确诊时血清 miR-371-3 及 miR-302/367 的 8 个主要成员都升高。随后研究表明，mi-371-3、miR-367 在恶性 GCTs 患者血清中的水平显著升高，在晚期转移患者中更高，在术后明显下降，预示着 miRNA 的血清水平与肿瘤负荷相关。GCTs 患者睾丸静脉血中 miR-371a-3p 水平比肘静脉中明显升高，表明外周血中此类 miRNA 异常升高的来源是 GCTs 细胞。有研究称 miR-375 在畸胎瘤中过表达，但 Belge 等的检测表明 miR-375 血清水平在畸胎瘤、其他组织类型 GCTs 及健康男性对照组之间均无明显差异，故对于畸胎瘤中特异表达的 miRNA 还在探索之中。

miR-371-3、miR-302/367 的升高主要与编码基因转录增加的有关。研究发现 NANOG、TEAD4（TEF-3）、POU5F1（OCT3/4）、TFAP2C、SOX17、SOX15 这 6 个转录因子在 GCTs 中过表达，SOX17、TEAD4 与 miRNA 表达水平呈正相关（$P < 0.0005$，$P = 0.06$），其中 NANOG、POU5F1 在 miR-371-373 及 miR-302 的编码基因启动子区域存在结合位点。信号通路异常激活和癌基因表达可能也对 GCTs 中 miR-371-3 的表达起调控作用。在结肠癌细胞系中，Wnt/β-catenin 信号通路参与 miR-371-3 表达过程，Wnt 信号激活后，β-catenin 异位到细胞核内结合 TCF/LEF1，随后 β-catenin/LEF1 特异性结合编码基因启动子区域的三个 TCF/LEF 结合元件（TBE），从而诱导 miR-371-3 的表达。*Myc* 作为一种癌基因，编码细胞周期调控相关的核内 DNA 结合蛋白，在肝母细胞瘤中可以对 miR-371-3 的表达水平进行直接正调控。

3. miRNA 在 GCTs 中的异常下降　let-7 家族 miRNA 是一类调控细胞增殖的肿瘤抑制

因子，在恶性 GCTs 中，let-7 家族的 9 个主要成员表达水平均下降，其中 let-7e 表现最显著，而 LIN28 的激活可降低 let-7 miRNA 水平。LIN28 在肿瘤细胞中表达水平升高，在细胞恶性转化和肿瘤发展过程中起促进作用。这是一类高度保守的 RNA 结合蛋白，通过结合 let-7 miRNA 前体终末环阻断其成熟过程，从而降低成熟 miRNA 水平，同时 let-7 miRNA 还可以负反馈抑制 LIN28 的表达。miR-125b 参与肿瘤微环境的调控，在精原细胞瘤、胚胎癌、卵黄囊瘤以及胚胎癌的衍生细胞系中的表达水平均低于正常对照组，可能与基因的表观遗传修饰的抑制作用有关，包括 DNA 甲基化、组蛋白修饰和活性氧作用。此外，let-7 和 miR-125b 同属一簇，在肝癌细胞中均接受 Myc 的负调控。miR-506-514 簇的 miRNA（包括 miR-506、507、508-5p、510、513a-5p、513b、513c、514a-3p）均在 TGCTs 中下降，其编码基因位于 Xq27.3，是 TGCTs 的易感基因座。而一项关于 OGCTs 的 miRNA 表达谱分析则表明，miR-199a-5p 在 MOGCTs 中表达降低，原因尚不明了。

4. miRNA 在不同组织类型 GCTs 中的表达差异　上文提到，由于细胞起源、分化以及病理机制的不同，miRNA 在不同组织类型的 GCTs 有不同的表达特征，或可用于 GCTs 的类型鉴别和区分，也为研究不同组织类型 GCTs 病理机制的差异提供思路。miR-371a-3p 在所有 GCTs 中均存在过表达，Vilela-Salgueiro 等的研究表明，GCNIS 来源即 II 型 GCTs 组织样本中 miR-371a-3p 的水平比 I 型 GCTs 更高（$P=0.0066$），在 II 型 GCTs 中，miR-371a-3p 在精原细胞瘤中的表达高于非精原细胞瘤，而在非精原细胞瘤中，miR-371a-3p 在胚胎癌中的表达又高于其他非精原细胞瘤组织类型，例如卵黄囊瘤、非妊娠绒癌等，在成熟畸胎瘤中表达水平最低。结合 miR-371a-3p 在胚胎干细胞中的特异表达，可以推测 miR-371a-3p 可能随着细胞分化过程的推进而逐渐降低。但在 Dieckmann 等人的研究中，在临床 I 期 GCTs 中，非精原细胞瘤患者血清 miR-371a-3p 水平高于精原细胞瘤患者，两种主张相互矛盾，但此前已有研究表明 miRNA 在血清和组织中的表达水平没有明确的相关性，或许可以作为一种解释，需要进一步研究。

也有研究表明，无论是在成人还是在儿童患者样本中，与精原细胞瘤相比，miR-302/367 在卵黄囊瘤中的表达水平的升高更为显著，与基因转录增加有关。在卵黄囊瘤中过表达的 10 个转录因子中有 9 个与 miR-302/367 表达水平呈正相关，其中 GATA6 的相关性最强，同时还鉴定出 GATA6、GATA3、TCF7L2、MAF 在 miR-302/367 上游存在结合位点，而其他转录因子则可能通过长距离增强子作用等来调控 miRNA 的表达。除此之外，miR-205、miR-122、miR-200 在卵黄囊瘤中的表达水平也高于精原细胞瘤。miR-182、miR-146、miR-155 则在精原细胞瘤中呈现出更高水平。染色体 19 miRNA 簇（chromosome 19 miRNA cluster，C19MC）与 miR371-3 编码基因位置相近，研究发现，C19MC 中的 miR-517a-3p、miR-519a-3p 及 miR-519c-3p 在非精原细胞瘤中的表达水平较精原细胞瘤高，且在临床

Ⅱ～Ⅲ期患者样本中表达水平高于Ⅰ期，说明其在肿瘤细胞的侵袭和迁移过程中发挥作用，可能与 CpG 岛的甲基化有关。

5. miRNA 在铂类耐药 GCTs 细胞系中的异常表达　顺铂是细胞周期非特异性药物，可以抑制肿瘤细胞 DNA 复制过程，在实体肿瘤的化疗中应用广泛，MOGCTs 的一线化疗方案就是博来霉素、依托泊苷和顺铂（BEP）。顺铂耐药是卵巢恶性肿瘤治疗的一大难题。研究表明，在顺铂耐药的 GCT 细胞系中，miR-371-3 和 miR-520 的表达水平更高，miR-371-3 通过降低 LATS2 水平间接破 *p53* 途径，解除 *p53* 对细胞周期的阻滞作用，促进细胞增殖和肿瘤发生，miR-520 则通过抑制 p21 参与其中，这或许是 GCTs 耐药性产生的原因之一。而 miR-99a、miR-100 和 miR-145 在顺铂耐药细胞系中呈现下调状态，也为此类研究提供了新方向和潜在靶点。

三、miRNA 在 GCTs 中的作用机制

在 GCTs 中异常升高的 miRNA 对细胞增殖和迁移、肿瘤的发生和侵袭起促进作用，表达水平下降的 miRNA 则相反。其作用机制可分为靶向调控相关蛋白表达、信号通路以及肿瘤微环境三个方面。

1. 肿瘤相关蛋白　研究表明，在 miR-371-3、miR-302/367 中有 6 个 miRNA（miR-372、miR-373、miR-302a-d）拥有共同的关键种子区域，长度为 2～7 个核苷酸分子（AAGUGC），可以与 mRNA 靶标的种子互补区（SCR）六聚体互补结合（GCACTT），而这一六聚体在 GCTs 中下调的 mRNA 中含量最高，这些 mRNA 大多对应于肿瘤相关的基因，例如 *NKX3-1*、*GSTM3* 等。在 Murray 等针对卵黄囊瘤的研究中也发现，与 miR-302 互补结合的靶 mRNA 在卵黄囊瘤中下调，其中包括凋亡调控因子（CASP8、WDR33）、转录因子（PHTF2）以及整联蛋白（ITGB2）等细胞增殖调控因子，且 miR-302 可显著抑制凋亡抑制蛋白 survivin 的表达。

miRNA 对细胞周期蛋白的调控也在肿瘤的发生发展中起到重要作用。LATS2 可抑制周期蛋白依赖性激酶（CDK）作用从而使细胞周期停滞，而 miR-372 和 miR-373 可通过与 RNA 破坏及翻译抑制的联合作用降低 LATS2 水平，影响 *p53* 途径作用，促进细胞增殖和肿瘤发生。miR-513b-5p 可以靶向作用 IRF2，通过抑制其转录和翻译，降低 mRNA 稳定性，或直接与其 3′-UTR 结合来抑制 IRF2 表达，促进 *p53* 途径，从而抑制 GCTs 细胞系的增殖。let-7 家族 miRNA 则通过抑制细胞周期调控相关蛋白的表达来表现其肿瘤抑制作用，例如编码 DNA 结合蛋白的 MYCN、在细胞有丝分裂中对染色体和胞质准确分离起调控作用的 AURKB 等的 mRNA 均是 let-7 的靶标。同时，let-7 和 miR-125b 在胚胎干细胞和肿瘤细胞

中对 LIN28 的表达存在负调控，在肿瘤细胞中 let-7 和 miR-125b 的下降是癌基因 LIN28 激活的机制之一。

2. 信号通路 miRNA 介导的肿瘤相关信号通路的异常激活也是 GCTs 发生的重要因素。Wnt 信号通路与肿瘤发生关系密切。在 Wnt 信号通路中，DKK1、TGFBR2、BTG1 以及 LEFTY1 这 4 个组成成分受 miR-372、373 的调控。DKK1 是一种 Wnt 信号通路的抑制剂，而 GCTs 中 miR-372、373 的异常升高通过降低 DKK1 的 mRNA 水平来减少其表达，从而维持 Wnt 信号通路的激活状态。TGFBR2、BTG1 均是肿瘤抑制因子，miR-372、373 可使 TGFBR2 在 mRNA 水平沉默，并在蛋白质水平减少 BTG1，对 Wnt 信号通路的激活状态维持也发挥一定作用。而 miR-302 则可促进 ERK1/2 的磷酸化，从而激活了 MAPK/ERK 信号通路，促进细胞增殖。相反，在 GCTs 中，miR-514a-3p 的下降使其靶标 PEG3 水平升高，从而招募肿瘤坏死因子受体相关因子 2（TRAF2）并激活 NF-κB 通路，抑制细胞凋亡，促进肿瘤的发展。

3. 肿瘤微环境 肿瘤微环境即肿瘤细胞产生和生活的内环境，不仅包括了肿瘤细胞本身，还有其周围的成纤维细胞、免疫和炎性细胞、胶质细胞等各种细胞，也包括附近区域内的细胞间质、微血管以及浸润在其中的生物分子等。研究表明，在 GCTs 细胞系中，miR-125b 通过形成 miRNA 网络调控一系列 miRNA 的作用，降低趋化因子 CSF1 和 CX3CL1 的表达水平，从而减少肿瘤相关巨噬细胞（TAM）的募集，达到抑制肿瘤生长转移的效果。

miRNA 种类繁多，作用途径复杂，在不同细胞背景下相同的调控因子也可能表现不同功能，在 GCTs 的发生、侵袭、迁移等过程中 miRNA 作用的具体机制尚未完全明了，有待于进一步研究探索。

四、miRNA 在生殖细胞肿瘤中的临床应用展望

在 GCTs 的发生发展中 miRNA 的异常表达情况复杂多样，其中 miR-371-3、miR-302/367 的过表达最普遍并显著，因此近年来关于 miRNA 在 GCTs 患者血清表达水平的检测研究多集中于 miR-371-3、miR-302/367 这两类。van Agthoven 和 Looijenga 在 2017 年的研究采用 ampTSmiR 方法，对 250 例 GCTs 患者、60 例非 GCTs 睾丸疾病患者和 104 名健康男性的血清样本中 miR-371a-3p、miR-373-3p 和 miR-367-3p 进行检测，结果 miR-371a-3p 的灵敏度达到 90%，特异性 86%，miR-373-3p 和 miR-367-3p 的联合检测灵敏度 90%，特异性 91%。随后也有研究表明，miR-371a-3p、miR-373-3p 和 miR-367-3p 的血清水平与临床分期和治疗反应相关，晚期患者 miRNA 血清水平较高，在化疗或手术治疗后明显下降，且残存 GCTs 病灶的患者血清 miR-371a-3p、miR-373-3p 水平升高。这表示此类 miRNA 在 GCTs 的

临床诊断、疗效评估及随访监测过程中有临床价值。

在这之中 miR-371a-3p 的表现最为突出。Dieckmann 等的研究纳入 616 例 GCTs 患者和 258 名对照人群，测定其血清 miR-371a-3p 水平，结果表明其诊断灵敏度 90.1%，特异性达到 94%，阳性预测值（PPV）为 97%，阴性预测值（NPV）83%，AUC 0.966，而在先前的研究中，AFP、hCG 及 LDH 等传统肿瘤标志物联合检测的灵敏度仅 50.4%，可以看出其诊断价值优于传统肿瘤标志物。在此项研究中还发现，miR-371a-3p 的血清水平升高程度与临床分期、肿瘤直径相关，在化疗或手术治疗后下降明显，对治疗后的疾病情况有很好的反映，在疗效评估方面有参考意义。在随访监测方面，miR-371a-3p 也有优于传统监测手段的表现。miR-371a-3p 更能敏感检测出疾病复发，在复发 GCTs 患者中，miR-371a-3p 血清水平再次升高，灵敏度 82.6%，特异性 96.1%，AUC 0.921，此前也有病例报道 miR-371a-3p 比影像学检查更能敏感预测 GCTs 的复发和转移。同时血清 miR-371a-3p 相对较低的患者预后较好，治疗前 miR-371a-3p 血清水平相对较低的 GCTs 患者其总生存期和无进展生存期都更长。

由此得出，miR-371a-3p 在 GCTs 的临床诊断、疗效评估及随访监测方面都优于传统方法，现已将 miR-371-3、miR-302/367 在 GCTs 患者中的检测纳入了前瞻性随机临床试验，例如，已经开展的 AGCT1531（NCT03067181）以及筹备之中的 SWOG-S1823，一旦证实 miRNA 在 GCTs 中的应用价值，即有望成为新的肿瘤标志物投入临床使用。

总之，miRNA 的异常表达与 GCTs 的发生发展密切相关。由于细胞起源以及分化程度不同，不同类型的 GCTs 表现出不同的 miRNA 表达特征。不同 miRNA 在 GCTs 中表达水平可能升高或降低，这与基因转录增加、表观遗传修饰、信号通路激活以及癌基因的调控相关，同时 miRNA 通过对细胞周期相关蛋白、信号通路以及肿瘤微环境的作用参与肿瘤细胞的增殖、迁移等过程的调控。miR-371-3、miR-302/367 在所有 GCTs 中均存在过表达，在组织及血清样本中均可检测，成熟畸胎瘤除外，其中 miR-371a-3p 最突出，在 GCTs 的疾病诊断、疗效评估及随访监测中都有优于传统手段的表现，有望成为新型肿瘤标志物。在铂类耐药 GCTs 细胞系中 miRNA 的异常表达也为疾病的分子诊疗和药物研发提供了新的思路和方向。然而现阶段对于 miRNA 在 GCTs 中的研究多集中于睾丸生殖细胞肿瘤，单独针对卵巢恶性生殖细胞肿瘤中 miRNA 的研究相对较少，有待进一步探索。

（张馨月　杨佳欣）

参考文献

1. Oosterhuis JW, Looijenga L. Human germ cell tumours from a developmental perspective. Nat Rev

Cancer, 2019, 19(9): 522-537.

2．Ray-Coquard I, Morice P, Lorusso D, et al. Non-epithelial ovarian cancer: ESMO Clinical Practice Guidelines for diagnosis, treatment and follow-up. Ann Oncol, 2018, 29(Suppl 4): iv1-18.

3．Belge G, Dieckmann KP, Spiekermann M, et al. Serum levels of microRNAs miR-371-3: a novel class of serum biomarkers for testicular germ cell tumors. Eur Urol, 2012, 61(5): 1068-1069.

4．Lu TX, Rothenberg ME. MicroRNA. Journal of Allergy and Clinical Immunology, 2018, 141(4): 1202-1207.

5．Lee Y, Kim M, Han J, et al. MicroRNA genes are transcribed by RNA polymerase II. EMBO J, 2004, 23(20): 4051-4060.

6．Lee Y, Ahn C, Han J, et al. The nuclear RNase III Drosha initiates microRNA processing. Nature, 2003, 425(6956): 415-419.

7．Yi R, Qin Y, Macara IG, et al. Exportin-5 mediates the nuclear export of pre-microRNAs and short hairpin RNAs. Genes Dev, 2003, 17(24): 3011-3016.

8．Hutvágner G, McLachlan J, Pasquinelli AE, et al. A cellular function for the RNA-interference enzyme Dicer in the maturation of the let-7 small temporal RNA. Science, 2001, 293(5531): 834-838.

9．Wienholds E, Plasterk RH. MicroRNA function in animal development. FEBS Lett, 2005, 579(26): 5911-5922.

10．Mohr AM, Mott JL. Overview of microRNA biology. Semin Liver Dis, 2015, 35(1): 3-11.

11．Anfossi S, Babayan A, Pantel K, et al. Clinical utility of circulating non-coding RNAs-an update. Nat Rev Clin Oncol, 2018, 15(9): 541-563.

12．Mitchell PS, Parkin RK, Kroh EM, et al. Circulating microRNAs as stable blood-based markers for cancer detection. Proc Natl Acad Sci U S A, 2008, 105(30): 10513-10518.

13．Oosterhuis JW, Looijenga LH. Testicular germ-cell tumours in a broader perspective. Nat Rev Cancer, 2005, 5(3): 210-222.

14．Eini R, Dorssers LC, Looijenga LH. Role of stem cell proteins and microRNAs in embryogenesis and germ cell cancer. Int J Dev Biol, 2013, 57(2-4): 319-332.

15．Suh MR, Lee Y, Kim JY, et al. Human embryonic stem cells express a unique set of microRNAs. Dev Biol, 2004, 270(2): 488-498.

16．Gillis AJ, Stoop HJ, Hersmus R, et al. High-throughput microRNAome analysis in human germ cell tumours. J Pathol, 2007, 213(3): 319-328.

17．Voorhoeve PM, le Sage C, Schrier M, et al. A genetic screen implicates miRNA-372 and miRNA-373 as oncogenes in testicular germ cell tumors. Cell, 2006, 124(6): 1169-1181.

18. Novotny GW, Belling KC, Bramsen JB, et al. MicroRNA expression profiling of carcinoma in situ cells of the testis. Endocr Relat Cancer, 2012, 19(3): 365-379.

19. Dieckmann KP, Radtke A, Geczi L, et al. Serum Levels of MicroRNA-371a-3p(M371 Test)as a new biomarker of testicular germ cell tumors: results of a prospective multicentric study. J Clin Oncol, 2019, 37(16): 1412-1423.

20. Flor I, Spiekermann M, Löning T, et al. Expression of microRNAs of C19MC in Different Histological Types of Testicular Germ Cell Tumour. Cancer Genomics Proteomics, 2016, 13(4): 281-289.

21. Palmer RD, Murray MJ, Saini HK, et al. Malignant germ cell tumors display common microRNA profiles resulting in global changes in expression of messenger RNA targets. Cancer Res, 2010, 70(7): 2911-2923.

22. Pelloni M, Coltrinari G, Paoli D, et al. Differential expression of miRNAs in the seminal plasma and serum of testicular cancer patients. Endocrine, 2017, 57(3): 518-527.

23. Murray MJ, Halsall DJ, Hook CE, et al. Identification of microRNAs From the miR-371 ~ 373 and miR-302 clusters as potential serum biomarkers of malignant germ cell tumors. Am J Clin Pathol, 2011, 135(1): 119-125.

24. Gillis AJ, Rijlaarsdam MA, Eini R, et al. Targeted serum miRNA(TSmiR)test for diagnosis and follow-up of(testicular)germ cell cancer patients: a proof of principle. Mol Oncol, 2013, 7(6): 1083-1092.

25. Syring I, Bartels J, Holdenrieder S, et al. Circulating serum miRNA(miR-367-3p, miR-371a-3p, miR-372-3p and miR-373-3p)as biomarkers in patients with testicular germ cell cancer. J Urol, 2015, 193(1): 331-337.

26. Dieckmann KP, Spiekermann M, Balks T, et al. MicroRNA miR-371a-3p - a novel serum biomarker of testicular germ cell tumors: evidence for specificity from measurements in testicular vein blood and in neoplastic hydrocele fluid. Urol Int, 2016, 97(1): 76-83.

27. Dieckmann KP, Spiekermann M, Balks T, et al. MicroRNAs miR-371-3 in serum as diagnostic tools in the management of testicular germ cell tumours. Br J Cancer, 2012, 107(10): 1754-1760.

28. Shen H, Shih J, Hollern DP, et al. Integrated Molecular Characterization of Testicular Germ Cell Tumors. Cell Rep, 2018, 23(11): 3392-3406.

29. Belge G, Grobelny F, Matthies C, et al. Serum level of microRNA-375-3p Is Not a Reliable Biomarker of Teratoma. In Vivo, 2020, 34(1): 163-168.

30. Zhou AD, Diao LT, Xu H, et al. β-Catenin/LEF1 transactivates the microRNA-371-373 cluster that modulates the Wnt/β-catenin-signaling pathway. Oncogene, 2012, 31(24): 2968-2978.

31. Cairo S, Wang Y, de Reyniès A, et al. Stem cell-like micro-RNA signature driven by Myc in aggressive liver cancer. Proc Natl Acad Sci USA, 2010, 107(47): 20471-20476.

32. Murray MJ, Saini HK, Siegler CA, et al. LIN28 Expression in malignant germ cell tumors downregulates let-7 and increases oncogene levels. Cancer Res, 2013, 73(15): 4872-4884.

33．Rybak A, Fuchs H, Smirnova L, et al. A feedback loop comprising lin-28 and let-7 controls pre-let-7 maturation during neural stem-cell commitment. Nat Cell Biol, 2008, 10(8): 987-993.

34．Batool A, Wang YQ, Hao XX, et al. A miR-125b/CSF1-CX3CL1/tumor-associated macrophage recruitment axis controls testicular germ cell tumor growth. Cell Death Dis, 2018, 9(10): 962.

35．Özata DM, Li X, Lee L, et al. Loss of miR-514a-3p regulation of PEG3 activates the NF-kappa B pathway in human testicular germ cell tumors. Cell Death Dis, 2017, 8(5): e2759.

36．Chang RK, Li X, Mu N, et al. MicroRNA expression profiles in non-epithelial ovarian tumors. Int J Oncol, 2018, 52(1): 55-66.

37．Vilela-Salgueiro B, Barros-Silva D, Lobo J, et al. Germ cell tumour subtypes display differential expression of microRNA371a-3p. Philos Trans R Soc Lond B Biol Sci, 2018, 373(1748).

38．Dieckmann KP, Radtke A, Spiekermann M, et al. Corrigendum re: "Serum Levels of MicroRNA miR-371a-3p: A Sensitive and Specific New Biomarker for Germ Cell Tumours". Eur Urol, 2017, 71(5): e161.

39．Murray MJ, Saini HK, van Dongen S, et al. The two most common histological subtypes of malignant germ cell tumour are distinguished by global microRNA profiles, associated with differential transcription factor expression. Mol Cancer, 2010, 9: 290.

40．Fustino N, Rakheja D, Ateek CS, et al. Bone morphogenetic protein signalling activity distinguishes histological subsets of paediatric germ cell tumours. Int J Androl, 2011, 34(4 Pt 2): e218-e233.

41．Port M, Glaesener S, Ruf C, et al. Micro-RNA expression in cisplatin resistant germ cell tumor cell lines. Mol Cancer, 2011, 10: 52.

42．Das MK, Evensen H, Furu K, et al. miRNA-302s may act as oncogenes in human testicular germ cell tumours. Sci Rep, 2019, 9(1): 9189.

43．Wang X, Zhang X, Wang G, et al. Hsa-miR-513b-5p suppresses cell proliferation and promotes P53 expression by targeting IRF2 in testicular embryonal carcinoma cells. Gene, 2017, 626: 344-353.

44．Zhong X, Li N, Liang S, et al. Identification of microRNAs regulating reprogramming factor LIN28 in embryonic stem cells and cancer cells. J Biol Chem, 2010, 285(53): 41961-41971.

45．van Agthoven T, Looijenga L. Accurate primary germ cell cancer diagnosis using serum based microRNA detection(ampTSmiR test). Oncotarget, 2017, 8(35): 58037-58049.

46．Leão R, van Agthoven T, Figueiredo A, et al. Serum miRNA predicts viable disease after chemotherapy in patients with testicular nonseminoma germ cell tumor. J Urol, 2018, 200(1): 126-135.

47．Terbuch A, Adiprasito JB, Stiegelbauer V, et al. MiR-371a-3p serum levels are increased in recurrence of testicular germ cell tumor patients. Int J Mol Sci, 2018, 19(10).

48．Anheuser P, Radtke A, Wülfing C, et al. Serum levels of MicroRNA371a-3p: A highly sensitive tool for diagnosing and staging testicular germ cell tumours: a clinical case series. Urol Int, 2017, 99(1): 98-103.

49．Mego M, van Agthoven T, Gronesova P, et al. Clinical utility of plasma miR-371a-3p in germ cell tumors. J Cell Mol Med, 2019, 23(2): 1128-1136.

50．Lafin JT, Singla N, Woldu SL, et al. Serum microrna-371a-3p levels predict viable germ cell tumor in chemotherapy-naïve patients undergoing retroperitoneal lymph node dissection. Eur Urol, 2020, 77(2): 290-292.

51．Murray MJ, Coleman N. MicroRNA Dysregulation in Malignant Germ Cell Tumors: More Than a Biomarker? Journal of clinical oncology : official journal of the American Society of Clinical Oncology, 2019, 37(16): 1432-1435.

第三节　恶性生殖细胞肿瘤相关标志物

恶性生殖细胞肿瘤的诊断和治疗有高特异性和敏感性的标志物，传统的血清肿瘤标志物如甲胎蛋白（AFP）、人绒毛膜促性腺激素（hCG）和乳酸脱氢酶（LDH）在恶性生殖细胞肿瘤的诊断和治疗中具有很重要的临床意义，但也有一定的局限性，对于一些特定的组织学亚型，缺乏高特异性和高敏感性的血清标志物。AFP 和 hCG 分别在卵黄囊瘤和绒毛膜癌中升高，LDH 为非特异性的生物标志物，可在卵巢无性细胞瘤或睾丸精原细胞瘤中升高。近年来，新型生物标志物应运而生。微小 RNAs（miR-371-373 和 miR-302-367）在所有恶性生殖细胞肿瘤中均过表达，且与年龄（成人或儿童）、部位（性腺或非性腺）和组织学亚型（精原细胞瘤或无性细胞瘤、卵黄囊瘤或胚胎癌）无关，未来可能在恶性生殖细胞肿瘤的诊断、疾病监测和预后中得以更广泛的应用。本节将重点介绍 AFP、hCG 和 LDH 在恶性生殖细胞肿瘤诊断和治疗中的应用。

一、恶性生殖细胞肿瘤的血清肿瘤标志物

1．甲胎蛋白（AFP）　AFP 是一种单链糖蛋白。在胚胎发育时期，卵黄囊首先合成 AFP，随后肝脏成为主要合成场所，妊娠晚期胃肠道也可合成少量 AFP。出生后 AFP 被白蛋白取代，并逐渐降至正常水平。血清 AFP 的半衰期通常为 5～7 天，测量单位是 ng/ml 或 kU/L，正常值是 < 12ng/ml（即 < 10kU/L；换算关系为 1ng/ml=0.84kU/L）。生殖细胞肿瘤 AFP 升高的组织学亚型与胚胎时期 AFP 合成部位相关：在含有卵黄囊瘤成分的生殖细胞肿瘤中常常伴 AFP 显著升高，在某些胚胎癌和未成熟畸胎瘤中也可出现中等水平的升高

（表 2-2）。单纯未成熟畸胎瘤由于病变可能存在未成熟的肝脏和 / 或胃肠道组织，故 AFP 也可升高。

其他恶性肿瘤，特别是肝细胞肝癌及部分胃肠道肿瘤（包括胃癌、胰腺癌和直肠癌）中血清 AFP 也升高。慢性肝脏疾病，如慢性乙型肝炎病毒感染特别是病毒活跃复制时期，AFP 可轻度升高，但通常不超过 100ng/ml。其他疾病如遗传性运动失调毛细血管扩张综合征、范科尼（Fanconi）贫血等也可见 AFP 升高。此外 AFP 升高还可见于由于 *AFP* 基因突变导致的家族遗传性 AFP 升高综合征，其遗传方式为常染色体显性遗传。

北京协和医院自 1974 年开始对所收治的卵巢卵黄囊瘤进行血清 AFP 检测。迄今已有 100 例，还没有发现 1 例假阴性，故其敏感性几乎为 100%。对于大多数病例，在随诊过程中可以不定期检测血清 AFP。血清 AFP 的动态变化与癌瘤病情的好转或恶化是符合的。临床完全缓解的患者，其血清 AFP 水平轻度升高也可预示癌瘤的残存或复发。北京协和医院曾有 1 例卵巢卵黄囊瘤临床 I 期，在外院手术切除肿瘤后 2 个月，其血清 AFP 值略高，为 30ng/ml。因外院未切除大网膜，故再次手术探查。发现大网膜上有一个单个孤立的黄豆大小转移瘤。其他部位无转移。手术切除大网膜后 AFP 下降正常并一直持续阴性。VAC 化疗 1 年，迄今随诊 15 年仍健在。另 1 例卵黄囊瘤在手术后 1 年中定期进行化疗，血清 AFP 值一直正常，但突然转为弱阳性（35ng/ml）。盆腔检查发现阴道右上角结节 1.5cm 直径，手术探查该结节为复发肿瘤，其他部位无转移。手术切除该结节后血清 AFP 下降至正常。以上 2 例说明血清 AFP 对 0.5～1.5cm 直径的病灶亦可测出。

AFP 在生殖细胞肿瘤治疗过程中具有重要参考价值，其变化趋势通常反映肿瘤对化疗的敏感程度。若在治疗过程中 AFP 下降缓慢或不降反升，往往提示化疗耐药或存在残留病灶。但需特别注意的是，AFP 可出现假性升高，最常见于化疗药、麻醉药或其他药物导致的肝脏损害。宗璇等总结北京协和医院 4 例 AFP 假性升高卵巢恶性生殖细胞肿瘤病例，其中 2 例为卵黄囊瘤合并成熟畸胎瘤，2 例为未成熟畸胎瘤，4 例患者在术后化疗过程中 AFP 持续异常升高，约 300ng/ml，经评估后未发现可疑病灶，近一步检查显示 4 例患者为乙型肝炎病毒携带者，其中 2 例伴高水平 HBV-DNA。经多学科会诊，并与患者充分沟通后，给予抗病毒治疗，与此同时停止化疗并密切监测 AFP 水平的治疗策略，在随访过程中患者 AFP 水平呈缓慢下降趋势。若不了解此类情况，可能会对患者进行不必要的治疗。因此，当出现 AFP 异常升高时，应完善辅助检查，只有在充分了解患者病史、家族史以及相关药物史后，才能对 AFP 水平进行解释，避免过度治疗。

【病例 1】29 岁，女性，因"盆腔包块"于当地医院行剖腹左附件切除术，术中见直径约 15cm 囊实性肿物、包膜完整、无腹水，术后病理示卵黄囊瘤合并成熟性畸胎瘤。术后给予 3 个疗程顺铂 / 依托泊苷 / 博来霉素（PEB）化疗，化疗剂量：顺铂 40mg/d，第 1~3 天；依托泊苷 150mg/d，第 1~3 天；博来霉素 15mg/d，第 1~2 天。化疗前以及每程化疗后复查 AFP 分别为 > 1200ng/ml、350.2ng/ml、240.4ng/ml 和 245ng/ml。

患者转诊至北京协和医院，复查 AFP 为 313.7ng/ml，PET-CT 示左侧腰大肌前方约骶髂关节水平见局灶性放射性摄取增高灶，SUV_{max} 2.5。遂于北京协和医院行腹腔镜探查，术中见子宫前壁完全被前盆壁粘连覆盖，乙状结肠、直肠自左侧宫底一直粘连包裹至全部子宫后壁及直肠窝；右侧卵巢外观无异常，卵管粘连与小肠及左侧盆壁表面；直肠子宫陷凹及宫骶韧带封闭。术后病理示左侧骨盆漏斗韧带纤维结缔组织中可见肉芽组织及脓肿形成，左髂血管旁淋巴结显慢性炎（0/16）。术后给予两个疗程 PEB 化疗，化疗剂量：顺铂 50mg/d，第 1~3 天；依托泊苷 150mg/d，第 1~3 天；博来霉素 22.5mg/d，第 1~2 天。每疗程化疗后 AFP 为 273.4ng/ml、289.9ng/ml。

患者 AFP 持续异常升高，结合患者慢性乙型肝炎感染病史，复查示血清乙肝表面抗原（HBsAg）阳性、e 抗原（HBeAg）阳性伴 HBV-DNA 升高，肝功能正常。经全面评估后，患者停化疗并开始抗病毒治疗，监测 AFP 呈缓慢下降趋势，至末次治疗结束后 9 个月复查 AFP 降至正常水平。

本例患者肿瘤含卵黄囊瘤成分，故初始治疗第 1 疗程化疗 AFP 下降迅速，而后 AFP 持续升高。转诊至北京协和医院后，PET-CT 评估示可疑病灶，并考虑到患者初始化疗博来霉素用量不足，故行二次探查术，病理示炎性改变，术后给予正规、足量化疗 2 疗程，AFP 仍持续升高，考虑为 AFP 假性升高。本例提示 AFP 异常升高可能与慢性乙肝病毒感染、病毒活跃复制相关，故在肿瘤治疗过程中需全面评估，避免过度治疗。

【病例 2】34 岁，女性，因"腹痛、盆腔包块"于当地医院急诊行剖腹探查，术中见右侧卵巢直径约 11cm 囊实性肿物、包膜完整，遂行右附件切除术，术后病理示未成熟畸胎瘤 II 级。术后接受 5 疗程 PEB 化疗，术前 AFP 为 14.71ng/ml，化疗过程中 AFP 缓慢上升，5 疗程后 AFP 为 188.2ng/ml。

患者转诊至我院，复查 AFP 为 294.5ng/ml。患者完善辅助检查，PET-CT 未见异常摄取病灶，血清乙肝表面抗原（HBsAg）阳性、e 抗原（HBeAg）阴性，肝功能及 HBV-DNA 正常。经全面评估后，患者停止相关肿瘤治疗并开始口服恩替卡韦抗病毒治疗。停化疗后 1 个月后复查 AFP 为 370.7ng/ml，其后 AFP 缓慢下降，至末次随访距停化疗 20 个月复查 AFP 为 32.74ng/ml。本例慢性乙肝病毒携带者合并未成熟畸胎瘤患者，在化疗过程中，即使肝功能正常、乙肝病毒复制不活跃，AFP 也会升高，影响对肿瘤治疗的判断。

2. 人绒毛膜促性腺激素（hCG） hCG 是糖蛋白激素家族中的一员，通常所说的 hCG

是整分子 hCG，由 α 和 β 亚基通过非共价键结合而成。其中 α 亚基在所有的糖蛋白激素中均相同，β 亚基则具有激素特异性，决定不同的生物学功能。只有当 α 和 β 亚基结合形成完整的异二聚体时才能发挥各自的生物学功能，具有完整糖链的 hCG 才可具有正常的生物学功能，若缺失某些糖链上的残基则其生物学活性降低。

hCG 半衰期比 AFP 短，通常为 12～36 小时。hCG 在绒毛膜癌中显著升高，此外在含合体滋养层细胞的单纯精原细胞瘤中也可观察到 hCG 低水平升高（表 2-2）。15%～20% 晚期单纯精原细胞瘤存在 hCG 升高。在其他恶性肿瘤，如神经内分泌、膀胱、肾和肺肿瘤，也可出现 hCG 升高。因此，医生在临床治疗管理中需认识到 hCG 和 AFP 的敏感性和特异性有限，以作出正确的医疗决策。

表 2-2　生殖细胞肿瘤血清 AFP 和 hCG

组织学亚型	AFP	hCG
无性细胞瘤	−	±
卵黄囊瘤	++	−
畸胎瘤	±	−
胚胎癌	±	±
绒毛膜癌	−	++

注：++ 显著升高；± 不升高或轻度升高；− 不升高。

北京协和医院最近收治 1 例儿童卵巢混合性生殖细胞瘤，其肿瘤成分中均有卵黄囊瘤、胚胎癌、未成熟畸胎瘤、无性细胞瘤。此例经手术和化疗，病情曾完全缓解 1 年 7 个月。混合性瘤的这四种成分中，以无性细胞瘤对化疗最敏感，卵黄囊瘤及未成熟畸胎瘤次之，胚胎癌对化疗敏感性最差。在不断化疗的整个过程中，肿瘤复发 3 次。第 1 次复发瘤中，已经没有无性细胞瘤，而是以胚胎癌为主，有少量未成熟畸胎瘤和卵黄囊瘤成分，故血清 hCG 及 AFP 均（+）。第 2 次肿瘤复发时，血清标志物仅仅有 HCG 升高，AFP 正常。切除的复发瘤病检，全部是胚胎癌，没有其他成分。患者最后死于胚胎癌，死前也仅仅 hCG（+）。故此例混合性生殖细胞癌，在随诊过程中，血清标志物的监测，很准确地预示了复发性肿瘤的类型。

3. 乳酸脱氢酶（LDH）　LDH 是一种催化乳酸转化为丙酮酸的酶，广泛存在于机体细胞质内，主要存在于以骨骼肌、心脏和肾脏为主的组织和器官，红细胞中的含量也相对比较丰富。当组织被破坏时，LDH 可释放入血，因此，血清 LDH 水平很大程度上可反映富含

LDH 细胞的增殖、代谢等生物学性状。LDH 升高并非具有特异性，但可反映细胞更新加快，可见于恶性肿瘤包括 GCT、淋巴瘤、肺癌等，也可见于心肌梗死、肝脏损害等非肿瘤疾病。在 GCT 中，LDH 升高通常见于无性细胞瘤，其表达水平可能与肿瘤体积相关，在治疗过程中有一定的参考价值，但敏感性和特异性均不高。

近年来，以血清 LDH 的检测用于卵巢无性细胞瘤的病情监测时有报道（Pressley，1992；Levato，1995）。治疗前后血清 LDH 值上下波动幅度很大，能够敏感地反映病情的改变。对于晚期的年轻患者，为了保留生育功能，手术后的辅助治疗不宜用放射治疗。而当化疗方面经验又不多时，采用一个敏感的监测指标，作为选用有效化疗方案的依据是很重要的。

4. 神经细胞特异性烯醇化酶（neuron specific enolase，NSE）　NSE 可大量存在于正常神经组织及神经细胞肿瘤。因此，血清 NSE 的检测对于神经细胞肿瘤和神经内分泌性肿瘤有诊断价值。据 Kawata（1989 年）报道，卵巢未成熟畸胎瘤及无性细胞瘤也可使血清 NSE 水平升高（表 2-3）。卵巢未成熟畸胎瘤所含的未分化组织成分中，以神经组织最为常见，故而可产生 NSE。卵巢无性细胞瘤患者血清 NSE 升高的原因尚不清楚。人早期胚胎的生殖嵴可测出 NSE 的存在（Schinohara，1986）。故可能原始生殖细胞具有产生 NSE 这种特殊酶的性能，使来源于原始生殖细胞的无性细胞瘤也可产生 NSE。Yoshida（1998 年）报道了 1 例 35 岁的卵巢无性细胞瘤患者血清 NSE 水平升高，而肿瘤切除后 NSE 值明显下降。Kuzmit（1987 年）报道 11 例睾丸精原细胞瘤中（相当于卵巢无性细胞瘤）有 8 例血清 NSE 水平升高。所以，血清 NSE 的检测可能对卵巢未成熟畸胎瘤和卵巢无性细胞瘤的病情监测是有意义的，也值得我们在这方面再进行更多的探讨。

表 2-3　卵巢肿瘤血清 NSE 值

肿瘤组织类型	总例数	阳性例数	NSE（%）	平均值（ng/ml）
对照组	20	0	0	4.6 ± 2.2
未成熟畸胎瘤	8	4	50	16.2 ± 14.6
无性细胞瘤	6	5	83	73.3 ± 62.3
卵黄囊、胚胎癌等	10	0	0	5.8 ± 2.2
成熟畸胎瘤	30	2	7	4.0 ± 2.7
囊腺瘤	20	0	0	3.5 ± 1.5
囊腺癌	29	3	10	5.1 ± 4.5

注：引自 Kawata（1989 年）。

二、恶性生殖细胞肿瘤潜在的分子生物标志物

1. 循环 XIST 转录本　XIST 是 X 染色体失活特异转录本，是雌性哺乳动物 X 染色体失活主要调节因子。具有转录活性的 X 染色体上 *XIST* 基因不表达，5′ 端是完全甲基化状态的；而失活 X 染色体上 *XIST* 基因表达，5′ 端是去甲基化状态的。因此在正常男性，*XIST* 基因 5′ 端是甲基化片段，但是在睾丸 GCT 患者中，无论 *XIST* 是否表达，5′ 端通常是去甲基化状态的，可能与 GCT 起源于原始生殖细胞相关。这项研究结果提示男性血浆 *XIST* 基因区域去甲基化 DNA 片段可能作为协助诊断睾丸 GCT 的标志物，但需要说明的是，该仅纳入 25 例睾丸 GCT 患者，总体敏感性仅 64%，并且尚未得到其他研究报道的证实。综上所述，需进一步研究以明确 *XIST* 启动子去甲基化片段的临床应用价值。

2. 循环 MicroRNAs　微小 RNAs（MicroRNAs）是短链非编码 RNA，作用是调节编码蛋白质基因的表达。在肿瘤中 MicroRNA 的表达异常，但其表达谱保留了肿瘤起源细胞的特征。既往研究表明，miR-371-373 簇和 miR-302-367 簇在睾丸 GCT 中特异性表达，是未来最具潜力的 GCT 标志物。

三、功能性影像学检查 PET-CT 在恶性生殖细胞肿瘤的应用

^{18}F- 脱氧葡萄糖（^{18}F-FDG）全身正电子发射断层显像 – 电子计算机断层扫描（PET-CT）能较准确显示病变部位及范围，其中 PET 灵敏度高，可显示病变代谢情况。在诊断化疗后残留病灶中 PET-CT 表现出较高的敏感性和特异性，Bachner 等总结 127 例应用 PET-CT 检测区分化疗后病灶是否为精原细胞瘤的病例资料，敏感性、特异性、阳性预测值、阴性预测值分别为 67%、82%、42% 和 93%，同时将检查时间切割值设定为停化疗后 6 周，PET-CT 准确率显著提高，从之前的 73% 上升至 88%（$P = 0.032$）。

PET-CT 在监测肿瘤复发中也有较高的临床应用价值。王瑾晖等总结北京协和医院 27 例应用 PET-CT 评估卵巢恶性生殖细胞肿瘤是否复发的病例资料，真阳性 22 例，真阴性 1 例，假阳性 4 例，无假阴性病例，敏感性、特异性、阳性预测值、阴性预测值分别为 100%、20%、85% 和 100%，假阴性 SUV_{max} 范围 1.5 ~ 7.1。

PET-CT 假阳性的原因主要是化疗后肿瘤坏死病灶和成熟性畸胎瘤成分，后者因含中枢神经系统组织而具有较高的 SUV_{max} 值，因此，根据 PET-CT 结果辅助诊断未成熟畸胎瘤复发时应慎重，避免过度治疗。综上所述，PET-CT 的阴性预测值和敏感性高，有利于 GCT 的早期诊断、监测复发和及时治疗。

【病例3】病例1患者初始治疗化疗过程中 AFP 下降不满意，PET-CT 用于评估是否有残余病灶，结果示左侧腰大肌前方约骶髂关节水平见局灶性放射性摄取增高灶（图 2-1），SUV_{max} 2.5。遂行二次探查术，术后病理未发现肿瘤，故此例 PET-CT 所示为假阳性。

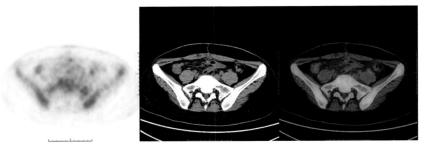

图 2-1　PET-CT 摄取增高灶

（宗　璇　杨佳欣）

参考文献

1. Murray MJ, Nicholson JC. α-Fetoprotein. Arch Dis Child Educ Pract Ed, 2011, 96(4): 141-147.

2. Gitlin D, Perricelli A, Gitlin GM. Synthesis of-fetoprotein by liver, yolk sac, and gastrointestinal tract of the human conceptus. Cancer Res, 1972, 32(5): 979-982.

3. Gilligan TD, Seidenfeld J, Basch EM, et al. American Society of Clinical Oncology Clinical Practice Guideline on uses of serum tumor markers in adult males with germ cell tumors. J Clin Oncol, 2010, 28(20): 3388-3404.

4. Mizejewski GJ. Biological role of alpha-fetoprotein in cancer: prospects for anticancer therapy. Expert Rev Anticancer Ther, 2002, 2(6): 709-735.

5. Johnson PJ. The role of serum alpha-fetoprotein estimation in the diagnosis and management of hepatocellular carcinoma. Clin Liver Dis, 2001, 5(1): 145-159.

6. Stray-Pedersen A, Borresen-Dale AL, Paus E, et al. Alpha fetoprotein is increasing with age in ataxia-telangiectasia. Eur J Paediatr Neurol, 2007, 11(6): 375-380.

7. Salem B, Mitchell R, DeFor TE, et al. Elevations in serum alpha fetoprotein levels in patients with Fanconi anaemia. Br J Haematol, 2019, 184(6): 1032-1035.

8. Houwert AC, Giltay JC, Lentjes EG, et al. Hereditary persistence of alpha-fetoprotein(HPAF P): review of the literature. Neth J Med, 2010, 68(11): 354-358.

9. Germà JR, Llanos M, Tabernero JM, et al. False elevations of alpha-fetoprotein associated with liver dysfunction in germ cell tumors. Cancer, 1993, 72(8): 2491-2494.

10. Zong X, Yang JX, Zhang Y. Persistently elevated alpha-fetoprotein associated with chronic hepatitis B during chemotherapy for malignant ovarian germ cell tumors: a case series and a review of the literature. J Ovarian Res, 2019, 12(1): 124.

11. Szczerba A, Białas P, Pięta PP, et al. hCG - related molecules and their measurement. Ginekol Pol, 2016, 87(1): 65-70.

12. Dieckmann KP, Düe W, Bauer HW. Seminoma testis with elevated serum beta-HCG--a category of germ-cell cancer between seminoma and nonseminoma. Int Urol Nephrol, 1989, 21(2): 175-184.

13. Heidegger H, Jeschke U. Human Chorionic Gonadotropin(hCG)-An Endocrine, Regulator of Gestation and Cancer. Int J Mol Sci, 2018, 19(5).

14. Maekawa M. [Lactate dehydrogenase(LDH)]. *Nihon Rinsho*, 1995, 53(5): 1151-1156.

15. Oladipo OO, Ajala MO, Afonja OA. The lactate dehydrogenases in malignant and non-malignant diseases. Niger Postgrad Med J, 2002, 9(1): 1-6.

16. Yoshimura T, Takemori K, Okazaki T, et al. Serum lactic dehydrogenase and its isoenzymes in patients with ovarian dysgerminoma. Int J Gynaecol Obstet, 1988, 27(3): 459-465.

17. Levato F, Martinello R, Campobasso C, et al. LDH and LDH isoenzymes in ovarian dysgerminoma. Eur J Gynaecol Oncol, 1995, 16(3): 212-215.

18. Loda A, Heard E. Xist RNA in action: Past, present, and future. PLoS Genet, 2019, 15(9): e1008333.

19. Kawakami T, Okamoto K, Ogawa O, et al. XIST unmethylated DNA fragments in male-derived plasma as a tumour marker for testicular cancer. Lancet, 2004, 363(9402): 40-42.

20. Murray MJ, Nicholson JC, Coleman N. Biology of childhood germ cell tumours, focussing on the significance of microRNAs. *Andrology*, 2015, 3(1): 129-139.

21. Bachner M, Loriot Y, Gross-Goupil M, et al. 2-(1)(8)fluoro-deoxy-D-glucose positron emission tomography(FDG-PET)for postchemotherapy seminoma residual lesions: a retrospective validation of the SEMPET trial. Ann Oncol, 2012, 23(1): 59-64.

22. 王瑾晖, 杨佳欣, 成宁海, 等. PET-CT 在监测卵巢恶性生殖细胞肿瘤复发中的应用. 中国医刊, 2019, 54(9): 973-976.

23. Yokoyama T, Takehara K, Yamamoto Y, et al. The usefulness of 18F-FDG-PET/CT in discriminating benign from malignant ovarian teratomas. Int J Clin Oncol, 2015, 20(5): 960-966.

24. Ohara T, Yamanoi K, Inayama Y, et al. Gliomatosis peritonei with 18F-fluorodeoxyglucose accumulation and contrast enhancement secondary to immature teratoma: A case report. Mol Clin Oncol, 2018, 9(1): 40-43.

第三章

卵巢恶性生殖细胞肿瘤
临床、治疗及相关研究

第一节　卵巢未成熟畸胎瘤

以往对卵巢来源的未成熟畸胎瘤（ovarian immature teratoma）的命名比较混乱，曾称实性畸胎瘤或恶性畸胎瘤、畸胎癌。自 1973 年世界卫生组织（WHO）制订的卵巢肿瘤分类称之为未成熟畸胎瘤以后，国际上统一沿用此命名。在欧美国家发生率的调查，卵巢未成熟畸胎瘤在恶性生殖细胞肿瘤中的发生率占第 3 位。其发生率比无性细胞瘤及卵黄囊瘤少见（Norris，1972 年；Gershenson，1986 年）。国内根据石一复（1992 年）所总结的国内 6 省 15 个单位的资料，卵巢未成熟畸胎瘤与无性细胞瘤及卵黄囊瘤的发生率近似。在总数为 14 006 例卵巢肿瘤中，有未成熟畸胎瘤 133 例、无性细胞瘤 138 例及卵黄囊瘤 148 例。北京协和医院收治的 166 例恶性生殖细胞肿瘤中，未成熟畸胎瘤 43 例、无性细胞瘤 18 例、卵黄囊瘤 74 例与及混合性生殖细胞恶性肿瘤 31 例。未成熟畸胎瘤远比无性细胞瘤多见，但其发生率次于卵黄囊瘤。北京妇产医院所收治的恶性生殖细胞的肿瘤类型也有类似统计结果（陈其芳，1985 年）。国外及国内各家的报道结果不一致，目前其原因尚不明朗，可能是病理诊断标准上的差别，也可能尚有其他原因有待探索。

一、病理大体及组织特点

卵巢未成熟畸胎瘤绝大多数为单侧性。在北京协和医院 43 例纯型未成熟畸胎瘤中，97.4% 为单侧性。肿瘤体积一般都比较大，75% 的肿瘤直径 > 20cm。未成熟畸胎瘤的组织成分复杂而多样化。各不同成分的分化程度也有很大差异。但因未分化的胚性组织大多数为神经上皮，故按神经上皮的含量，将肿瘤分为 3 级。肿瘤的恶性程度与病理分级有关。表 3-1 列举了各作者收治病例的病理分级的分布情况。北京协和医院收治的病例中，级别不明的 11 例，均为在外院初次手术后复发才来就医，且未能将病理切片供复核检查，病理分级可能都偏晚。

表 3-1　卵巢未成熟畸胎瘤的病理分级

作者（年）	病理分级				总例数
	G1	G2	G3	不明	
Micha（1985）	3	4	8		15
Gallion（1983）	48	55	35		138*
Gershenson（1986）	4	22	13		39
北京协和医院（1993）	18	13	1	11	43
Vergote（1990）	4	7	5		16
Bonazzi（1994）	9	15	8		32

注：*14篇文献的总结资料。

病理分级目前有时也会采用低级别未成熟畸胎瘤和高级别未成熟畸胎瘤，高级别包含未成熟畸胎瘤2级和3级。

二、临床分期

1. 临床分期特点　FIGO 分期以 Ⅰ 期及 Ⅲ 期较多（表 3-2）。而 Ⅲ 期病例中，因转移灶的组织类型不同，临床病理过程亦有区别。转移部位肿瘤分级是预后的关键因素，如若腹腔内种植转移灶为病理 1 级或 1 级以上的肿瘤，手术未切净，或未进行有效化疗，病情将继续发展恶化，甚至死亡。如若转移灶全部为神经胶质，即神经胶质腹膜瘤（peritoneal gliomatosis），则手术将卵巢原发瘤切除以后，留下广泛散在的小灶常可自行消失。或虽未消失而患者可带瘤存活，预后很好。

表 3-2　卵巢未成熟畸胎瘤的 FIGO 分期

作者（年）	Ⅰ	Ⅱ	Ⅲ	Ⅳ	复发
Bonazzi（1994）	26	2	3		1*
Micha（1985）	13	1	1	0	
Gallion（1983）	70	15	21	2	

续表

作者（年）	I	II	III	IV	复发
Gershenson（1986）	24	4	12	1	
北京协和医院（1993）	11	2	11	1	18*

注：* 肿瘤复发后来院治疗，初治时的 FIGO 分期不明。

2．转移发生率及转移部位　卵巢未成熟畸胎瘤转移发生率高，为23%～58%（连利娟，1979年；Norris，1976年，Vergote，1990年）。转移方式多沿腹膜扩散。因此，最常见的转移部位是盆腔及腹腔腹膜、大网膜、肝表面、横膈、肠浆膜及肠系膜等。转移灶大多数为表面种植。晚期肿瘤中可见淋巴结转移。协和医院曾对卵巢未成熟畸胎瘤进行盆腔淋巴结及腹主动脉淋巴结切除17例中，5例有淋巴结转移，占29.4%。该5例均为有腹腔内广泛种植转移的临床III期病例。而对早期临床I期曾做淋巴结清扫手术者仅有3例，未发现有淋巴结转移。

3．伴有神经胶质腹膜瘤的发生　有关神经胶质腹膜瘤，最近有学者提出了两点新的概念。

（1）当未成熟畸胎瘤局限在卵巢，腹膜上的种植都是成熟的神经胶质，临床过程预后好，则不足以将其列为临床III期（Bonazzi，1994年）。更要注意不要将腹膜上广泛种植的神经胶质结节误认为是癌性扩散（carcinomatosis）而扩大手术范围。

（2）最近有分子生物学及细胞生物学研究发现，腹膜上种植的神经胶质是杂合子（heterozygous），而同时存在的卵巢成熟畸胎瘤为纯合子（homozygous）。提示种植的神经胶质可能来源于腹膜或其下的间质的多潜能的苗勒式干细胞的化生，而不一定是卵巢畸胎瘤的种植（Best，2004年；Kwan，2004年，Fergusson，2001年）。

以下为20世纪80年代在北京协和医院诊治的两例卵巢未成熟畸胎瘤合并神经胶质腹膜瘤的病例情况。

【病例1】20岁。左卵巢25cm×20cm×15cm，大网膜及腹腔腹膜布满米粒样结节。大量腹水，右卵巢表面亦有米粒样种植。行左附件切除。病理学检查为左卵巢未成熟畸胎瘤，病理1级。大网膜、腹膜及右卵巢表面种植结节均为神经胶质，为神经胶质腹膜瘤。手术后曾用TSPA1疗程，手术后3年结婚，婚后受孕分娩。随诊16年，体健。

该例腹膜种植为神经胶质腹膜瘤，预后很好。手术后留下的卵巢表面虽有神经胶质种植，并未影响以后的受孕。

【病例2】26岁。1986年7月左卵巢切除。病检为左卵巢未成熟畸胎瘤，病理1级。全腹腔布满神经胶质结节，为神经胶质腹膜瘤。手术后用 PVB 化疗 4 疗程，手术后 2 年受孕。妊娠 8 周合并右盆壁直径 2cm 肿物而剖腹探查。除盆壁肿物外，尚有直肠子宫陷凹 6cm×7cm 粟粒样种植结节。切除右盆壁肿物及直肠子宫陷凹一部分腹膜。尚留有不少结节未切除。病检为右闭孔淋巴结及盆腔腹膜神经胶质转移。手术后恢复良好。以后足月分娩。再随诊 5 年，仍健康。

该例盆腔淋巴结及盆腔腹膜神经胶质瘤，2 年后肿瘤尚持续存在，无症状，也不影响受孕分娩，患者带瘤存活。

近年来，北京协和医院随着对卵巢未成熟畸胎瘤更多的临床病理特点认识，对于未成熟畸胎瘤 1 级术后发现转移种植部位肿瘤是成熟神经胶质瘤我们不再进行化疗，而是观察。粟粒样结节或者肿瘤直径小于 4cm 均观察，肿瘤直径超过 4cm，或者近期增长迅速，则采用手术治疗，化疗对于成熟性的胶质瘤没有效果。当然原发卵巢肿瘤是高级别的未成熟畸胎瘤，应该按规范对于期别晚，高级别未成熟畸胎瘤术后辅助化疗，但对于化疗后可以仍然存在转移肿瘤并转移肿瘤是神经胶质瘤则仍以手术治疗为主。既往做腹膜后淋巴结取样活捡或清扫术时，也发现淋巴结有神经胶质结节，此种情况并非十分罕见。

以下病例是近几年在协和医院诊治的未成熟畸胎瘤伴有成熟腹膜胶质瘤的情况。

【病例 3】患儿，7 岁。2016 年外院行腹腔镜下右附件切除，肿瘤破裂，术后提示右侧卵巢未成熟畸胎瘤 2 级，术后给予 PEB 方案化疗，肿瘤标志物正常，化疗中就发现盆腔肿瘤及腹部肿瘤，继续化疗，肿瘤增大迅速来我院就诊。CT 提示多发转移，肝膈间肿瘤、腹腔肿瘤、盆腔肿瘤（图 3-1、图 3-2）。体质瘦弱，一般情况差。化疗后脱发，入院后改善一般情况，剖腹探查切除肝膈间肿瘤，腹部盆腔肠道表面肿瘤，手术切除干净，仍然保留正常的子宫及左侧附件，术后恢复良好（图 3-3），术后病理提示转移肿瘤为成熟性畸胎瘤及成熟性腹膜胶质瘤，术后未化疗，随诊情况良好，生长发育正常，术后 2 年出现左附件直径 3cm 大小囊实性肿瘤，肛门指检可扪及，欠活动，肿瘤标志物一直正常，考虑不除外有成熟畸胎瘤可能，但是患儿目前将进入青春期，激素水平变化可能影响肿瘤生长，多次腹部手术史，建议密切随诊。至今是随诊第 5 年，肿瘤未见增大，仍在门诊随诊中，未进入青春期，身体发育良好。

该病例手术方式上选择腹腔镜手术，实性肿瘤取出来困难，因此肿瘤破裂取出，使得肿瘤有种植，对于未成熟畸胎瘤 I 期化疗问题后续还会探讨。但是对于成熟畸胎瘤种植及腹膜成熟胶质瘤化疗无效，甚至可能加速其生长，肿瘤负荷大使得手术困难，同时多部位转移切口大、手术时间长，对于年龄小、肿瘤负荷巨大、化疗后一般情况差的小患者无疑增加手术风险，可见这种转移肿瘤手术切除治疗是主要手段，同时术后对于再出现的小的肿瘤需要平衡手术风险及获益，尤其是肿瘤标志物正常情况下密切随诊也是合适的选择。

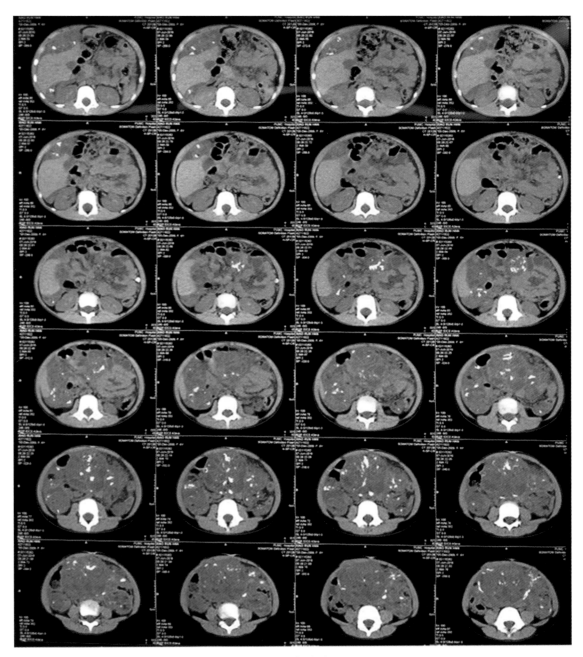

图 3-1　患儿腹腔 CT

注：提示腹部肿瘤巨大，肿瘤内有强回声。

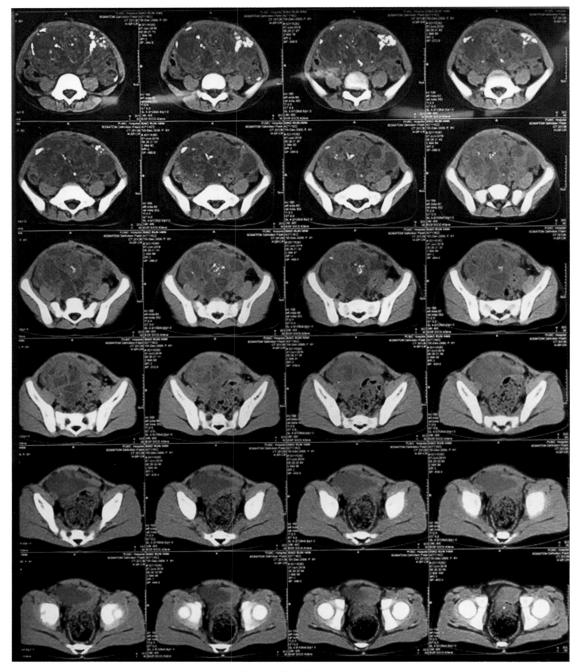

图 3-2　患儿盆腔 CT

注：提示盆腔肿瘤巨大，肿瘤内有强回声。

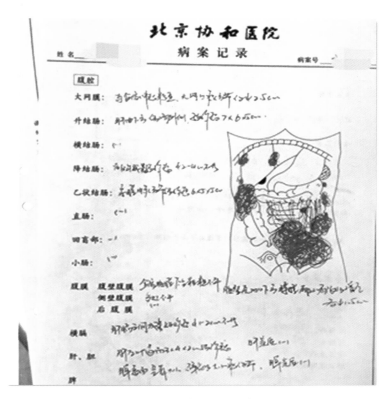

图 3-3　患儿手术记录（示意图）

三、临床诊治

卵巢未成熟畸胎瘤多发生于年轻患者。北京协和医院 43 例与 Gershenson 组 41 例患者平均年龄为 20 岁及 17 岁。最小为 14 个月（Norris，1976 年），最大 41 岁。常见症状为腹部包块、腹痛等。因腹腔种植发生率高，晚期病例可出现腹水。且因腹水使体质消耗、体重减轻。大多数患者月经及生育功能正常。部分病例在妊娠期或产后短期内发生肿瘤。

在诊断上，卵巢未成熟畸胎瘤可根据其发病年龄以及腹部包块、病程发展快等症状，不难术前作出诊断。超声对于成熟畸胎瘤确诊率可达 90% 以上，而目前 MRI 及 CT 影像手段的提高，术前诊断也不困难（图 3-4）。

【病例 4】14 岁。发现腹部及盆腔巨大包块 20 多厘米，剑突下 3 指，CT 提示肝膈部位转移病理为肿瘤为未成熟畸胎瘤 3 级，本前肿瘤标志物增高，同时术前 SCC 升高，术后 SCC 下降至正常，术后辅助化疗，随诊良好（图 3-5 ~ 3-8）。

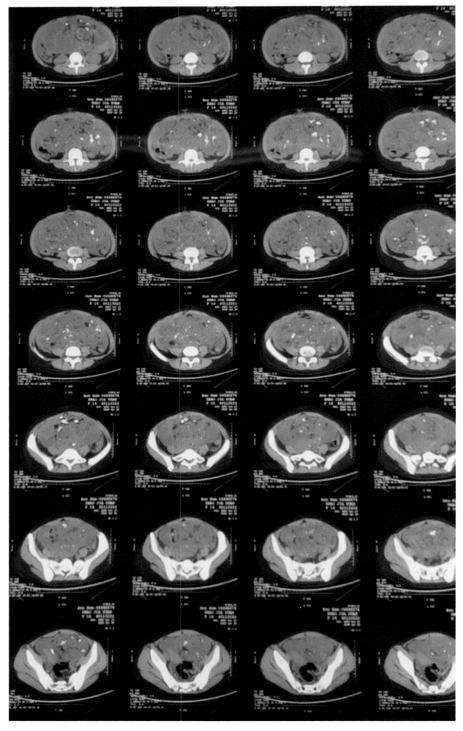

图 3-4　盆腔，腹部 MRI，巨大肿瘤

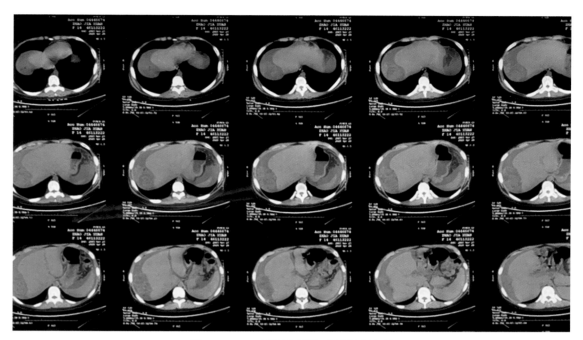

图 3-5 CT，肝膈之间肿瘤界限尚清晰

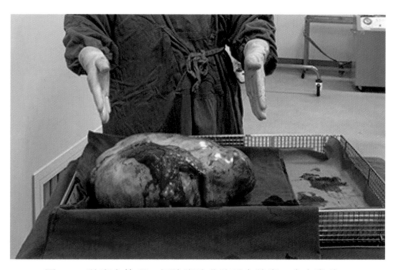

图 3-6 肿瘤大体观，切除腹腔盆腔巨大肿瘤，有自发破口

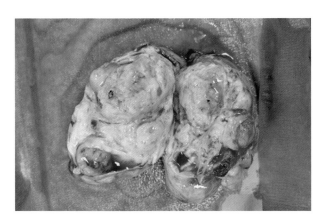

图 3-7　肝膈之间转移肿瘤

肿瘤标志物	术前	术后 3 天	术后 1 周
甲胎蛋白	1018.0	162.0	102.0
CA125	403.0	71.5	53.0

图 3-8　显示肿瘤标志物动态下降水平（图示）

在病理诊断方面，由于有三胚层的特点，一般也较易鉴别。但必须注意病理分级以及混合型肿瘤。应常规作血清 AFP、LAD 及 hCG 测定，以鉴别可能混合存在的其他生殖细胞瘤成分，如无性细胞瘤、卵黄囊瘤或绒癌等。

四、血清肿瘤标志物

1. 血清 AFP　北京协和医院曾检测 23 例卵巢未成熟畸胎瘤患者血清的 AFP，56.6% 为阴性，43.5% 呈阳性反应。但其血清 AFP 水平远比卵巢卵黄囊瘤低。卵巢卵黄囊瘤在原发肿瘤未切除以前，其血清含量大多数为 1 万或数万（ng/ml），而未成熟畸胎瘤呈阳性反应的 10 例中，7 例 < 1500ng/ml，余 3 例为 3200ng/ml、4000ng/ml 及 8000ng/ml。Mitchell（1999 年）所测 13 例纯型未成熟畸胎瘤中，4 例血清 AFP 水平升高，最高值仅 216IU/ml。未成熟畸胎瘤患者血清少量的 AFP 可能是因为未成熟畸胎瘤的内胚层组织可分泌少量 AFP（Perrone，1987 年）；另一个可能是因为生殖细胞恶性肿瘤有不少是混合类型。未成熟畸胎瘤中可能混有少量卵黄囊瘤成分，可合成微量 AFP。因病理取材不全，少量卵黄囊瘤成分未被发现。所以对于血清 AFP 水平升高或血清 AFP 并不很高，也应提高警惕，或在制订治疗方案时要考虑。有报道血清 AFP 稍升高的未成熟畸胎瘤，病理切片并没有卵黄囊瘤成分，但经长期

随诊，最后有含有卵黄囊瘤成分的肿瘤复发。

2. 血清 hCG　北京协和医院有 16 例卵巢未成熟畸胎瘤曾检测血清 hCG。仅 1 例血清 hCG 值稍高，而其他 15 例血清 hCG 值均无升高现象。

3. 神经细胞特异性烯醇化酶（neuron spcific enolase，NSE）　卵巢未成熟畸胎瘤常含有成熟或未成熟的神经细胞，故有时血清内可测出 NSE，对诊断本病有参考意义。

4. SCC 及上皮性肿瘤标志物　CA199、CEA、CA125 也会有升高，上述病例中患者肿瘤标志物中血清 AFP 及 NSE 升高也伴有上皮性肿瘤标志物 CA125、CEA 及 CA724、SCC 等标志物的升高。

五、复发及恶性程度的逆转

以往卵巢未成熟畸胎瘤的复发率既往报道是很高的。Norris（1976 年）临床分期 I 期 40 例患者中，14 例术后复发，占 35%。复发包括后续成熟性畸胎瘤的发生；同时以往术前评估不够，影像学检查不足；当时是 20 世纪 70 年代，较少进行肿瘤的全面外科分期，临床 I 期中，可能有部分已超过 I 期。

未成熟畸胎瘤的复发与手术切除肿瘤后的辅助化疗有密切关系。手术后 4 周内及早应用足量的联合化疗者极少出现复发，美国 M，D，Anderson 癌瘤研究所 21 例患者及北京协和医院 9 例患者在正规化疗后，均无病例复发。而未用化疗或采用化疗的药物及方法均不恰当，则复发率很高，可达 66.7% ~ 93.8%（表 3-3）。北京协和医院近期分析了我院初治且接收正规化疗的 25 例未成熟畸胎瘤，仅 3 例复发（12%），复发时间分别为 16 年、6 年及 2.5 年。所以，正规化疗虽可预防近期复发，但仍有极少数在晚期复发。

表 3-3　卵巢未成熟畸胎瘤复发率与手术后化疗的关系

作者（年）	未用化疗		VAC 或 PVB 化疗		其他化疗	
	复发例/总例	复发 %	复发例/总例	复发 %	复发例/总例	复发 %
Gershenson（1986）	15/16	93.8	0/21	0*	3/4	75
北京协和医院（1993）	14/19	73.7	0/9	0	10/15	66.7 △

注：* 有 3 例手术后病情继续恶化，其中 2 例死亡，1 例再经多次手术及联合化疗而存活；△ VAC < 6 疗程，PVB < 3 疗程，化疗间隔 > 6 周均列入其他化疗。

复发部位大多为盆腔及腹腔内。不少还伴有肝膈部位复发。北京协和医院近期总结的 40 例复发性纯型未成熟畸胎瘤中，15 例（38%）有肝或肝膈间部位的复发。肝部位的复发都是肝表面种植转移，并无肝实质浸润。种植转移多为较大型的瘤体，直径可达 8～20cm。由于肿瘤太大，有时可向肝内挤压，将一部分肝压挤成薄层，覆盖在肿瘤上，使影像诊断易误诊为肝实质内肿瘤。有 1 例复发瘤在肺，肺叶切除后，组织切片显微镜观可见典型的成熟畸胎瘤图像。

卵巢复发性未成熟畸胎瘤有自未成熟向成熟转化的特点，即原发肿瘤为未成熟畸胎瘤，其复发瘤恶性程度有逐渐减轻的倾向，最后转为组织学完全良性的 G0 级成熟畸胎瘤。这种恶性程度逆转现象最早在 1977 年 Disaia 报道了 3 例，继而 1979 年北京协和医院报道 11 例（1979 年）。之后，Aronowtz（1983 年）、Moskovic（1991 年）及 Bonazzi（1994 年）分别报道了 2 例、7 例和 6 例。近 10 多年来，有更多作者陆续有不少个案病例报道。最近北京协和医院又总结了所收治的 40 例复发性未成熟畸胎瘤，除 4 例同时有恶性非生殖细胞瘤以外，其他 36 例几乎无例外的在复发瘤中显示恶性程度的逆转。一年内复发者，病理分级由原发瘤的 G3 级转为 G2 级或 G1 级，或由 G2 级转为 G1 级，也有少数转为 0 级；超过 1 年复发者，全部都已转为 G0 级。

以下摘录北京协和医院 1 例未成熟畸胎瘤病理分级转化的病情摘要。

【病例 5】34 岁，卵巢未成熟畸胎瘤手术 3 次。第 1 次：1962 年 7 月产后 2 个月手术探查，右卵巢 2250g。做子宫及双附件切除，肠壁及腹壁腹膜上留有少量肿瘤包膜及结节种植未切除。病理学检查为未成熟畸胎瘤，病理 2 级。第 2 次：1963 年 9 月手术。有多个肿物，右下腹肿物 8cm 直径，右上腹肿物 6cm 直径，左上腹肿物 15cm×10cm×8cm。后两者均紧贴肝脏。仅做右下腹肿物切除。病理学检查为继发性成熟畸胎瘤，有三胚叶组织。病理 0 级。第 3 次：1963 年 11 月手术切除上腹两个大肿物。病理学检查亦为继发性成熟畸胎瘤。手术后随诊有 20 余年仍体健。仅右盆腔内一直有鸡蛋大肿物。无症状，未处理。

该病例不但显示了肿瘤的良性转化，且说明认识了这个生物性规律，可增加手术切除肿瘤的勇气和信心。第二次手术时，由于当时没有认识肿瘤良性转化的倾向，对于肝脏上的瘤体按一般恶性肿瘤对待，因而对于紧贴肝脏的两个大肿物缺乏勇气进行手术。手术后，肿瘤病理学检查报告为成熟型，故又在仅仅时隔 3 个月的时间，又进行第 3 次手术，将肝上大肿物切除，使患者得以治愈而存活 20 余年。

对促使肿瘤恶性程度逆转的因素，有很多理论，包括治疗药物的影响。化疗药物的影响，DiSaia（1977 年）曾报道卵巢未成熟畸胎瘤恶性程度的逆转是由于化疗的影响，曾称化疗性逆转（chemotherapeutic retroconversion）。Gershenson（1986 年）也提出因为化疗抑制了肿瘤内未成熟的组织成分，故留下分化好的成熟组织持续存在。卵巢未成熟畸胎在完成了手术治疗及化疗后而有临床完全缓解的病例，4～6 周内行二次探查手术时所见，也证实了这个观点。病情完全缓解的病例，行二次探查手术时可见到 40%～60% 患者腹腔内的未成熟畸胎瘤已消失，仅存有成熟畸胎瘤或神经胶质瘤（Gershenson，1986 年；Williams，

1994 年）。Caldas（1992 年）收集了文献上 5 位作者的报道，在共 48 例的二次探查术中，20 例（42%）发现有成熟畸胎瘤或神经胶质。通过化疗，未成熟畸胎瘤组织被抑制破坏，残留成熟的畸胎瘤成分。以后，这些成熟畸胎瘤成分增长而出现临床上观察到的"恶性程度逆转"的 G0 级肿瘤。

复发瘤的病理分级与距离第 1 次手术的时间间隔有密切的联系。时间间隔在半年或 1 年以内者，大部分为未成熟型，病理分级与原发瘤的分级相同或稍轻，时间间隔超过 1 年者，全部为成熟型（连利娟，1979 年）。故短期内复发者，瘤细胞仍分化较差。复发越晚，超过一定的时间间隔，即随着时间的推移，恶性程度逐渐减低，瘤组织向成熟转化。这种由未成熟向成熟转化的规律性倾向酷似一个正常胚胎的发育成长，有向成熟发展的自然倾向。而这种成熟发展又需要一定的过程。北京协和医院 4 例未接受化疗的复发瘤中，3 例有病理分级的逆转现象。Benjamin（1975 年）和 Bonazzi（1994 年）也分别各报道了 1 例及 3 例未化疗而逆转的病例。没有进行化疗而自行逆转的情况可以支持有关时间因素对逆转所起的作用。

细胞遗传学的检查：Gibas（1993 年）曾报道 1 例卵巢未成熟畸胎瘤，病理 3 级，手术后虽经过化疗，但 1 年后仍在腹腔内及纵隔有肿瘤复发，其病理学检查为成熟畸胎瘤。原发瘤及复发瘤在组织学上虽然不同，前者为未成熟畸胎瘤，后者为成熟畸胎瘤。但细胞遗传学分析结果，原发灶及复发灶的核型完全相同，都是 4 号染色体为单体型及 1 号染色体假着丝粒。说明化疗后复发的肿瘤虽有良性转化，但其核型并未改变，仍保持原发瘤的恶性核型。Silla（1991 年）也报道了 29 例睾丸恶性生殖细胞瘤化疗后转化为成熟畸胎瘤的核型研究，结论与 Gibas 的研究一致。Kleinsmith（1964 年）以小鼠畸胎瘤的单个细胞注射至另一小鼠腹膜腔。接种成功的肿瘤，组织学检查有胚性癌细胞，也有很多分化很好的各种不同细胞，显示了畸胎癌的恶性逆转现象。而且也证明胚性细胞是一种多能细胞，能产生各种分化好的子细胞。动物实验研究以及人类的细胞遗传学研究，已提示恶性程度逆转后的成熟畸胎瘤仍可能来源于原发瘤的未成熟组织成分。肿瘤的良性转化，并不一定由于化疗选择性的抑制破坏了未分化的未成熟畸胎瘤，而留下成熟畸胎瘤继续生长；也可能是化疗性逆转和自行逆转两种机制同时存在。所以，有关未成熟畸胎瘤恶性程度的逆转机制，仍有待继续探讨研究。

认识未成熟畸胎瘤恶性程度逆转的生物学行为，有以下实用价值：①了解肿瘤良性转化规律，可以使我们对晚期或复发性未成熟畸胎瘤能充满信心和勇气，采取一切措施，积极治疗以延长患者的生命，使肿瘤有足够的时间演变成熟，向良性转化。②了解未成熟畸胎瘤良性转化所需的时间大约为 1 年，则可根据这个时间规律，估计复发肿瘤的病理分级，作为治疗的参考，如估计已为成熟型畸胎瘤，不要再采用化疗。因成熟畸胎瘤对化疗不敏感，继续化疗只能增加患者的痛苦，对肿瘤并无助益。

同时，在未成熟畸胎瘤逆转中，肿瘤标志物也是重要的观察指标，在肿瘤标志物正常的情况下，可以观察肿瘤的生长情况，而对于肿瘤标志物不正常尤其是血 AFP 的升高，肿瘤进展难以确定。

以下是 1 个从日本初次治疗复发来北京协和医院进一步诊治的病例。

【病例 6】15 岁。2018 年 4 月自觉腹胀并逐渐加重，2018 年 11 月 12 日因"腹痛、发热"就诊于当地医院，腹部 CT 提示腹部巨大包块伴钙化。肿瘤标志物：AFP 461ng/ml，其余肿瘤标志物均正常，术前 CT 及 PET-CT 见图 3-9、图 3-10。

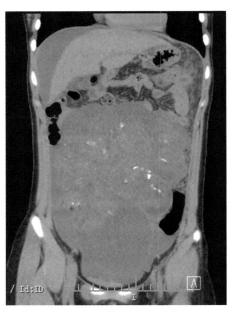

图 3-9　术前 CT，提示肿瘤巨大

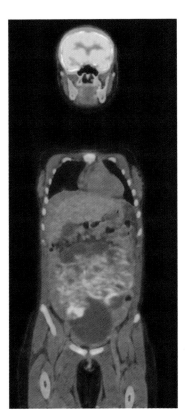

图 3-10　术前 PET-CT，提示巨大肿瘤中有高代谢区

2018 年 12 月 3 日剖腹探查，切除左卵巢肿物（4kg）及大量腹水（4L），腹膜残留弥散病灶难以完全切净，右卵巢外观正常。术后病理:（左卵巢及直肠子宫陷凹病灶）未成熟畸胎瘤（3 级），富含神经外胚层成分，腹水中未查到肿瘤细胞。大网膜结节: 成熟性腹膜胶质瘤病（0 级）。术后辅助 PEB 化疗 3 疗程。化疗 2 疗程后采集外周血干细胞，化疗 3 疗程后评估腹膜残留病灶有进展，在日本拟诊为原发耐药肿瘤进展，更换为 TIP 化疗 3 疗程，化疗过程中肝脏及直肠子宫陷凹病灶进展见图 3-11、图 3-12。

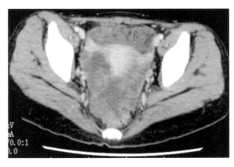
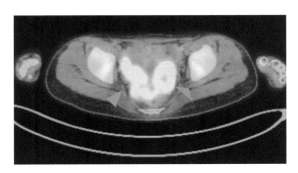

图 3-11　化疗中盆腔肿瘤有增长

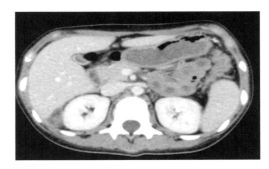
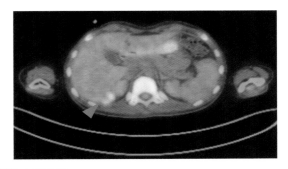

图 3-12　肝肾之间肿瘤

考虑到肿瘤标志物下降满意，APF 维持正常 4 个月以上，出现肝膈间肿瘤、盆腔肿瘤持续增大，不能除外肿瘤为成熟畸胎瘤成分，或者腹膜胶质瘤，而 PET 检查对于成熟畸胎瘤和胶质瘤因为有油脂、胶质成分，代谢 SUV 值上不能完全反映肿瘤状态（图 3-13）。

在北京协和医院就诊时，患者因接受 PEB 方案化疗、TIP 方案及准备外周血干细胞移植大剂量化疗后一般情况很差，建议恢复一段时间，观察肿瘤情况再考虑手术。观察近 8 个月，肿瘤基本稳定，至 2020 年初肿瘤稍有增大，肿瘤标志物血 AFD 水平一直正常，患者家属愿意接受手术，考虑两个部位肿瘤均可能是成熟畸胎瘤或者胶质瘤成分，加上在日本剖腹探查手术是脐耻间巨大横切口，因此决定腹腔镜探查，看是否可以腹腔镜下切除肿瘤。术中切除盆腔肿瘤 8cm 左右，同时肝膈间肿瘤 4cm 切除干净，手术顺利。术后病理提示肿瘤为成熟畸胎瘤，术后随诊至今。

该病例提示该肿瘤相对罕见病理类型，很多医疗机构临床上没有经验，该病例是患者初诊医疗机构的首例病例，初次治疗非常规范。由东京大学附属医院病理科核对病理，初次治疗严格遵循诊治规范，手术切除干净，后续化疗足量规范，这样规范的初次治疗是未成熟畸胎瘤肿瘤得以控制的关键，肿瘤标志物下降满意，对于复发及转移肿瘤应该谨慎处理，区别对待。建议患者到大的医疗机构综合考虑治疗方案，对于肿瘤标志物正常的未成熟畸胎瘤，要考虑到肿瘤逆转及成熟肿瘤的生长，这些成分的肿瘤对于化疗不敏感，手术治疗为主，手术时机也需要综合考虑肿瘤生长，肿瘤部位及患者一般情况。

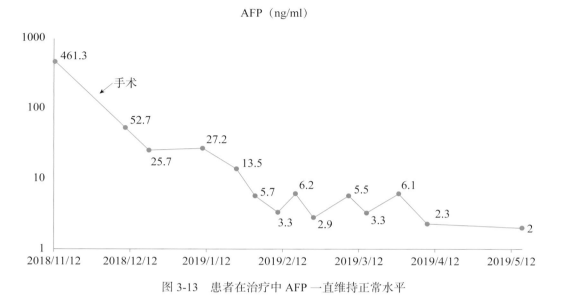

图 3-13　患者在治疗中 AFP 一直维持正常水平

以下病例为在外院治疗后未成熟畸胎瘤未控制的情况。

【病例 7】23 岁，未婚未孕，大学生。初次诊疗情况：2016 年 6 月 23 日因巨大盆腔包块在外院接受第一次手术"腹腔镜左卵巢畸胎瘤剔除术"。手术中左卵巢肿瘤约 20cm×15cm，肿物含骨骼成分无法取出，用碎瘤器过程中大网膜卷入碎瘤器导致严重出血，遂中转剖腹手术止血并取出肿瘤。术后病理：左侧卵巢成熟性囊性畸胎瘤（术前肿瘤标志物不详）。

第 1 次复发情况：2016 年 12 月 29 日（术后 5 个月）无明显诱因腹胀，右侧附件区实性占位病变，盆腹腔内多发实性占位病变。AFP > 20000ng/ml，CA125 157.8U/ml。2017 年 1 月 17 日 MRI：盆腹腔多发结节、考虑卵巢癌伴盆、腹腔及腹膜转移可能，生殖源性肿瘤伴播散待排，累及肠管系膜及网膜结构，盆、腹腔大量积液。2017 年 1 月 17 日接受第二次腹腔镜手术探查＋盆腔肿物活检＋热灌注管置入，术后病理：卵黄囊瘤。术后给予 PEB 化疗 3 疗程（末次 2017 年 3 月 24 日）AFP：24 649ng/ml（化疗前）→ 8089ng/ml（化疗 1 疗程后）→ 1321ng/ml（化疗 2 疗程后）。

2017 年 4 月 18 日剖腹行保留生育功能的卵巢肿瘤细胞减灭术（左附件切除＋左盆腔淋巴结清扫＋大网膜切除术＋热灌注管放置术）。术后病理：符合卵黄囊瘤转移。AFP 991.7ng/ml（术后）术后给予 PEB 方案化疗 2 疗程，因 AFP 降而复升 991.7ng/ml → 486ng/ml → 505ng/ml，予改"减量 TIP 化疗"×4 疗程，2 疗程 TIP 化疗后 AFP 降至 4.7ng/ml，巩固 2 疗程（末次 2017 年 10 月 10 日）。化疗期间Ⅳ度骨髓抑制，支持治疗后可以完成化疗。

第 2 次复发情况：2017 年 11 月 15 日（停化疗 1 个月）复查 AFP 37.41ng/ml，呈进行性上升，PET-CT 提示左附件区高代谢，不除外复发。2017 年 12 月 5 日腹腔镜探查：肠表面肿物切除 + 盆腔肿物切除 + 膈下肿物切除 + 右卵巢组织活检 + 热灌注管置入术，切除后病理提示：卵黄囊瘤。术后：2017 年 12 月 8 日给予顺铂 50mg 腹腔化疗，并给予 TIP 化疗 4 疗程（末次 2018 年 2 月 17 日），3 疗程 TIP 化疗后 AFP 降至正常，巩固 2 疗程。化疗期间出现骨髓抑制Ⅳ度。AFP：590 ng/ml（化疗前）→ 211ng/ml（TIP×1 疗程）→ 19.99ng/ml（TIP×2 疗程）→ 4.92ng/ml（TIP×3 疗程）。

第 3 次复发情况：就诊于北京协和医院，2018 年 4 月 27 日 AFP 641.9ng/ml。PET-CT 检查提示肝胃间隙、胃底与脾脏间隙、胰尾与脾脏间隙内、盆腔内肠系膜上及肠道表面代谢增高结节，直径大小 0.9 ~ 1.6cm，SUV_{max} 7.2 ~ 10.7，考虑为肿瘤种植转移（图 3-14），内胚窦瘤耐药复发，总体预后差，切除大的病灶后续挽救性化疗。于是剖腹探查：盆腹腔多发转移瘤切除 + 部分回肠末端切除侧侧吻合 + 直肠上段及部分乙状结肠切除吻合，手术完全切净，AFP：1723ng/ml（2017 年 5 月 12 日术前）→ 785.7ng/ml（2018 年 5 月 24 日术后）。

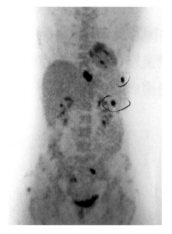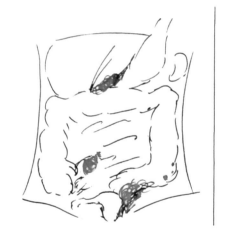

图 3-14　PET-CT 检查
注：提示病灶，手术中病灶位置，均切除干净。

PEB 化疗 1 疗程，期间出现Ⅳ度骨髓抑制。AFP：785.7ng/ml（2018 年 5 月 24 日，术后 PEB 化疗前）→ 1231.0ng/ml（PVB 化疗 1 疗程），BUS：肝左叶见中低回声，6.6cm×9.0cm×5.0cm，形态尚规则，边界尚清，CDFI：周边内部条形血流信号。脾门处见等回声结节，大小约 2.1cm×1.6cm。腹盆增强 CT：肝实质内多发稍低密度影，较大者位于肝左叶，大小约 5.7cm×7.3cm；胃底、脾胃间隙低密度结节，AFP 2901.0ng/ml，肿瘤耐药复发对后续化疗没有效果，预后不良（图 3-15）。但家属治疗很积极，决定再次手术治疗，行剖腹探查：脾切除 + 胆囊切除 + 左肝外侧叶切除 + 肝多发肿物切除 + 腹腔肿物 + 胃壁肿物切除术，术后 AFP 685.2ng/ml。

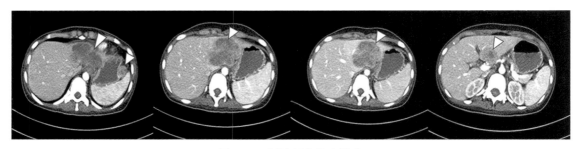

图 3-15　肝脾部位肿瘤转移

再次出现肝内多发转移，接受肝射频消融治疗，肿瘤治疗效果不好，于 2019 年 3 月死于肿瘤多发转移（图 3-16、图 3-17）。

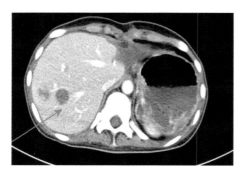
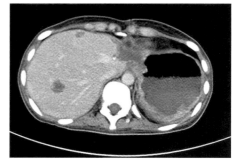

图 3-16　术后化疗 CT
注：出现肝内转移病灶。

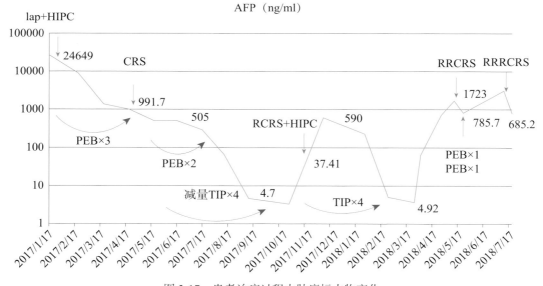

图 3-17　患者治疗过程中肿瘤标志物变化

该病例的治疗非常遗憾。从初次手术记录看，一侧附件肿瘤，大致分期Ⅰ期，如果手术剖腹完整切除肿瘤ⅠA期未成熟畸胎瘤，甚至可以不化疗，采取密切随诊就可以。而患者接受3次腹腔镜手术，包括第一次腹腔镜中转剖腹手术，共接收5次剖腹手术，近20疗程的化疗，最终仍死于肿瘤复发。

未成熟畸胎瘤手术方式的选择非常重要，术前评估对肿瘤充分认知，完成切除肿瘤，术后及时化疗。病例7患者的初次诊疗与病例6未成熟畸胎瘤初次诊治相比缺乏的是对规范的遵守。手术方式——腹腔镜改变了肿瘤分期及预后，因出血改为剖腹也没有显示出腹腔镜手术的切口小的优势，肿瘤分期升级，肿瘤医源性播散，术前没有肿瘤标志物的检查，术后没有及时化疗等使肿瘤很快复发。而对于复发病例首选挽救性治疗，尽早手术切除肿瘤后化疗。对于新的化疗方式——热灌注化疗不是生殖细胞肿瘤的规范治疗，化疗对后续化疗耐药等作用不明，而对于内胚窦瘤成分复发，治疗最为棘手。复发肿瘤如果没有接受过化疗按晚期肿瘤处理，手术切除肿瘤，尽量达到肿瘤切除R0，后续标准方案治疗。

六、继续增长的成熟畸胎瘤

晚期卵巢未成熟畸胎瘤经过手术及化疗，未能消失的残余部分大小不同，可小至仅显微镜下可见，仍可保持一定体积的肿物。不论大小，其恶性程度将不断减弱，直至超过半年或1年左右而成为成熟型畸胎瘤（growing teratoma syndrome，GTS）。这些成熟型畸胎瘤或保持稳定静止状态，或不断继续增长。肿物长到一定体积，可产生一系列临床症状，包括压迫症状，影响周围脏器的功能，甚至有肠道或泌尿道梗阻及体质的消耗等。Logothelis（1992年）对于睾丸恶性生殖细胞瘤化疗后逆转的继续增长的成熟畸胎瘤称为继续增长的成熟畸胎瘤（GTS）。近年来，该名称GTS亦被多位学者引用于卵巢的未成熟畸胎瘤逆转后形成的成熟畸胎瘤。

GTS必须符合以下3条标准：①在原发肿瘤部位或其他部位有肿瘤增长。②发生于未成熟畸胎瘤手术化疗后的肿瘤。③肿瘤全部为成熟畸胎瘤，没有未成熟畸胎瘤成分。

GTS的临床特点：睾丸恶性生殖细胞瘤手术和化疗后GTS的特点已早有不少报道，卵巢未成熟畸胎瘤手术化疗后的GTS仅有很少散在的个案病例报道。20世纪80年代北京协和医院收治的卵巢复发性未成熟畸胎瘤中，17例符合GTS的标准。17例患者临床表现：①肿物常为多发性，分布在盆腹腔的不同部位，在上腹腔者多紧贴肝脏。17例中11例位于肝膈间、肝脾间或挤压向肝内。　②肿物体积较大。17例患者中有10例直径>10cm，4例描述为巨大型。③转化为GTS的时间间隔：未成熟畸胎瘤转化为成熟畸胎瘤多在1年左右，但也有少数病例在化疗后很长时间间隔后，才出现有明显临床症状的成熟畸胎瘤。北京协和医院17例GTS患者中，4例时间间隔较长，分别为6年、7年、8年及17年。推测此

4 例患者可能是在初始手术时留下未切净的微型转移灶。以后或自行逆转，或通过化疗的诱导成为微型成熟型瘤结，临床无症状，患者不能察觉。待逐渐增长到出现明显症状才就诊，或首先保持稳定静止状态一个阶段，再在适当时期才开始继续增长。17 例中，尚有两例在手术切除 GTS 时残留下一个或数个直径 3～5cm 的成熟畸胎瘤。定期随诊多年，无增长现象。患者中断随诊后，分别于 8 年及 21 年后来就诊，肿瘤已成为巨大型。这种漫长的时间间隔和形成的巨型肿瘤实属罕见，这一点可以支持有些学者对 GTS 进行细胞遗传学研究的结果。即原发瘤与转移复发的 GTS，其组织学的表现互不相同，但它们的核型并无差别。GTS 仍保持有恶性核型，所以有继续增长的潜能（Sella，1991 年）。未成熟畸胎瘤可能在很长时间间隔后才在临床表现出 GTS 的生长，所以患者应保持长期的定期随诊。

纯型未成熟畸胎瘤手术后超过 1 年，盆腹腔内仍有肿块；根据未成熟畸胎恶性程度逆转的规律，以 GTS 可能性大（连利娟，1979 年）。如果原发瘤是含有未成熟畸胎瘤成分的混合型恶性生殖细胞瘤，则盆腹腔内肿物还有其他恶性生殖细胞瘤复发瘤的可能。应根据血清肿瘤标志物 AFP 及 hCG 予以鉴别。

拟诊为 GTS 后，建议剖腹探查，以便明确诊断。必须鉴别肿瘤是病理分级为 G0 级的 GTS 或是大于 G0 级的复发性未成熟畸胎瘤，而且要排除混合型恶性生殖细胞瘤其他成分的复发。如果肿瘤标志物正常，要根据肿瘤生长情况决定手术时间，在肿瘤标志物正常的情况下切勿将 GTS 作为恶性未成熟畸胎瘤对待，不断加强化疗，不但徒劳无益，还给患者带来不必要的痛苦。明确了 GTS 的诊断，可不必再行化疗而行手术切除。

GTS 虽然病理组织学良性，可以保持静止稳定状态，但也可能突然快速增长，出现一系列临床症状及体质的消耗。因此，应行手术切除。当肿瘤不大时，手术切除难度小；如肿瘤长大，又为多发性，同时紧贴肝脏部位，手术创伤大，失血多，不仅使手术困难增加，而且不易将肿瘤切净，有复发的可能。Andre（2000 年）总结 30 例睾丸的 GTS，肿瘤切净与不切净的复发率分别为 4% 和 83%。所以，在条件许可下，应尽可能将肿瘤切净。如果手术实在太困难，可行分次手术。贴近肝脏的肿瘤，并非肝实质内浸润，剥除不是不可能。北京协和医院的 17 例 GTS 患者中，仅 1 例在外院行脾切除后来我院治疗。Caldas（1992 年）曾报道 1 例肝脏 GTS 而行肝叶切除，并同时将胆囊、右横膈及右肾上腺切除，术后恢复好。随诊 6 个月，无肿瘤复发迹象。

由于肿瘤的恶性程度已逆转为良性，预后很好，但必须采用积极的手术切除治疗。北京协和医院的 17 例 GTS 患者中，5 例因最近几年才治疗其晚期的复发，随诊时间较短（6～36 个月，平均 16.4 个月）；其余 11 例中，10 例随诊均超过 6 年（6～20 年，平均 10 年），仅 1 例随诊较短（1.5 年）。所有病例均健康存活，无死亡病例。其他作者报道的个案，亦预后很好，无死亡病例。

通过以下 3 例 20 世纪 80 年代北京协和医院的病例摘要，可晓喻 GTS 的特点。

【病例7】18岁，因卵巢未成熟畸胎瘤手术4次。第1次：1982年4月在外院行单侧卵巢肿瘤切除。病理学检查为未成熟畸胎瘤，病理分级3级。第2次：1982年10月在外院行全子宫及盆腔内复发瘤切除，病理分级3级。术后给予少量烷化剂化疗。手术后8个月发现上腹部肿物及大量腹水，患者极度消瘦。肝 γ 摄像见肝区有巨大占位病变，故于1983年8月在北京协和医院行第3次手术，巨型肝表面转移瘤切除，肿瘤直径20cm。手术时损伤膈肌，造成气胸，给予相应处理。下腔静脉1cm裂伤，做修补。肝脏剥离面出血，很快缝合止血，肿物绝大部分取除。横膈上一片散在结节及盆腔内散在小结节未切净。手术后恢复良好。盆腔内核桃大小肿瘤，无症状，患者拒绝再次手术。因肿瘤不大，且在盆腔内，便于检查随诊，故同意患者要求，未行手术。定期随诊10年，健康境况很好。之后患者未再定期随诊，于第3次手术后20年，腹部突然增大，又来我院第4次手术。见右肝膈间10cm直径肿瘤，盆腔内直肠前8cm直径肿瘤，均给予切除，瘤下留很少量瘤组织，手术经过顺利。病理学检查为G0级成熟畸胎瘤。术后又随诊2年，健康。

这是一典型的GTS，第1次手术后1年4个月复发瘤巨大，部位在肝膈间，病理为0级，手术操作过程较惊险，但终究切除成功。未能切净的少量肿瘤，最初保持稳定静止状态有10年（每次随诊时B超及盆腔检查无变化），以后未再随诊。20年后肿瘤突然急剧增长才来就诊，也有可能在20年中肿瘤缓慢生长，因肿瘤位于右肝膈间和盆腔内，没有明显症状，未予注意，直到已形成巨大肿瘤，才再来诊治。此例说明GTS在晚期，甚至数十年，还有继续增长的可能，手术后应定期长期随诊。

【病例8】26岁，曾因卵巢未成熟畸胎瘤进行3次手术。第1次：1982年8月在外院行右侧卵巢切除，病理检查为未成熟畸胎瘤，病理1级。第2次：1983年6月在外院横膈下复发瘤切除，脾脏切除，病理1级。第3次：1983年11月在我院行肝表面多个肿物切除，右肝叶与横膈之间肿瘤直径15cm，左肝表面肿物直径7cm，直肠子宫陷凹肿瘤直径10cm，均给予切除。横膈损伤下破孔修补。肿瘤病理学检查为病理0级，腹主动脉淋巴结（2/5）及骶前淋巴结（1/1）为神经胶质转移。手术后恢复好。3次手术后均用过烷化剂、更生霉素、5-FU等联合化疗。手术后每年随诊1次，B超检查显示横膈下有小肿瘤，持续存在，且无症状，也无增长，未予处理。1989年分娩。

此例为反复复发性未成熟畸胎瘤，且在肝脾部位，粘连重，手术难度大，甚至切除肿物的同时将脾脏切除。但因为认识到本瘤良性转化的倾向，最终结局好。因此，千方百计进行手术，不但患者存活，并保留了生育功能，手术后6年，患者生育分娩。

【病例9】23岁，因卵巢未成熟畸胎瘤手术4次。第1次：1988年4月在外院行左侧卵巢肿瘤切除，病理学检查为未成熟畸胎瘤，病理2级。第2次：1988年8月在外院行右侧卵巢及子宫切除，盆腔肿物、大网膜切除，病理结果同前。手术后用PVB 3疗程。1989年又出现肝区包块，于1989年7月及8月行肝动脉插管VP16灌注及栓塞治疗，无效。1989年

11 月在外院又行第 3 次手术，见腹腔内广泛种植转移瘤，肝脾表面多个结节，最大直径 6cm 做部分肿瘤切除。盆腔内及上腹腔尚有不少残存肿瘤，病理学检查为成熟型畸胎瘤。手术后肿瘤仍持续缓慢增长。1992 年 11 月来我院行第 4 次手术，右肝膈间巨大肿瘤切除。肿瘤直径 > 20cm，因当时出血多、创伤大，故左肾旁及盆腔内尚各有 1 个直径 4 ~ 5cm 瘤体未予切除。切下肿瘤的病理学检查为具有三胚层的成熟型畸胎瘤。手术后未予化疗或其他辅助治疗。一般情况恢复很好，带瘤健存 8 年。因患者担心时间太久而有恶变，于 2000 年来我院行第 5 次手术，将肿瘤切除，手术经过顺利。病理学检查结果仍为成熟畸胎瘤。术后又随诊 2 年，一切情况好。

此例肿瘤亦表现典型的良性转化，第 2 次手术后肿瘤再复发时，距离第 1 次手术时间已经 1 年 3 个月，可以推测肿瘤已转化为成熟型。成熟型畸胎瘤对化疗并不敏感，而本例患者，尚做肝动脉插管化疗，徒然增加患者的创伤，毫无效果。1989 年第 3 次手术探查并活检证实肿瘤确转为成熟型畸胎瘤。此患者 1988 ~ 2000 年共行 5 次手术，因肿瘤大且为多发，手术难度大，最后分次手术终将肿瘤切净。最后 8 年没有任何辅助治疗，患者带瘤健康存活。

到 2018 年，在北京协和医院接受治疗的纯未成熟畸胎瘤 175 例病例中有 35 例 GTS，发生率为 20%，但北京协和医院是重症肿瘤罕见肿瘤转诊中心，因此可能发生率在所有未成熟病例中偏高，发生时间最短 6 个月，最长 78 个月，平均 18.5 个月。初次手术病灶残留及初次手术中腹膜有胶质瘤生长是发生 GTS 的最高危因素，对于发生 GTS 患者仍然可以接受保留生育功能的手术，肿瘤的预后良好。4 例病例获得成功妊娠。

有时候发生 GTS 后患者由于肿瘤多发部位转移，往往手术范围广泛、手术难度非常大。即使良性肿瘤，因为波及范围广泛仍然手术困难，有时患者辗转多家中心，多年未敢接受手术治疗，直到肿瘤生长压迫症状严重，这样往往会造成更大的手术困难，而因一个良性疾病，手术高风险也是非常艰难的抉择。以下面一个近期在协和治疗的病例为例，可以知晓这样良性肿瘤广泛的生长迁延推迟手术，最终肿瘤累计范围及手术困难的程度。

【病例 10】36 岁，女性，未婚，孕 0，未成熟畸胎瘤Ⅲ C 期术后 7 年。多程化疗后，腹胀 5 年，加重 2 年。2013 年 4 月 23 日因"腹胀、盆腔包块"于外院行剖腹探查 + 肿瘤细胞减灭术。手术记录描述：血性腹水 3500ml，直肠子宫陷凹可见囊实性肿物 10cm×10cm×8cm，肿瘤呈粟粒样分布于双侧卵巢及子宫表面、阔韧带、膀胱腹膜反折、横膈、结肠侧沟、小肠及肠系膜表面、大网膜，腹腔肿瘤最大为 3cm。盆腔及腹主动脉旁淋巴结未见肿大，双卵巢及子宫外观正常。直肠子宫陷凹肿瘤切除后冰冻病理：畸胎瘤，可能含未成熟成分。满意减瘤（切除盆腹腔肿瘤 + 大网膜，未切除子宫及双附件），残余肿瘤为位于小肠系膜、横膈下表面的粟粒样病灶。术中出血 1500ml。术后病理：（左卵巢表面）畸胎瘤，其余部位肿物为多胚瘤、未成熟畸胎瘤。分期Ⅲ C 期。6 疗程期间肿瘤标志物变化见表 3-4。

表 3-4　2013 年 6 月 3 日至 2013 年 10 月 9 日行 PVB 化疗 6 疗程

时间	AFP（kg/ml）	CA 125（U/ml）
术前	8733	170.1
术后	2527	31.5
2013 年 6 月 20 日	3167	48.0
2013 年 7 月 18 日	386	29.6
2013 年 8 月 8 日	119	20.7
2013 年 11 月 7 日（化疗 6 疗程后）	11（该医院正常值 < 11）	未查

6 疗程后复查 CT：广泛腹膜受累，肝转移可能；肺不张，双肺底新发线状密度结节，不除外肺转移。2013 年 11 月 11 日起：VAC 化疗 3 疗程，改 POMB + ACE 化疗，末次化疗时间：2014 年年中，2015 年腹胀，2018 年偶有腹痛。2018 年 PET 提示盆腹腔多发转移。TC 化疗 4 疗程。化疗后复查 PET 较前无明显变化。2020 年 PET：盆腹腔、肝周、前腹壁多发转移，大小及位置较前变化不大。肿瘤累及范围广泛，手术无法完成来我院就诊。查体：腹韧，可扪及脐周腹壁肿物。下腹部可触及多发包块，质硬，不活动，较大者约 10cm。外阴（－），阴道畅，宫颈光滑，宫体常大，盆腔内可及多发肿物。性激素：FSH 64.10IU/L，LH 34.53IU/L，E2 56pg/ml，T 0.21ng/ml，PRL 22.8ng/ml，P 0.49ng/ml。AMH 0.02ng/ml。肿瘤标志物：CA19-9 139.0U/ml，CA125 136.0U/ml，SCCAg 11.8ng/ml，hCG、AFP、CEA（－）。肺功能：孤立性弥散功能减低，DLCO SB 62%。肾血流图：GFR 63.76ml/（min·1.73 ㎡），右肾 31.71ml/（min·1.73 ㎡），左肾 32.05ml/（min·1.73 ㎡）。胸腹盆增强 CT：肺部（－）；盆腹腔见图 3-18 ~ 3-22。

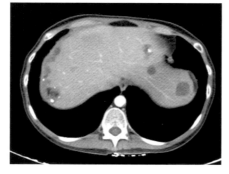

图 3-18　腹腔 CT，肝上多发

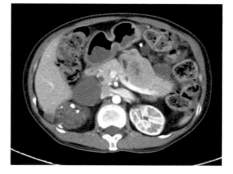

图 3-19　盆腔 CT，肾周肿瘤

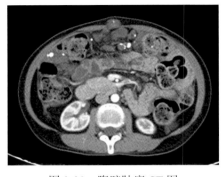

图 3-20　腹壁肿瘤 CT 图

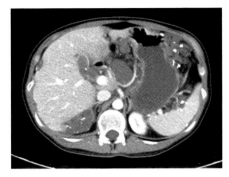

图 3-21　肝周、脾周、胃周 CT 图

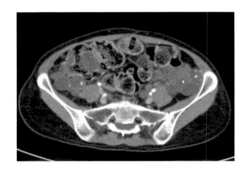

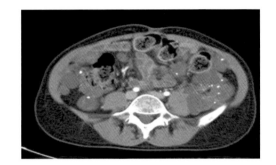

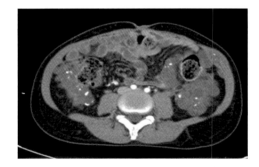

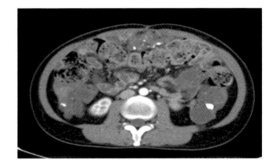

图 3-22　肠周肿瘤 CT 图

　　于 2020 年 7 月 13 日行剖腹探查＋再次肿瘤细胞减灭术（腹壁肿物、肝肾间肿物、双侧横膈肿物、肝左叶部分、肝右叶肿物、脾及残余大网膜、胆囊、肝门肿物、肝圆韧带、肠系膜肿物、子宫及双附件、耻骨后肿物、腹膜后肿物、双侧直肠侧窝及骶前肿物、阑尾切除等共 22 处肿瘤切除），手术持续时间超过 10 小时，手术非常困难（图 3-23 ～ 3-28）。

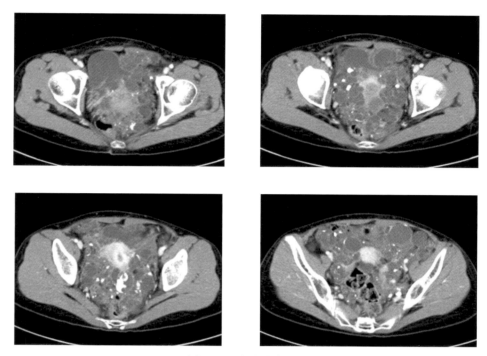

图 3-23　盆腔肿瘤 CT

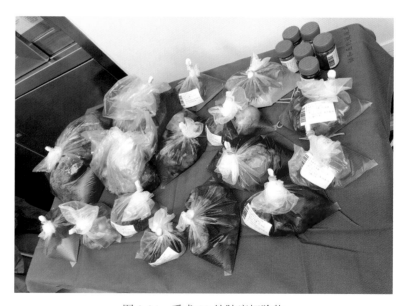

图 3-24　手术 22 处肿瘤切除物

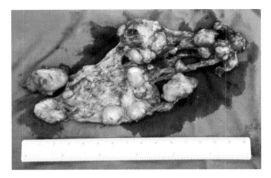

图 3-25　右侧横膈肿物

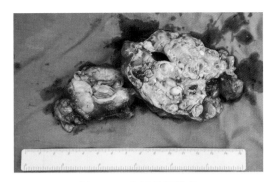

图 3-26　左侧横膈肿物

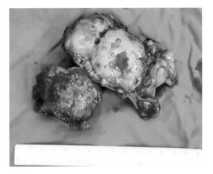

图 3-27　肝肾间肿物

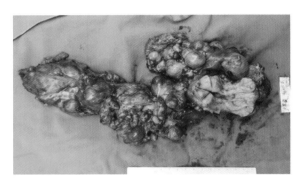

图 3-28　子宫及其周围肿瘤

　　手术后病理提示：符合生长性畸胎瘤综合征（growing teratoma syndrome），广泛累及（腹壁结节、肝肾间肿物、膈肌肿物、左侧横膈肿物、胃小弯肿物、左肝叶及肿物、胰腺表面、大网膜及脾、右肝肿物、胆囊及肿物、肝门肿物、肝圆韧带、升结肠侧沟腹膜、降结肠系膜肿物、乙状结肠系膜肿物、耻骨后肿物、子宫及周围肿瘤、右侧直肠侧沟、左侧直肠侧窝、骶前肿物、横结肠表面肿物、阑尾根部）；畸胎瘤内可见多灶高分化神经内分泌肿瘤，G2；慢性宫颈及宫颈内膜炎，增殖期子宫内膜；慢性阑尾炎。免疫组化结果：AE1/AE3（＋），CDX-2（部分＋），CgA（散在＋），Syn（＋），EMA（－），Ki-67（index 15%），TTF-1（－），PGP9.5（－）。CgA（－），Syn（＋），Ki-67（index 10%）。

　　该患者迁延时间很久，手术困难，提示未成熟畸胎瘤的肿瘤标志物正常，不考虑有未成熟成分的畸胎瘤肿瘤复发，应该警惕成熟畸胎瘤生长，恰当时机实施手术切除，此时化疗对肿瘤没有效果，很难控制肿瘤生长，反而影响患者身体状态，给后续治疗带来困难。

　　文献报道，未成熟畸胎瘤手术治疗后发生 GTS 通常也是手术治疗，患者预后良好。既往文献报道 GTS 手术切除及患者预后良好。

七、继发于卵巢未成熟畸胎瘤或与畸胎瘤同时发生的非生殖细胞恶性肿瘤

卵巢未成熟畸胎瘤有恶性程度逆转，即良性转化的特点；另一方面，也有恶变为非生殖细胞（体细胞）恶性肿瘤的可能。虽然极为少见，但如果是恶性程度很高的肿瘤，则预后极差。2003 年 WHO 新的卵巢肿瘤分类，在生殖细胞肿瘤分类中，分有单胚层肿瘤及与皮样囊肿有联系的体细胞肿瘤（monodermal teratoma and somatic type tumors associated with dermoid cysts），包括有类癌、神经外胚叶瘤、甲状腺瘤、肉瘤、黑色素瘤、腺癌等（Nogales，2003 年）。北京协和医院 1968 年以后收治的 70 例卵巢未成熟畸胎瘤中，因为掌握了其恶性程度逆转的规律以及顺铂联合化疗的应用，使大多数患者（65 例）在治疗后得以存活，存活率 93%（65/70）。5 例死亡者，除 1 例为创伤性很大手术的术后死亡（postoperative death），其余 4 例死亡均由于发生了继发于未成熟畸胎瘤的单胚层肿瘤或与畸胎瘤有联系的体细胞瘤。选择北京协和医院临床诊治中的 4 种相对常见恶性肿瘤，分述如下：

（一）原始性神经外胚叶瘤（primitive neuroectodermal tumor，PNET）

虽然 38% 的畸胎瘤有神经组织（Woodruff，1968 年），但在卵巢畸胎瘤内发生恶性神经肿瘤极少见，仅有个案报道。2003 年 WHO 新卵巢肿瘤分类中，神经外胚叶肿瘤可分 3 种。①分化好，如室管膜瘤（ependymoma）。②分化不好，如原始神经外胚叶瘤（primitive neuroectodermal tumor，PNET）及髓上皮瘤（medulloepithelioma）。③间变瘤（anaplastic），如多形性恶性胶质瘤（glioblastoma multiforme）。过去报道的神经母细胞瘤（neuroblastoma）或髓母细胞瘤均属原始神经外胚叶瘤。分化好的室管膜瘤多可存活，而 PNET 和间变瘤预后很差，分化程度与预后有密切联系。Block（1994 年）报道 1 例卵巢未成熟畸胎瘤同时有神经母细胞瘤，手术后 2 年转移至腰椎、腹膜后淋巴结、纵隔及锁骨上淋巴结。以 VCAdr 及 DTIC 化疗，3 疗程后，锁骨上淋巴结及纵隔肿物消失，又行放疗巩固疗效。患者存活已 4 年。此例虽然是一晚期的神经母细胞瘤，但对所用化疗敏感，肿瘤大部消失后，又以放疗巩固。存活 4 年尚健康。Olah（1989 年）报道 1 例成熟畸胎瘤，瘤内有多个小的神经外胚叶瘤灶，分化较好，尚属早期，肿瘤未穿破囊壁，手术后 6 年健存。

【病例 11】35 岁，2001 年 1 月因右侧卵巢肿瘤在外院行一侧附件切除手术，外院病理学检查为未成熟畸胎瘤。手术后 10 个月出现严重腰痛、腿痛，影像学诊断为骨转移。北京协和医院病理会诊，因仅有一张玻璃切片，且多为坏死组织及少量神经上皮，不能确诊。

疑为未成熟畸胎瘤，组织太少，不能作病理分级。行顺铂联合化疗及放疗无效。2003 年4 月来北京协和医院诊治，检查左侧卵巢增大，直径 6cm。在腹腔镜下行左附件切除。病理学检查为成熟畸胎瘤。右髂窝针刺活捡，病理学检查为原始性神经外胚叶肿瘤。化疗无效，且出现腹部包块。2003 年 8 月剖腹探查，满腹腔转移，做包块部分切除，病理学检查为原始性神经外胚叶肿瘤。术后 2 个月死亡。

此例第 1 次右侧卵巢手术病理诊断不明确，可能是未成熟畸胎瘤同时已有神经外胚叶瘤，未按其相应的化疗治疗。术后出现骨转移，以后腹腔内广泛转移。无法手术切除，最终死亡。

（二）腺癌

卵巢畸胎瘤恶变中以鳞状上皮细胞癌居首位，其次为腺癌。它们的预后相近，5 年存活率 15% ~ 52%，死亡者多在 9 个月内死亡（Nogales，2003 年）。Jumean（1992 年）报道 1 例卵巢未成熟畸胎瘤转移至肝，6 年后行肝活检为病理 G0 级的成熟畸胎瘤。拟行手术切除，未果。再过 7 年，肝肿瘤增大。死后尸检：肺及腹腔广泛转移，镜检为转移性腺癌。

【病例 12】18 岁。1982 年 1 月因卵巢未成熟畸胎瘤病理 1 级在外院手术，术后未予化疗。1982 年 8 月肿瘤复发，来北京协和医院手术，盆腹腔内不少肿块，基本切净。病理学检查为未成熟畸胎瘤 G1 级，髂外淋巴结为神经胶质结节。术后行腹腔内 ^{32}P 核素及 TSPA 化疗，但很快腹腔内又出现不少包块。1982 年 12 月第 3 次手术，见肿瘤广泛转移，无法切净。病理复核为腺癌，术后 10 天死亡。

（三）类癌

类癌含有分化好的神经内分泌细胞，多数亚型与肠胃道的类癌相似。可为纯型，也可发生于囊性畸胎瘤。哈佛大学 Bakor 及 Young 于 2001 年报道 17 例黏液性类癌中有 6 例发生在成熟囊性畸胎瘤的囊壁上。Yamasaki（2004 年）报道 1 例腹膜后的成熟畸胎瘤，除三胚叶成分外，其中还有类癌。手术后 31 个月健存，无复发。

【病例 13】30 岁，1983 年 7 月在外院行左卵巢切除，病理学检查为实性畸胎瘤伴出血坏死。1984 年 1 月肿瘤复发，来北京协和医院手术，行肿瘤切除。病理学检查为未成熟畸胎瘤Ⅲ期，病理 G1 级，大网膜、淋巴结均有神经胶质结节。术后用 VAC 化疗 7 疗程。1985 年 4 月又出现盆腔结节。当时根据时间计算，已离第 1 次手术 1 年 9 个月，拟诊为 G0 级成熟畸胎瘤，未治疗。随诊结节缓慢增长，至 1986 年 5 月第 3 次手术，切除肿瘤的病理为 G0 级成熟畸胎瘤及恶性类癌。术后用 PVB 化疗 5 疗程。1987 年 8 月肠梗阻手术探查，肠系膜及肠浆膜均有恶性类癌。术后不久死亡。

（四）成熟性畸胎瘤鳞癌变

成熟畸胎瘤伴有其他恶性成分，以鳞癌最常见，也有肉瘤、透明细胞癌、黏液腺癌、黑色素瘤等。多数卵巢成熟畸胎瘤恶变患者的年龄 > 45 岁，肿瘤直径 > 10cm，北京协和医学院肿瘤医院报道的 44 例成熟畸胎瘤恶性病例中，鳞癌 32 例（73%，32/44）；非鳞癌 12 例（27%，12/44），包括腺癌 7 例、鳞癌合并腺癌 1 例、鳞癌合并透明细胞癌 1 例、分化差的癌 1 例及交界性囊腺瘤局灶性癌 1 例以及鳞癌、移行细胞癌、腺癌的混合性癌 1 例。27 例术后无肿瘤残留灶的患者中，10 例（鳞癌 7 例、腺癌 2 例、鳞癌合并透明细胞癌 1 例）于初次治疗后 4~24 个月复发，复发肿瘤均位于盆腹腔，无远处转移。全部 44 例患者，2 年总累积无瘤生存率为 36.5%，2 年总累积生存率 52.7%，5 年总累积生存率 39.9%。随访期内，23 例（52%，23/44）患者死于本病。22 例肿瘤无盆腹腔转移者的中位总生存时间为 126 个月，22 例有盆腹腔转移者的中位总生存时间为 10 个月，其中肿瘤无盆腹腔转移的早期患者的预后显著优于肿瘤有盆腹腔转移者，其中 10 例包膜完整患者全部无瘤存活。手术是治疗的关键，无瘤是延长生存的关键，在化疗上，多数学者认为辅助治疗不能采用恶性生殖细胞瘤的化疗方案，应针对肿瘤体细胞的不同来源选择化疗方案，毕竟是罕见病理类型，目前还是缺乏有说服力的证据。

根据以上病例复习，可提出以下两点：

1. 卵巢未成熟畸胎瘤，由于有恶性程度逆转的规律，对顺铂联合化疗敏感，大多数未成熟畸胎瘤的疾病过程经过手术和化疗后，其临床表现是由恶性向良性发展。如若有意料之外的表现，病情反而恶化，经过治疗无改进，应考虑有恶变的情况，应及时剖腹探查。根据恶性的类别而给予相应的有效治疗。

2. 对已转为 G0 级的成熟畸胎瘤，即使不增长，仍应择期行手术切除，避免恶变。由未成熟畸胎瘤逆转而来的成熟畸胎瘤似与一般的成熟畸胎瘤不同。前者仍保留有其原有的恶性核型，有恶变的潜能。一般成熟畸胎瘤极少恶变，仅 1%~2%，且多发生于年迈患者。而据北京协和医院 4 例卵巢未成熟畸胎瘤或已逆转的成熟畸胎瘤的恶变病例，其发生率为 5.7%，均为年轻患者。虽然发生率不高，但一旦发生恶性程度很高又缺乏有效治疗的肿瘤，即有致命的危险。以上的类癌病例，在术后 1 年余即发现盆腔小型肿瘤，未及时手术切除，待术后 3 年再行手术，虽然确为 G0 级成熟畸胎瘤，但合并恶性类癌，多方治疗无效死亡。据此，对于已逆转为成熟畸胎瘤的病例，仍应在患者一般情况允许条件下，及时予以切除。

八、对未成熟畸胎瘤的治疗

卵巢未成熟畸胎瘤是恶性程度很高的肿瘤，如若处理不当，死亡率相当高，因此，充分重视初次诊治，正确掌握治疗原则，可使这个恶性程度很高的肿瘤成为完全可治愈的肿瘤。应该避免有儿童和青少年死于未成熟畸胎瘤。

未成熟畸胎瘤的治疗原则：①手术，包括正确的手术时机选择及手术方式的决定。剖腹手术是明确肿瘤性质完整切除肿瘤的标准术式。可以明确肿瘤分期及病理分级，晚期肿瘤实施肿瘤细胞减灭术，尽可能切除干净。②手术后恰当选择辅助治疗，分层处理，低危早期未成熟畸胎瘤可以密切监控和高危晚期肿瘤选择及时化疗。③对于复发性肿瘤，分清肿瘤复发性质及部位，分清肿瘤逆转为成熟畸胎瘤还是未成熟畸胎瘤复发，谨慎选择再次肿瘤切除及后续治疗。

（一）手术治疗

未成熟畸胎瘤往往肿瘤直径超过 10cm，甚至很大，影像学常常显示未成熟畸胎瘤实性成分为主，术前肿瘤标志物往往伴有异常。手术选择以肿瘤预后为优先考虑的因素，严禁为了腹部切口的微小选择腹腔镜手术并导致肿瘤破碎取出。除非术前肿瘤标志物未见异常，囊性成分为主，可腹腔镜手术以标本袋完整取出肿瘤。此时应谨慎选择囊肿剔除，或者在做好防护在标本袋中行囊肿剔除，避免医源性原因导致肿瘤分期升高。

1. 初次手术治疗的手术范围选择　手术时应首先详细探查，特别是横膈、肝脏表面及腹膜后淋巴结，以进行正确的肿瘤分期。由于绝大多数肿瘤为单侧性，且患者多很年轻，故多主张做单侧附件切除，以保留生育功能。肿瘤多数是单侧性，对保留的一侧卵巢可以不需要剖开探查。约 10% 合并对侧卵巢的成熟畸胎瘤，与国外 Williams（2000 年）报道的 10% 相近，所以建议不应常规将对侧卵巢剖开探查。既然对侧卵巢有发生成熟畸胎瘤的可能，注意仔细视诊和触诊对侧卵巢还是必要的。大网膜切除、腹膜后淋巴结切除是否应作为常规，尚无肯定的意见。也有临床学者认为既然经探查淋巴结并不增大，现今又有有效的联合化疗方法，可以防止复发，则不必要做常规性淋巴结清扫术。尤其是近年来对恶性生殖细胞分期手术的研究更是强调肿瘤完整切除及肿瘤切除干净，不再强调分期手术，全面的分期手术不改善肿瘤的预后，有时增加术后复发率。Williams（2000 年）提出恶性生殖细胞瘤的手术范围，对淋巴结应仔细触诊。可疑者做切除或取样活检；如无可疑，可以不做系统切除。对于已有腹腔广泛种植转移的患者应尽可能的做肿瘤细胞减灭术包括所有肉眼可见的肿瘤，而达到肿瘤基本切净。肿瘤多为表面种植，很少实质浸润，手术剥除并不困难。因而近年来虽然所采用的 VAC 或 VBP 及 BEP 联合化疗的效果很好，但手术将肿瘤切净仍是一个治疗成功的关键，对有广泛种植的病例，仍旧可以保留健侧卵巢及子宫。

2. 复发性肿瘤的手术治疗　未成熟畸胎瘤的复发瘤仍以手术切除为主，再辅以有效的联合化疗。复发性肿瘤常常是多个大小不一的肿物，广泛散布腹腔及盆腔内，或位于肝脏部位或肝膈之间的大型或中等大小的肿瘤。从外观看，手术切除的难度似乎很大，但不要轻易放弃手术，经过谨慎小心地努力，肿瘤的剥除还是可行的，如果粘连重不能切净，可留下少量肿瘤组织，手术后进行化疗，亦能收到较好效果，有个别病例，原发瘤为病理 G3 级，肿瘤复发后，虽经手术及二线化疗仍无效。再经第 3 次减灭术而获完全缓解（Mumkarah，1994 年）。北京协和医院也有 1 例类似病例，反复手术后存活，不再复发。

3. 对于未能切净的已转化为病理 G0 级的残存肿瘤的手术治疗　即继续增长的成熟畸胎瘤（GTS）的手术治疗，或者超过 I 期有转移的未成熟畸胎瘤，手术未能切净者化疗后，未成熟畸胎瘤虽多数被控制消灭，但常留有成熟畸胎瘤，并不断长大。可以将残存的成熟畸胎瘤及时切净，以免肿瘤长大给患者带来一系列症状，长大的肿瘤还会增加手术的难度，不易切净，甚或还有恶变的可能。60% 的复发肿瘤位于肝膈间，该部位的肿瘤比较隐匿，但目前 CT 或者磁共振均能及时发现肿瘤及肿瘤生长，可适时选择手术治疗。

（二）药物治疗

化疗是卵巢未成熟畸胎瘤必不可少的治疗方法。在联合化疗问世以前，未成熟畸胎瘤的存活率仅 20% ~ 30%。联合化疗后，存活率有很大提高，故化疗在未成熟畸胎瘤的治疗作用是肯定的。当然如何减少化疗不良反应，避免不必要过多化疗也是研究热点（表 3-5）。

表 3-5　I 期未成熟畸胎瘤手术后未行化疗的结局

作者（年）	例数	病理分级	复发	随诊时间	随诊结果
Bonazzi（1994）	9	G2，G3	1[@]	4 年	健存
Marina（1999）	31[#]	G1 18 例			
		G2 9 例	0	3 年	健存
		G3 4 例			
Dark（1997）	9	G2，G3	1[##]	5.8 年	健存
Mitchell（1999）	5	G2 4 例	0	2 ~ 15 年	健存
北京协和医院（2019）	24	G1 ~ G3	4		健存

注：[@] G0 成熟畸胎瘤；[#] 儿童 < 21 岁；[##] 复发后化疗，无瘤健存。

1. 目前对于 I 期的未成熟畸胎瘤，多数主张可以不化疗，建议密切监测下随诊。

Nogales（2003 年）等提出以下看法：①病理 G1 级的 I A 期或种植灶为 G0 级者，不需要化疗。②病理 G2 级或 G3 级的 I A 期或种植灶为未成熟畸胎瘤，手术后可以考虑密切监测下随诊。③种植灶为 G1 级者的治疗，目前尚无统一意见。手术后不给予化疗的随诊观察也在多个国家和地区开展，但均是观察性研究。病例数最多的意大利妇科肿瘤协作组在2019 年美国妇科肿瘤年会上报告，对于未成熟畸胎瘤 I 期 G2～G3 级采用加强监测密切随诊，不给予化疗，预后良好。

低危的卵巢恶性生殖肿瘤随诊，包括分期 IB-C1 无性细胞瘤， IA-C 未成熟畸胎瘤 G2～G3 及分期 IA 内胚窦瘤及混合型生殖细胞肿瘤全面分期手术后肿瘤标志物阴性。2013～2018 年，41 例患者，中位年龄 25.6 岁（14～40 岁），随诊时间 36.4 个月。A 组 12 例患者 5 例 IA G1 未成熟畸胎瘤 7 例 IA 无性细胞瘤；B 组 24 例患者，非随机，充分知情选择。5 例再分期中，2 例分期高（40%），移除随诊组。余下 22 例中 7 例（31.8%）接受化疗，15 例（68.1%）随诊。15 例随诊患者中，4 例 IC 期无性细胞瘤（1 例 IC1，1 例 IC2 及 2 例 IC3），2 例混合生殖细胞肿瘤包含内胚窦瘤成分，9 例 G3 级未成熟畸胎瘤（4 例 IA，3 例 IC2，1 例 IC3 ，1 例 IB）。7 例接受化疗中，1 例无性 IC2，2 例内胚窦瘤 IA，3 例未成熟畸胎瘤 G3（1 例 IA，1 例 IC2）1 例混合型生殖细胞肿瘤 IA 期。 C 组 5 例 PEB 化疗，3 例 IC 内胚窦瘤，2 例混合型生殖有内胚窦成分 IC2。肿瘤生存 100%，无瘤生存 97.5%。1 例患者分期 IA G3 未成熟畸胎瘤 BEP 化疗后发生成熟畸胎瘤，随诊组中无复发，因此，对低危患者严密随诊可以避免化疗，需要更多病例（图 3-29）。

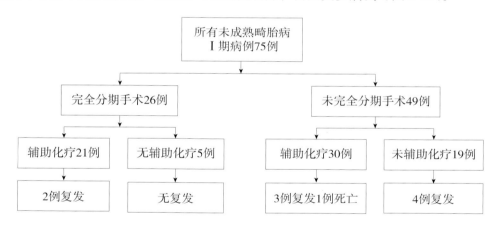

图 3-29　病例转归

注：提示北京协和医院诊治的未成熟畸胎瘤 I 期所有患者显示化疗不改善预后。

总体非常强调手术治疗，但病例必须选择经过全面外科分期证实确属 IA 期患者或有影像学依据没有卵巢外病灶、临床分期为 IA 期患者。年龄也是需要考虑的因素，未成年的儿童治疗上更趋于保守，采用严格的监测随诊。一旦复发，应早期发现、及早手术或联合化疗，因为没有化疗过，复发后治疗效果等同于初次治疗，有相当一部分患者可以不接受 PEB 方案的化疗，避免了化疗的不良反应。所以对于选择手术后不予化疗的方案，考虑要周密、慎重。总体治疗安排还须要积累更多病例的经验及讨论研究。

2．Ⅱ期以上未成熟畸胎瘤建议术后辅助联合化疗。

化疗方案以 PEB 为主，儿童及低危患者也可以考虑用卡铂 VP16 联合化疗，化疗药物的选择、应用的总疗程数及疗程间隔都有要求，如果没有按照此要求给药，就不能达到治疗的效果，这与其他卵巢恶性生殖细胞肿瘤化疗基本相同。最常用选择是 PVB 方案，低危病例接受 3 PEB 化疗，高危病例接受 6 BEP 化疗。在治疗过程，注意药物不良反应，药物的选择及疗程数尚可根据病情适当增减。综合各报道，联合化疗对卵巢未成熟畸胎瘤治疗效果都非常好，只有极个别病例死亡（表 3-6、表 3-7）。

表 3-6　卵巢未成熟畸胎瘤联合化疗 VAC、PVB 和 BEP 治疗效果

作者（年）	总例数	联合化疗	例数	存活	死亡例数
Schwartz（1991）	27	VAC	21	21	0
		PVB	2	1	1[#]
		BEP	2	2	0
		PVB/BEP	2	2	0
Gershenson（1986）	32	VAC	30	26	4[##]
PVB/VAC	2	2	0		

注：[#] 病理 3 级，临床Ⅲ期，手术后仅用 PVB 5 疗程，肿瘤复发，再用 VAC 8 疗程，无效，自诊断后 37 个月死亡。[##] 有 2 例是复发性肿瘤，用 VAC 无效死亡，另有病理 3 级、2 级各 1 例，用 VAC 无效死亡。

表 3-7　卵巢未成熟畸胎瘤的存活率

作者（年）	例数	化疗	存活率	备注
Koulos（1989）	25	VAC	100%	有复发病例经再手术或化疗后存活
Kawai（1991）	20	VAC 或顺铂联合	95%	
Taylor（1985）		顺铂联合	Ⅰ期及Ⅱ期 100%	
			Ⅲ期及Ⅳ期 83%	
Williams（1989）	26	PVB	54%	复发或晚期病例
Bonazzi（1994）	32		100%	Ⅰ期、Ⅱ期、G1、G2，未化疗；复发或晚期，顺铂化疗
北京协和医院（2004）	70	VAC 或顺铂联合	93%	

其他化疗方案应用较少，均用于复发或者对 PEB 或 PVB 方案不能耐受者。血清 AFP 及 NSE 标志物的检测是定期病情监测及了解化疗效果的关键。

北京协和医院在 1967 年以前的病例，大多数未化疗。11 例患者存活率为 27%。1968 年以后，由于对复发性肿瘤采取了积极的手术治疗，手术时尽可能将肿瘤切净，甚至肝脏部位的大型肿瘤亦予手术切除。肿瘤复发就手术治疗，使存活率提高到 97%（Lian，1988 年）。1984 年以后，由于采用了有效的联合化疗，肿瘤很少复发。存活率也维持在 97%。因此，近年来有效联合化疗的应用使未成熟畸胎瘤的预后有了很大的改变。应该做到没有孩童及青少年死于未成熟畸胎瘤，达到 100% 的存活率。

（杨佳欣　黄惠芳　连利娟）

参考文献

1. 石一复，等 . 14006 例卵巢肿瘤组织学类型分布 . 中华妇产科杂志，1992, 27: 335.

2. 陈其芳 . 1726 例卵巢肿瘤的病理分析 . 中华妇产科杂志，1985, 20(2): 76-78.

3. 连利娟，唐敏一，刘彤华 . 卵巢未成熟型畸胎瘤恶性程度的逆转 . 中华妇产科杂志，1979, 14(4): 267-271.

4. 连利娟，吴葆桢，唐敏一，等 . 肝和肺的卵巢复发性未成熟畸胎瘤（附 11 例病例分析）. 中华医学杂志，1984, 64(12): 732-734.

5. André F, Fizazi K, Culine S, et al. The growing teratoma syndrome: results of therapy and long-term follow-up of 33 patients. Eur J Cancer, 2000, 36(11): 1389-1394.

6. Aronowitz J, Estrada R, Lynch R, et al. Retroconversion of malignant immature teratomas of the ovary after chemotherapy. Gynecol Oncol, 1983, 16(3): 414-421.

7. Baker PM, Oliva E, Young RH, et al. Ovarian mucinous carcinoids including some with a carcinomatous component: a report of 17 cases. Am J Surg Pathol, 2001, 25(5): 557-568.

8. Benjamin F, Rorat E. Solid ovarian teratoma with peritoneal and abdominal wall implants, progressive in vivo maturation, and probable cure. Gynecol Oncol, 1975, 3(4): 308-313.

9. Best DH, Butz GM, Moller K, et al. Molecular analysis of an immature ovarian teratoma with gliomatosis peritonei and recurrence suggests genetic independence of multiple tumors. Int J Oncol, 2004, 25(1): 17-25.

10. Block M, Gilbert E, Davis C. Metastatic neuroblastoma arising in an ovarian teratoma with long-term survival. Case report and review of the literature. Cancer, 1984, 54(3): 590-595.

11. Bonazzi C, Peccateri F, Colombo N, et al. Pure ovarian immature teratoma, a unique and curable disease: 10 years experience.

12. Caldas C, Sitzmann J, Trimble CL, et al. Synchronous mature teratomas of the ovary and liver: a case presenting 11 years following chemotherapy for immature teratoma. Gynecol Oncol, 1992, 47(3): 385-390.

13. Caldas C, Sitzmann J, Trimble CL, et al. Synchronous mature teratomas of the ovary and liver: a case presenting 11 years following chemotherapy for immature teratoma. Gynecol Oncol, 1992, 47(3): 385-390.

14. Dark GG, Bower M, Newlands ES, et al. Surveillance policy for stage I ovarian germ cell tumors. J Clin Oncol, 1997, 15(2): 620-624.

15. DiSaia PJ, Saltz A, Kagan AR, et al. Chemotherapeutic retroconversion of immature teratoma of the ovary. Obstet Gynecol, 1977, 49(3): 346-350.

16. Ferguson AW, Katabuchi H, Ronnett BM, et al. Glial implants in gliomatosis peritonei arise from normal tissue, not from the associated teratoma. Am J Pathol, 2001, 159(1): 51-55.

17. Gallion H, van Nagell JR Jr, Donaldson ES, et al. Immature teratoma of the ovary. Am J Obstet Gynecol, 1983, 146(4): 361-365.

18. Gershenson DM, et al. Immature teratoma of the ovary. Obstet Gynecol, 1986, 68: 624.

19. Gibas Z, Talerman A, Faruqi S, et al. Cytogenetic analysis of an immature teratoma of the ovary and its metastasis after chemotherapy-induced maturation. Int J Gynecol Pathol, 1993, 12(3): 276-280.

20. Jumen HG, Komorowski R, Mahvi D, et al. Immature teratomaof the ovary. An unuasual case. Gynecol Oncol, 1992, 46: 111.

21. Kawai M, Kano T, Furuhashi Y, et al. Immature teratoma of the ovary. Gynecol Oncol, 1991, 40(2): 133-137.

22. KLEINSMITH LJ, PIERCE GB Jr. MULTIPOTENTIALITY OF SINGLE EMBRYONAL CARCINOMA CELLS. Cancer Res, 1964, 24: 1544-1551.

23. Koulos JP, Hoffman JS, Steinhoff MM. Immature teratoma of the ovary. Gynecol Oncol, 1989, 34(1): 46-49.

24. Kwan MY, Kalle W, Lau GT, et al. Is gliomatosis peritonei derived from the associated ovarian teratoma. Hum Pathol, 2004, 35(6): 685-688.

25. Lian LJ, Tang MY, Wu BZ, et al. Retroconversion of malignancy of ovarian immature teratoma. Proc Chin Acad Med Sci Peking Union Med Coll, 1988, 3(2): 79-83.

26. Logothetis CJ, Samuels ML, Trindade A, et al. The growing teratoma syndrome. Cancer, 1982, 50(8): 1629-1635.

27. Marina NM, Cushing B, Giller R, et al. Complete surgical excision is effective treatment for children with immature teratomas with or without malignant elements: A Pediatric Oncology Group/Children's Cancer Group Intergroup Study. J Clin Oncol, 1999, 17(7): 2137-2143.

28．Micha JP, Kucera PR, Berman ML, et al. Malignant ovarian germ cell tumors: a review of thirty-six cases. Am J Obstet Gynecol, 1985, 152(7 Pt 1): 842-846.

29．Mitchell PL, Al-Nasiri N, A'Hern R, et al. Treatment of nondysgerminomatous ovarian germ cell tumors: an analysis of 69 cases. Cancer, 1999, 85(10): 2232-2244.

30．Moskovic E, JoblingT, Fisher C, et al. Retrocomversion of immature teratoma of the ovary: CT appearance. Clin Radiol, 1991, 43: 402-408.

31．Munkarah A, Gershenson DM, Levenback C, et al. Salvage surgery for chemorefractory ovarian germ cell tumors. Gynecol Oncol, 1994, 55(2): 217-223.

32．Nogales F, Talerman A, Kubik-Huch RA, et al. Germ cell tumors. In: Pathology and Genetics of the tumors of Breast and Genital tract. Press Lyon, 2003.

33．Norris HJ, Jensen RD. Relative frequency of ovarian neoplasms in children and adolescents. Cancer, 1972, 30(3): 713-719.

34．Norris HJ, Zirkin HJ, Benson WL. Immature(malignant)teratoma of the ovary: a clinical and pathologic study of 58 cases. Cancer, 1976, 37(5): 2359-2372.

35．Oláh KS, Needham PG, Jones B. Multiple neuroectodermal tumors arising in a mature cystic teratoma of the ovary. Gynecol Oncol, 1989, 34(2): 222-225.

36．Perrone T, Steeper TA, Dehner LP. Alpha-fetoprotein localization in pure ovarian teratoma. An immunohistochemical study of 12 cases. Am J Clin Pathol, 1987, 88(6): 713-717.

37．Schwartz PE, Chambers SK, Chambers JT, et al. Ovarian germ cell malignancies: the Yale University experience. Gynecol Oncol, 1992, 45(1): 26-31.

38．Sella A, el Naggar A, Ro JY, et al. Evidence of malignant features in histologically mature teratoma. J Urol, 1991, 146(4): 1025-1028.

39．Slagton RE, et al. Vincristin, dactinomycin and cyclophosphamide in the treatment of malignant germ cill tumors of the ovary. A Gynecologic Oncology Group Study. Cancer, 1985, 56: 243.

40．Taylor ME, Depetrillo AD, Turner AR. Vinblastin, b; eomycin and cisplatin in malignant germ cell tumor of the ovary. Cancer 1985, 56: 1341-1349.

41．Vergote IB, Abeler VM, Kjørstad KE, et al. Management of malignant ovarian immature teratoma. Role of adriamycin. Cancer, 1990, 66(5): 882-886.

42．Williams SD, Blessing JA, Moore DH, et al. Cisplatin, vinblastine, and bleomycin in advanced and recurrent ovarian germ-cell tumors. A trial of the Gynecologic Oncology Group. Ann Intern Med, 1989, 111(1): 22-27.

43．Williams SD, Gershenson DM, Horowitz CJ, et al. Ovarian germ cell tumors. // Hoskins WG, ed.

Principle and practice of Gynecologic Oncology. 3rd ed. Philadelphia: Lippincott Williams $ Wilkins. 2000: 1059.

44．Williams SD, Blessing JA, DiSaia PJ, et al. Second-look laparotomy in ovarian germ cell tumors: the gynecologic oncology group experience. Gynecol Oncol, 1994, 52(3): 287-291.

45．Woodruff JD, Protos P, Peterson WF. Ovarian teratomas. Relationship of histologic and ontogenic factors to prognosis. Am J Obstet Gynecol, 1968, 102(5): 702-715.

46．Yamasaki T, Yagihashi Y, Shirahase T, et al. Primary carcinoid tumor arising in a retroperitoneal mature teratoma in an adult. Int J Urol, 2004, 11(10): 912-915.

47．Dan Wang , Shan Zhu, Congwei Jia. Role of staging surgery and adjuvant chemotherapy in adult patients with apparent stage I pure immature ovarian teratoma after fertility-sparing surgeryInt J Gynecol Cancer 2020; 0: 1-6.

48．Tewari K, Cappuccini F, Disaia PJ, et al. Malignant germ cell tumors of the ovary. Obstet Gynecol, 2000, 95(1): 128-133.

49．Smith HO, Berwick M, Verschraegen CF, et al. Incidence and survival rates for female malignant germ cell tumors. Obstet Gynecol, 2006, 107(5): 1075-1085.

50．Norris HJ, Zirkin HJ, Benson WL. Immature(malignant)teratoma of the ovary: a clinical and pathologic study of 58 cases. Cancer, 1976, 37(5): 2359-2372.

51．Gershenson DM. Management of ovarian germ cell tumors. J Clin Oncol, 2007, 25(20): 2938-2943.

52．Mangili G, Sigismondi C, Lorusso D, et al. The role of staging and adjuvant chemotherapy in stage I malignant ovarian germ cell tumors(MOGTs): the MITO-9 study. Ann Oncol, 2017, 28(2): 333-338.

53．adjuvant chemotherapy in stage I malignant ovarian germ celltumors(MOGTs): the MITO-9 study. Ann Oncol 2017; 28: 333-338.

54．Park JY, Kim DY, Suh DS, et al. Significance of the Complete Surgical Staging of Stage I Malignant Ovarian Germ Cell Tumors. Ann Surg Oncol, 2016, 23(9): 2982-2987.

55．Qin B, Xu W, Li Y. Are omentectomy and lymphadenectomy necessary in patients with apparently early-stage malignant ovarian germ cell tumors? Int J Gynecol Cancer, 2019, 29: 398-403.

56．Zhao T, Zhang H, Liu Y, et al. The role of staging surgery in the treatment of apparent early-stage malignant ovarian germ cell tumours. Aust N Z J Obstet Gynaecol, 2016, 56(4): 398-402.

57．Heifetz SA, Cushing B, Giller R, et al. Immature teratomas in children: pathologic considerations: a report from the combined Pediatric Oncology Group/Children's Cancer Group. Am J Surg Pathol, 1998, 22(9): 1115-1124.

58．Brown J, Friedlander M, Backes FJ, et al. Gynecologic Cancer Intergroup(GCIG)consensus review for ovarian germ cell tumors. Int J Gynecol Cancer, 2014, 24(9 Suppl 3): S48-S54.

59. Gershenson DM, Frazier AL. Conundrums in the management of malignant ovarian germ cell tumors: Toward lessening acute morbidity and late effects of treatment. Gynecol Oncol, 2016, 143(2): 428-432.

60. Howard R, Gilbert E, Lynch CF, et al. Risk of leukemia among survivors of testicular cancer: a population-based study of 42, 722 patients. Ann Epidemiol, 2008, 18(5): 416-421.

61. Vicus D, Beiner ME, Clarke B, et al. Ovarian immature teratoma: treatment and outcome in a single institutional cohort. Gynecol Oncol, 2011, 123(1): 50-53.

62. Mangili G, Scarfone G, Gadducci A, et al. Is adjuvant chemotherapy indicated in stage I pure immature ovarian teratoma(IT)? A multicentre Italian trial in ovarian cancer(MITO-9). Gynecol Oncol, 2010, 119(1): 48-52.

63. Robboy SJ, Scully RE. Ovarian teratoma with glial implants on the peritoneum. An analysis of 12 cases. Hum Pathol, 1970, 1(4): 643-653.

64. Ray-Coquard I, Morice P, Lorusso D, et al. Non-epithelial ovarian cancer: ESMO Clinical Practice Guidelines for diagnosis, treatment and follow-up. Ann Oncol, 2018, 29 (Suppl 4): iv1-iv18.

65. Mahdi H, Swensen RE, Hanna R, et al. Prognostic impact of lymphadenectomy in clinically early stage malignant germ cell tumour of the ovary. Br J Cancer, 2011, 105(4): 493-497.

66. Qin B, Xu W, Li Y. The impact of lymphadenectomy on prognosis and survival of clinically apparent early-stage malignant ovarian germ cell tumors. Jpn J Clin Oncol, 2020, 50(3): 282-287.

67. Reddihalli PV, Subbian A, Umadevi K, et al. Immature teratoma of ovary—outcome following primary and secondary surgery: study of a single institution cohort. Eur J Obstet Gynecol Reprod Biol, 2015, 192: 17-21.

68. Bergamini A, Giorda G, Ferrandina G, et al. Surveillance in stage I MOGCTs(malignant ovarian germ cell tumors): a MITO prospective study(multicenter Italian trials in ovarian cancer). J Clin Oncol, 2019, 37: 5516.

69. Pashankar F, Hale JP, Dang H, et al. Is adjuvant chemotherapy indicated in ovarian immature teratomas? A combined data analysis from the Malignant Germ Cell Tumor International Collaborative. Cancer, 2016, 122(2): 230-237.

70. Cushing B, Giller R, Ablin A, et al. Surgical resection alone is effective treatment for ovarian immature teratoma in children and adolescents: a report of the pediatric oncology group and the children's cancer group. Am J Obstet Gynecol, 1999, 181(2): 353-358.

71. Marina NM, Cushing B, Giller R, et al. Complete surgical excision is effective treatment for children with immature teratomas with or without malignant elements: A Pediatric Oncology Group/Children's Cancer Group Intergroup Study. J Clin Oncol, 1999, 17(7): 2137-2143.

72. Patterson DM, Murugaesu N, Holden L, et al. A review of the close surveillance policy for stage I female germ cell tumors of the ovary and other sites. Int J Gynecol Cancer, 2008, 18(1): 43-50.

73. Palenzuela G, Martin E, Meunier A, et al. Comprehensive staging allows for excellent outcome in

patients with localized malignant germ cell tumor of the ovary. Ann Surg, 2008, 248(5): 836-841.

74．Newton C, Murali K, Ahmad A, et al. A multicentre retrospective cohort study of ovarian germ cell tumours: Evidence for chemotherapy de-escalation and alignment of paediatric and adult practice. Eur J Cancer, 2019, 113: 19-27.

75．Mann JR, Gray ES, Thornton C, et al. Mature and immature extracranial teratomas in children: the UK Children's Cancer Study Group Experience. J Clin Oncol, 2008, 26(21): 3590-3597.

76．Faure-Conter C, Pashankar F. Immature Ovarian Teratoma: When to Give Adjuvant Therapy. J Pediatr Hematol Oncol, 2017, 39(7): 487-489.

第二节　卵巢卵黄囊瘤（内胚窦瘤）

　　国外资料显示，卵巢恶性生殖细胞瘤（MGCT）中，以无性细胞瘤最多，其次为卵黄囊瘤（Gershenson，1994 年）。北京协和医院的资料显示，在 166 例 MGCT 中，卵黄囊瘤的发生率居首位，纯型卵黄囊瘤 70 例、混合型卵黄囊瘤 30 例、纯型及混合型共 100 例，占总 MGCT 的 60.2%。世界卫生组织（WHO）对卵巢肿瘤分类中将通用名卵巢内胚窦瘤改为卵巢卵黄囊瘤（yolk sac tumor）。因为后者可将几种不同病理形态的亚型包含在内，而内胚窦瘤意味的病理形态比较局限，多数妇科肿瘤医生会将卵巢内胚窦瘤（名词）认为和卵黄囊瘤是同义词。

一、临床特点

　　卵巢卵黄囊瘤多发生于年轻患者。北京协和医院收治的 70 例卵巢卵黄囊瘤患者中，80% < 30 岁，平均年龄 14 岁（6 个月至 43 岁）。由于肿瘤增长快、病情进展快，又容易有包膜破裂及腹腔内种植，故常见症状有腹部包块（76%）、腹胀腹痛（50%）及腹水（86%）。从开始有症状至就诊时间都很短，近一半患者有症状时间不超过 3 个月。肿瘤的坏死出血可使体温升高而出现发热症状（50%）。少数患者尚因有胸腔积液而感觉憋气。但胸腔积液并不一定意味着胸腔转移。有的在手术后 10 ~ 14 天消失，有的死后尸检也找不到胸腔器官的转移，似为梅格斯综合征。患者的卵巢功能一般都正常，少数患者有短期闭经或月经量稀少。肿瘤发生前生育功能一般正常。已婚者多数有过妊娠分娩。

　　卵巢卵黄囊瘤的恶性程度高，就诊时常常已经是临床晚期，转移发生率高。北京协和医院 1978 年前收治的 42 例卵黄囊瘤中，80% 已有转移。绝大多数为盆腔或腹腔腹膜种植，前者占转移的 93%，后者占 68%。盆腔腹膜包括直肠子宫陷凹、膀胱反折、盆壁腹膜、子宫浆膜面及对侧卵巢表面等，腹腔腹膜包括大网膜、前后腹壁腹膜、肝表面及肠系膜等。近年来，随着医疗条件好转，在北京协和医院妇科肿瘤中心就诊的内胚窦瘤中，早期患者开始增多，肿瘤局限在卵巢者仅 50% 左右。Gershenson（1983 年）报道的 41 例卵黄囊瘤中，临床 I 期、II 期及 III 期分别占 51%、12% 及 37%。北京协和医院 20 世纪 80～90 年代收治的病例中，38.6% 是由外院手术后肿瘤复发来就医，故大多数为晚期病例。北京协和医院接受初次手术的 41 例中，仅 39% 是临床 I 期。而临床 II 期、III 期及 IV 期者各占 7.3%、48% 及 4.9%。2010～2018 年北京协和医院收治的 94 例单纯卵巢内胚窦瘤病例中，肿瘤多为单侧（86/94，91.5%），术后 FIGO 分期 I、II、III、IV 分别占 52.1%、5.3%、35.1% 和 7.4%。

北京协和医院对 20 世纪 80 年代前的资料分析显示，卵黄囊瘤也有很高的淋巴结转移，在曾进行淋巴结清扫或部分切除的 32 例中，淋巴结转移 7 例。Gershenson（1983 年）报道的 15 例临床 III 期内胚窦瘤患者，有 3 例（20%）腹膜后淋巴结转移，曾尸检的 6 例中有 3 例（50%）腹膜后淋巴结转移，故肿瘤转移的途径除了直接浸润及种植扩散，也有不少通过淋巴结转移。肝肺实质内转移较少，但在应用化疗而使患者生命延续稍长但终未能挽救者，有时可见到肝肺实质内转移。病理大体上肿瘤体积较大，直径为 10～40cm。常因肿瘤体积过大而造成包膜破裂。切片可见不同程度出血、坏死及囊性变。肿瘤绝大多数为单侧性。

二、诊断

卵巢卵黄囊瘤在临床表现方面具有一些特点，如发病年龄轻、肿瘤较大、易产生腹水、病程发展快等。若考虑到该肿瘤，并不难诊断。特别是血清甲胎蛋白（AFP）的检测可以起到明确诊断的作用。内胚窦瘤可以合成 AFP，是高度特异的肿瘤标志物。放射免疫检测方法对测定血清 AFP 的敏感度极高。有时在混合型生殖细胞肿瘤内的卵黄囊瘤成分非常少，必须做连续切片或反复细做切片才能发现的极小块肿瘤，微小肿瘤血清内 AFP 都有升高现象。北京协和医院 1974 年开始将血清 AFP 测定应用于卵巢卵黄囊瘤的诊断，并对每一例卵黄囊瘤患者在治疗中及治疗后进行连续定期测定，作为病情监测指标之一（连利娟，1979 年）。至 1998 年，再次总结收治的纯型及混合型卵黄囊瘤 100 例中，手术前血清 AFP 都有升高，没有 1 例假阴性。Mitchell（1999 年）20 例卵黄囊瘤及 25 例含有卵黄囊瘤成分的混合型生殖细胞肿瘤血清 AFP 测定结果显示，100% 阳性，其中 60% 血清 AFP 水平大于 1000 kU/L，而未含有卵黄囊瘤的 3 例混合型瘤，血清 AFP 均无升高现象。因此，血清 AFP 的检测对卵黄囊瘤有明确的诊断意义。术后化疗中肿瘤标志物检测亦是常用指标（详见"恶性生殖细胞肿瘤相关标志物")。

三、治疗

(一)手术治疗

卵巢卵黄囊瘤绝大多数为单侧性，且患者年轻，故手术范围选择单侧卵巢卵管切除，对侧卵巢经仔细检查无异常者，保留外观正常的对侧卵巢及子宫，保留患者生理生殖功能。对侧有时会合并成熟性卵巢畸胎瘤（发生率 5% ~ 10%），可行成熟畸胎瘤剥除而保留正常卵巢组织，不要误认为双侧性卵黄囊瘤而将其切除。

对已有卵巢外转移的晚期肿瘤，应行肿瘤减灭术。手术切除干净程度对预后成正相关，肿瘤细胞减灭术后无肿瘤残留对预后有显著的影响。因此，应该尽量切除肿瘤，但也要避免手术损伤，毕竟患者多是未婚未孕的少女。有关卵黄囊瘤减灭术后残存瘤的多少对预后的影响研究不多。以往美国妇科肿瘤研究组（GOG）曾有两篇报道；1985 年 Slayton 总结了 76 例恶性生殖细胞肿瘤 VAC 化疗后的效果，其中 54 例肿瘤完全切除者与 22 例肿瘤未完全切除者比较，其化疗失效率，前者为 28%，后者为 68%。1989 年 Williams 报道了 PVB 化疗效果，无残存瘤的疗效远比有残存瘤者好，分别为 65% 及 34%。但随着化疗支持药物及技术的提高，目前化疗管理精细，20 世纪 90 年代后研究报道，均提出恶性生殖细胞肿瘤既对化疗高度敏感，特别是 BEP 标准的化疗方案，高度敏感；则创伤性过大的手术是否还有必要，值得重新考虑（Michell，1999 年；Williams，1999 年；Gersheson，1994 年）。Peccatori（1995 年）则明确提出对晚期转移性肿瘤，仅切除易切除的部分，尽量不要损伤肠道或泌尿道，以手术后能尽快开始化疗为妥。同样的，Lai（2005 年）建议行减灭术时即使留下少数残存瘤，但不作大段肠切除或去除其他脏器。我们认为将原发肿瘤及大块转移种植灶切除是很必要的，但如果手术将伤及脏器的完整性，例如直肠子宫陷凹内的肿瘤，只要能将大块肿瘤挖除，留下少量残存癌组织，手术后进行化疗，仍是有效的，可以达到治愈的目的，因此不必做直肠切除或造瘘做人工假肛。总之，手术不宜给患者带来过多的创伤。残存的小量肿瘤组织可依靠化疗消灭。

腹膜后淋巴结的处理也存在不同的做法：Lai 组的病例是行肿瘤同侧的腹膜后淋巴结切除，如已有卵巢外转移，即行双侧淋巴结切除；Williams 及 Gershenson 则仅对可疑淋巴结进行活检或切除，并不认为淋巴结清扫术是有利的。北京协和医院（黄惠芳，1995 年）37 例曾接受足量 VAC 或 PVB 化疗的卵黄囊瘤，不论是初治或复发病例，其持续缓解率与是否做淋巴结清扫术，两者之间未显示呈正相关关系。未做淋巴结清扫的 9 例患者中，8 例持续性缓解。Nawa（2001 年）分析了 47 例卵巢卵黄囊肿的治疗，认为是否行盆腔淋巴结切除，并不影响肿瘤的预后，所以，我们认为如手术时探查淋巴结并不增大，则可不必做淋巴结清扫术，不做淋巴结清扫但手术探查还是必要的。对于卵巢卵黄囊瘤，初次手术时应行详细探查，尽可能明确手术病理分期是大家的共识。了解了肿瘤累及范围，可以指导术后治疗，并对预后有正确的评估。检查必须全面仔细，特别对于外观似为早期肿瘤，更应细致详尽，以检出隐性或显微镜才能查出的微型病灶。检查内容包括腹水或腹腔冲洗液的细胞学检查、全腹腔及盆腔腹膜的视触诊，包括横膈下、大网膜、小肠及肠系膜、结肠和双侧肠沟、直肠子宫陷凹、子宫膀胱腹膜反折及有粘连处。有可疑病灶，应予切除或做病理学检查。腹膜后淋巴结也要详细进行视触诊，有增大或外观可疑的淋巴结，应予以切除或取样活检。

北京协和医院金滢等回顾性分析 2005 年初次就诊协和医院卵巢恶性生殖细胞肿瘤分期手术或者不分期手术对预后的影响，结果提示影响不大。杨佳欣等在 2013 年开展全国多中心的前瞻性研究也提示在卵巢恶性生殖细胞肿瘤可以不做分期手术，手术切除肿瘤及时术后化疗同样可以达到良好的预后。因此，不再强调卵巢卵黄囊瘤的分期手术。

对于初次手术后在基层医院后续治疗问题，卵巢卵黄囊瘤属于病理相对罕见肿瘤，常有部分病例在基层医院行初次手术。当时的外科手术病理分期不全面，对于已经在初次就诊医院接受手术不强调再次手术分期。首先这类肿瘤有非常明确的高度敏感和特异的肿瘤标志物，其次还是有相对可靠的影像学检查手段，如 CT 及 PET-CT 的检查。对于初次手术后仍有大块肿瘤残留可以考虑剖腹再次手术肿瘤细胞减灭手术，而对于没有肿瘤残留建议尽早开始化疗，毕竟肿瘤对化疗高度敏感，再次手术造成手术创伤，需要术后恢复，反而影响了化疗，因此根据患者的具体肿瘤影像学情况考虑，参考 CT、PET 及血清 AFP 检查结果，无异常发现，建议及时进行 BEP 有效的标准化疗，不必再次剖腹行分期手术。如果影像学提示大块肿瘤残留，血清 AFP 水平仍较高，则应再次剖腹探查行肿瘤细胞减灭手术，尽可能手术切除干净，以减少后续化疗药物的不良反应。

对于化疗未控或者停化疗短期复发性肿瘤的手术治疗。卵巢卵黄囊瘤原发肿瘤切除后，如果没有及时进行有效的联合化疗，或是化疗不足量，肿瘤常常很快复发。如果复发瘤比较局限、体积不大，也许单用联合化疗即可奏效。如果腹腔内的复发瘤分布范围较广而多或体积偏大，仍需要手术切除，手术后再进行联合化疗。若患者能耐受足量的标准顺铂联合化疗，可取得成功而满意的效果。

2010 年以后协和医院妇瘤中心诊治的卵巢纯的卵黄囊瘤，影响无瘤生存时间（PFS）的单因素包括 FIGO 分期、肿瘤单双侧、初次手术是否完全切净、初次治疗是否接受化疗（$P < 0.05$）。影响总生存时间（OS）的单因素包括初次手术的彻底性以及术后 2 程化疗后 AFP 水平是否降至正常（$P < 0.05$）。而年龄大小、初潮与否、术前 AFP 水平高低、肿瘤大

小及是否破裂、大网膜及淋巴结是否切除以及巩固化疗疗程是否超过 2 程均不影响患者 PFS 和 OS。Nasioudis 等总结 2004～2014 年美国国家癌症数据库中的卵黄囊瘤数据，分析显示 5 年总体生存率为 83.1%。若仅分析初始治疗在北京协和医院治疗的病例，卵黄囊瘤患者 5 年总体生存率为 85.7%，与目前的文献报道基本一致。

（二）药物治疗

1. PEB 联合化疗方案目前是卵巢卵黄囊瘤一线方案　1975 年 Smith 及 Rutledge 介绍了应用 VAC（长春新碱 V、更生霉素 A 及环磷酰胺 C）联合化疗的经验；继而 Julian（1979年）、Lokey（1981 年）、Williams（1981 年）又推荐了 PVB（顺铂 P、长春花碱 V 及博莱霉素 B）联合化疗方案；Smith（1984 年）提出了 BEP（B 博来霉素、E 鬼臼霉素、P 顺铂）方案。直至 1987 年 Smales 等总结，将 BEP 作为一线化疗方案，取得了神奇的疗效。使过去几乎无法治愈的卵巢恶性生殖细胞肿瘤成为目前疗效最佳的卵巢恶性肿瘤，预后明显改观。多年来对这些化疗方案临床应用后的研究证明，20 世纪 70 年代的 VAC 方案对 I 期卵巢恶性生殖细胞肿瘤有较高的治愈率（82%），但对有转移的患者，治愈率不达 50%，与 20 世纪 80 年代的 PVB、BEP 相比，明显逊色。Williams 总结了美国 M. D. Anderson 癌瘤中心和印第安纳州医学院各自采用 BEP 和 PVB 治疗恶性生殖细胞肿瘤患者的效果，发现 BEP 与 PVB 疗效近似，但毒性不良反应较低，认为 BEP 方案优于 PVB 方案。因此，目前国内外已一致公认 BEP 与 PVB 疗效好，尤其是 BEP 方案，这个化疗方案历经半个多世纪，目前仍是恶性生殖细胞肿瘤的一线方案，只是对于低危的恶性生殖细胞细胞肿瘤探讨减低药物的毒性不良反应而减低药物剂量。

2. 联合化疗用药的剂量和时间　北京协和医院 PBV（表 3-8）和 BEP（表 3-9）方案的用药为 5 天为 1 疗程，3 周重复 1 次。当 BLM 达终生剂量后，停用 BLM，改为 PV 或 PE 方案，药物剂量不变。BLM 终生剂量为 250mg/m^2。单次剂量不可超过 30mg。

表 3-8　PBV 联合化疗用药剂量及时间

药物	剂量（mg/m^2）	途径	用药时间				
			1	2	3	4	5
DDP	20	静脉滴注	+	+	+	+	+
VCR	1.0～1.5	静脉滴注	+	-	-	-	-
BLM 或平阳霉素	15	肌内注射	+（第 2 天，第 8 天，第 15 天）				

表 3-9　BEP 联合化疗用药剂量及时间

药物	剂量（mg/m²）	途径	用药时间				
			1	2	3	4	5
DDP	20	静脉滴注	+	+	+	+	+
VP16	100	静脉滴注	+	+	+	+	+
BLM 或平阳霉素	15	静脉滴注	+（第 2 天，第 8 天，第 15 天）				

有关用药的疗程数，尚无前瞻性对照研究的报道。北京协和医院 1995 年总结分析了采用 PVB 或 VAC 治疗卵黄囊瘤的患者，其中化疗足量的 37 例（PVB 至少 4 疗程，VAC 至少 6 疗程）和不足量的 17 例患者（PVB 少于 4 疗程，VAC 少于 6 疗程），持续缓解率分别为 81.8% 和 23.5%。Gershenson 认为对于临床 I 期或有转移但病灶已全部切除的病例，以 3～4 疗程为宜。如手术后残存癌灶较大，可能需要 5～6 疗程。美国妇科肿瘤学组（GOG）建议如果手术仅大部切净，化疗至少应在肿瘤标志物正常后再用 2 个疗程或以上。根据北京协和医院的经验，卵黄囊瘤及混合性生殖细胞肿瘤其恶性程度较高，应选择 BEP 或 PVB 方案，肿瘤标志物正常后有 2 个巩固化疗，一般化疗 4～6 疗程。对复发患者，均应按高危病例对待。血清标志物正常后化疗巩固 4 疗程，总化疗疗程数一般在 6～8 个。

3. 联合化疗的疗效　Gershenson（1992 年）收集 9 位作者所报道 PVB 治疗卵巢卵黄囊瘤的效果以及北京协和医院的治疗效果（表 3-10）。I 期患者治疗效果很好，两组共 24 例，仅死亡 1 例。该例因用药过频，误将每月用药 5 天改为每周用药 5 天。故而死于药物不良反应。北京协和医院 I 期存活的 5 例，其存活时间已有 4～10 年。II～IV 期患者治疗效果较差。2010～2018 年北京协和医院收治的 94 例卵巢单纯的内胚窦瘤病例中 FIGO I + II 期、III + IV 期，5 年 OS 分别为 83.5% 和 60.6%，5 年 PFS 分别为 85.7% 和 56.8%（表 3-10）。

表 3-10　PVB 治疗卵巢卵黄囊瘤的效果（持续缓解率）

作者（年）	I 期		II～IV 期	
	例数	%	例数	%
Gershenson（1992）*	18/18	100	19/28	67.9
北京协和医院（1993）	5/6#	83.3	5/9	55.6
北京协和医院（2018）	40/94	85.7	54/94	56.8

注：*9 位作者的综合报道；#死亡 1 例，死于药物不良反应。

美国妇科癌瘤协作组（GOG）曾进行以 BEP 治疗恶性生殖细胞肿瘤的临床研究，他们对 93 例Ⅰ、Ⅱ、Ⅲ期患者在肿瘤切除后，仅用 BEP 化疗 3 疗程，其持续缓解率可达 96%（Williams，1994 年）。因而，目前 BEP 方案已成为治疗恶性生殖细胞瘤的较为普遍且最有效的方案（表 3-11）。

表 3-11　BEP 治疗恶性生殖细胞瘤的缓解率

作者（年）	例数	%	例数	%	例数	%	例数	%	例数	%
Smales（1987）	2/2	100	0/1	0	5/5	100	1/1	100	–	–
Gershenso（1990）	10/10	100	3/3	100	8/9	89	–		4/4	100
Williams（1994）	50/60	98	9/10	90	21/23	91				

以顺铂联合化疗治疗卵巢卵黄囊瘤需要在以下环节给以高度重视：①给药时间。手术后开始用药时间不能有所延误，要及早开始顺铂联合化疗。给药周期必须每 21 天重复 1 疗程。不能拖延间隔时间。②用药的疗程数。对Ⅰ期患者应用药 3~4 疗程。Ⅱ~Ⅳ期患者，最好能用药至少 6 疗程。必要时尚可增加 2~3 疗程。③药物剂量。药物按体表面积计算，不能随意减量及更换，当平阳霉素已达总量 360mg 时，以后的几个疗程可仅用 PV（顺铂及长春新碱）或 PE（顺铂联合 VP16），挽救化疗药物方案还包括紫杉醇联合异环磷酰胺及顺铂（TIP 方案）。北京协和医院有两例复发性卵黄囊瘤在手术切除肿瘤后用其他联合化疗无效。改用 PVB 化疗而获得持续性缓解。另有 1 例肿瘤复发，放出血性腹水 4000ml。盆腔检查及 B 超发现盆腔内肿瘤直径 7cm，未行手术切除。单用 PVB 化疗 5 疗程完全缓解，迄今已有 7 年，患者健存无肿瘤迹象。尚有 1 例巨大肿瘤达剑突下 3 指。血清 AFP 13 000μg/ml，用 PVB 化疗 3 疗程后，血清 AFP 下降至正常。腹部肿瘤缩小到脐下 3 指。乃行手术探查，见肿瘤全部坏死，已找不到卵黄囊瘤组织，仅有残存的成熟畸胎瘤成分。所以，PVB 对卵巢内胚窦瘤的治疗，需要用药及时并足量，可获得满意的效果。

化疗用药中需严格检查各项指标，注意不良反应的及时处理。PVB 化疗的不良反应比 VAC 化疗重。几乎所有患者接受足量的化疗均会有骨髓抑制，对于第 1 疗程观察骨髓抑制的情况，第 2 疗程及时给予预防支持用药。如果预防支持可以就不需要进行药物减量，如血象下降较多，或者支持后仍不能达到 21 天开始下一程化疗需要调整化疗药物剂量。平阳霉素所产生的肺毒性及顺铂造成的肾毒性。虽然并不常见，但一旦发生，有可能很严重，甚至造成患者死亡。故整个治疗过程应对患者进行细致的监测观察，包括血象、血清肌酐、胸片及肺功能的检查等。

病例1提示卵黄囊瘤术后及时正规足量化疗非常重要。

【病例1】18岁，未婚未孕。2019年4月2日，因"腹胀、腹痛、盆腔包块"行剖腹右附件切除＋腹膜多点活检＋大网膜活检，术中见血性腹水1500ml，右卵巢囊实性增大15cm×12cm×12cm，表面见3cm破口，可见血性囊液流出，右附件扭转180°。术后病理：右卵巢卵黄囊瘤，可见成熟良性畸胎瘤；左侧结肠旁沟腹膜可见小灶异形细胞团。当地建议化疗，家属拒绝接受化疗。术前AFP 1060，CA125 551.4，CA199 213.3。

血肿瘤标志物持续升高，提示肿瘤未控复发1个月后来我院就诊。CT提示右附件区条索状不规则强化灶，2.4cm×2.1cm，左侧内乳区、心包横膈组、腹盆腔腹膜后、双侧髂血管旁多发结节，大者5.9cm×3.9cm。双侧颈深、锁骨上多发淋巴结，大者短径0.9cm，大量腹水。

2019年5月22日：PET-CT（图3-30）提示腹腔、盆腔大量积液，肝周包膜、大网膜、肠系膜、盆腹膜不规则增厚，内见多个结节、肿块影，较大肿块（图3-31、图3-32）。6.7cm×4.6cm，SUV$_{max}$ 17.9，脾门区、腹膜后见多发放射性摄取增高结节，4.3cm×3.6cm，1.0cm×0.cm，SUV$_{max}$ 13.8。

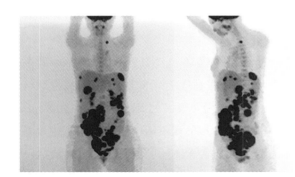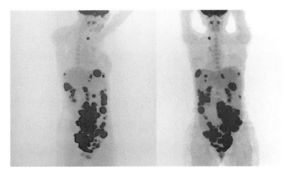

图3-30　PET-CT，提示术后3周就出现多发转移

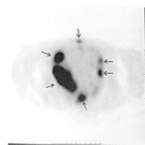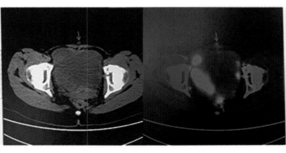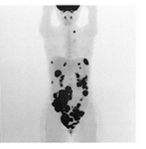

图3-31　PET-CT，盆腔内可见多发高代谢肿瘤

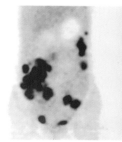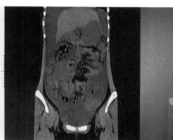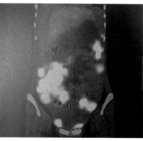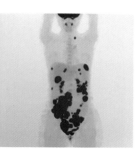

图 3-32　PET-CT，腹腔内多发高代谢病灶

从病例 1 可见术后及时化疗的重要性，手术后没有及时化疗，很快肿瘤未控，按初次手术情况，肿瘤破裂，血性腹水，如果当时没有上腹转移没有淋巴结受累，大致分期应该是 Ⅰ C 期，这样分期跟上后续化疗，肿瘤预后应该很乐观。当然也许当时就有淋巴结受累，分期比手术时描述要晚，但是如果后续开始化疗也是可以达到肿瘤治愈的目标的。实际情况是没有化疗术后很快复发，1 个月后评估肿瘤情况，包括胸部淋巴结颈部淋巴结转移情况、肿瘤负荷非常大、一般情况差、低蛋白血症，临床决策进行了先期化疗，争取手术机会。

2019 年 6 月 17 日行中间型肿瘤细胞减灭术，术后继续化疗，患者多次出现不良反应问题包括肺功能差，化疗间隔中出现肠梗阻，肠梗阻接受了保守治疗，期间全胃肠外营养，检测各项实验室检查，在全胃肠外营养情况下仍然完成了化疗，没有时间拖延，没有药物减量。化疗总疗程 7 个疗程，情况良好，末次化疗 2019 年 10 月，目前仍无瘤生存（表 3-12）。

表 3-12　患者总体治疗情况

时间	方案	肿瘤标志物血 AFP
治疗前，手术 1 个月未化疗，PET 提示多发转移，AFP 1194		
2019 年 5 月 23 日	PEB	2252
2019 年 6 月 17 日	手术	556
2019 年 6 月 19 日	PEB	36
2019 年 7 月 13 日	PEV（肺功能受损，呼吸科建议停用博来霉素）	4
2019 年 8 月 3 日	PEV（期间肠梗阻，保守治疗置入胃管，全胃肠外营养）坚持化疗	3.5
2019 年 8 月 24 日	PEB（肺功能好转，继续化疗 PEB）	2.9
2019 年 9 月 15 日	PEV	3.4
2019 年 10 月 6 日	PEV	3.3

总之，含有顺铂的 PVB 及 BEP 联合方案是卵黄囊瘤一线化疗。在用药过程特别强调用药"及时""足量""正规"，只有这样才能达到满意的效果。有少数病例并未经过手术切除肿瘤，也获得较长期的持续性缓解，因而使人想到对于卵黄囊瘤的治疗是否可以完全依靠化疗的作用，不必行手术切除。我们认为卵巢卵黄囊瘤的联合化疗虽然可取得很满意的效果，但大多数的报道都是在手术切除肿瘤以后，辅以化疗。只是有个别病例单用化疗而获持续缓解。目前尚无足够的资料支持以单纯化疗代替手术及化疗的综合治疗，而且卵黄囊瘤的原发肿瘤一般体积很大。化疗后的坏死组织体积也不小，虽然可被机体逐渐吸收，但这种坏死组织的吸收对患者仍是一个负担，且有可能留下腹腔内粘连。而且对于卵黄囊瘤的手术治疗并不强调彻底的肿瘤细胞减灭术。只要将主要的大块瘤切除，手术并不复杂，创伤性不大。对于健侧卵巢及子宫，注意保持其完整性，则手术治疗仍是一个不应省略的步骤。单纯依靠化疗势必使疗程数有所增加，而带有顺铂、博来霉素的化疗，有一定的毒性。过多化疗与一个不太复杂的手术比较，可能会给患者造成更大的负担。因此原则上，还是应该考虑手术治疗与化疗的综合治疗。

对于个别复发的肿瘤，手术除了切除肿瘤外减少肿瘤负荷为后续药物治疗创造条件，这部分复发病例多数已经经历化疗，可用选择药物不多。尤其是博来霉素已经应用，受终生剂量的限制，手术后可以减少用药就可以达到肿瘤缓解，肿瘤标志物正常，及早进入巩固化疗，争取挽救性治疗的治愈。

【病例 2】21 岁，G0。外院治疗情况：2005 年 8 月外院放腹水未见瘤细胞，肿瘤穿刺活检卵巢样组织见异形上皮。术前 CA199 258U/L，甲胎蛋白（AFP）1758U/L。紫杉醇（Taxol）加卡铂化疗，2 疗程。2005 年 9 月 29 日行肿瘤细胞减灭术 CRS：右附件切除，大网膜切除，阑尾切除加盆腔淋巴结切除。术后 PEB 化疗 6 疗程。末次化疗 2006 年 3 月 31 日。2006 年 5 月开始出现血 AFP 升高。又给予顺铂（DDP）+ VP16 化疗，血 AFP 进行性升高 > 3000U/L 转入北京协和医院。外院化疗情况如下：

2005 年 10 月 26 ～ 30 日、2005 年 11 月 26 ～ 30 日、2005 年 12 月 28 日至 2006 年 1 月 2 日、2006 年 1 月 28 日至 2 月 1 日、2006 年 2 月 28 日至 3 月 4 日、2006 年 3 月 31 日至 4 月 4 日：DDP 27mg × 5 天，VP16 100mg × 5 天，BLM 15mg × 5 天。

以上化疗可见药物剂量减少，没有按每体表面积顺铂 100mg 分 3 天或 5 天给药，VP16 每天每体表面积 100mg，给药 3 ～ 5 天。同时化疗时间拖延，每个疗程均是拖延 7 天以上。BLM 累积用量 300mg，在化疗停止 3 个月后肿瘤标志物升高，考虑复发转入北京协和医院。

2006 年 8 月转入北京协和医院：卵巢卵黄囊瘤复发，肿瘤 PET 定位：肝区、盆腔及右肾水平腹腔占位。肿瘤标志物 AFP 10918U/L。

2006 年 8 月 29 日接收再次肿瘤细胞减灭手术，术中肿瘤未累及对侧卵巢及子宫，仍然保留生育功能，切除肿瘤包括直肠窝肿瘤、下腔静脉旁肿瘤、肝隔间肿瘤，切除干净，左卵巢活检（－）。术后肿瘤标志物 AFP 5044U/L。术后 2006 年 9 月 8 日开始化疗。博来霉素已经接近终身剂量，在挽救性化疗中仅第 1、第 2 疗程使用博来霉素。

2006 年 9 月 8 日：PEB 化疗 5 天（第 1 天 DDP 25mg；第 2～5 天 DDP 30mg；第 1～3 天 VP16 140mg；第 4～5 天 VP16 150mg；第 1～2 天 BLM 22mg）。

2006 年 9 月 29 日：PEB 化疗 5 天（第 1 天 DDP 25mg；第 2～5 天 DDP 30mg；第 1～3 天 VP16 140mg；第 4～5 天 VP16 150mg；第 1～2 天 BLM 22mg）。

2006 年 10 月 20 日：BLM 到终身剂量，同时肺功能弥散障碍，停用博来霉素，DDP 联合 VP16。

2006 年 11 月 10 日（11 月 3 日 AFP 正常）：DDP 联合 VP16 化疗。

2006 年 12 月 3 日：DDP 联合 VP16 化疗。

2006 年 12 月 25 日：DDP 联合 VP16 化疗。

停化疗随诊，长期不良反应包括卵巢功能受累、闭经、血激素水平：

2007 年 2 月 2 日：E2 2.1pg/ml，FSH 164mIU/ml。

2007 年 3 月 1 日：E2 0.0pg/ml，FSH 142mIU/ml。

2007 年 4 月 30 日：E2 5.3pg/ml，FSH 146mIU/ml。

2007 年 5 月 31 日：E2 12pg/ml，FSH 142mIU/ml。

2007 年 8 月 1 日：E2 9.1pg/ml，FSH 151mIU/ml。

2007 年 9 月 4 日：E2 66pg/ml，FSH 108mIU/ml。

2008 年 1 月月经恢复。

2008 年 5 月人流 1 次，后一直门诊随诊，月经规律。

该病例说明初次手术不是范围越大越好，术前穿刺诊断需谨慎，卵黄囊瘤穿刺病理诊断很困难，相对罕见肿瘤，穿刺的病理很难明确诊断，年轻患者有盆腔包块加上敏感的肿瘤标志物，临床诊断基本成立。穿刺少量组织细胞反而很难明确病理，同时穿刺改变病理分期，引起肿瘤扩散。术后化疗随意减量，随意拖延化疗时间对于高危病例有时很难控制病情，肿瘤容易复发。目前患者随诊超过 10 年，无瘤生存，可见手术后及时足量正规化疗是预后的关键。一旦肿瘤复发仍有机会治愈，再次手术仍可以保留生育功能，再次手术达到无瘤残余是预后的关键，所以这样的手术也叫挽救型手术。同时术后积极化疗，没有 BLM 是影响预后，BLM 达到终生剂量后辅以其他方案化疗，化疗不能推延减量。当然这样的治疗确实副反应大，肺功能的影响，肾功能的影响及卵巢功能的影响均是达到治愈的代价。更强调初次治疗的规范，避免这样的再次治疗。

（三）先期化疗在晚期卵巢卵黄囊瘤的应用

外地治疗转诊来的卵巢卵黄囊瘤患者一般情况非常差，合并胸腔积液、腹水、心肺功能受累，包括瘤体巨大、伴发热，常常无法接受手术。年轻患者，肿瘤标志物 AFP 异常升高，巨大包块，临床诊断内胚窦瘤，在没有手术条件情况下，这些患者接受 1 疗程先期化疗，常常化疗效果神奇。患者常常在用药 24 小时就会有呼吸情况的改善，化疗后肿瘤明显缩小，一般情况改善，为手术创造了条件。我们回顾性分析了在北京协和医院接受先期化疗的晚期卵巢内胚窦瘤，卵巢内胚窦瘤晚期 53 例患者，21 例接受先期化疗，32 例接受直接肿瘤细胞减灭手术。接受先期化疗患者手术并发症明显减少，总体有 7 例患者复发。在肿瘤直径大于 20cm、AFP 异常升高，大于 10^4、合并胸腔积液病例中，先期化疗预后相对好（图 3-33、图 3-34）。因此提出，对这些患者先期化疗后手术。两组病例总体预后一样

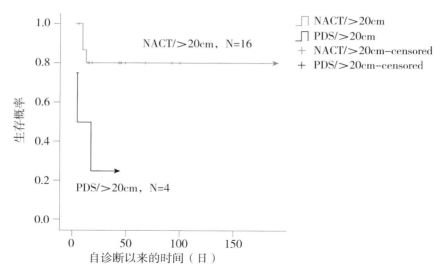

图 3-33　肿瘤直径超过 20cm 先期化疗与直接手术预后比较

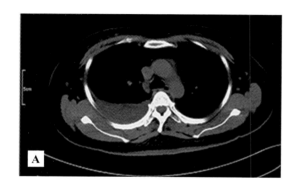
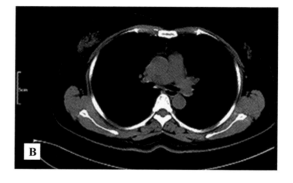

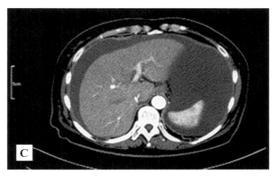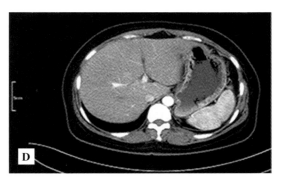

图 3-34　CT，显示先期化疗后胸腔消失、大量腹水明显减少

注：CT scans of pleural effusion and ascites in patients treated with NACT.（A）Pleural effusion at the initial presentation.（B）Pleural effusion disappeared after NACT.（C）Massive ascites at the initial presentation.（D）Ascites diminished after NACT.

（表 3-13）。先期化疗疗程建议在 1 ~ 2 疗程，也因为在本研究中接受 3 疗程先期化疗的患者，第 2 疗程和第 3 疗程肿瘤缩小程度及 AFP 下降程度，远远不及第 1 疗程与第 2 疗程相比。

表 3-13　先期化疗与直接手术 PFS 情况

卵巢内胚窦瘤病例	PFS
total（总例）	87%
NACT 组	89%
PDS 组	86%

【病例 3】39 岁，因附件实性包块 6cm×7cm 就诊。CT 检查肿瘤生长迅速，尤其是穿刺病理后肿瘤生长很快，病理学检查并未提示卵黄囊瘤，穿刺病理组织类型不明，见黏液细胞或者低分化癌，同时 CA125 有升高，因肿瘤负荷大，不能平卧，呼吸苦难转入急诊加强病房。双侧胸腔积液，穿刺后腹壁转移，低蛋白（Alb 23g/L），CA125 284.6U/ml，CA199 4.04U/ml，CEA 2.31ng/ml，处理非常棘手（图 3-35、图 3-36）。建议患者接收先期化疗 1 个疗程，看看是否有手术机会。化疗前再次留取全套肿瘤标志物，回报肿瘤标志物结果 AFP > 15 万 U/L，考虑可能为卵巢恶性生殖细胞肿瘤，反而感觉肿瘤治疗有向好一面，充满希望。

　　1 个疗程化疗后，患者一般情况明显改善，可以平卧呼吸，纠正低蛋白血症，加强支持治疗后，行中间型肿瘤细胞减灭手术。术中见左右附件均有肿瘤，大网膜肿瘤巨大，直肠前、膀胱表面、肠表面均是肿瘤。患者没有生育要求，行不保留生育的肿瘤细胞减灭手术，切除全子宫双附件、大网膜、阑尾，同时直肠前，膀胱壁，小肠表面种植的肿瘤，手术切净（图 3-37 ~ 3-40）。

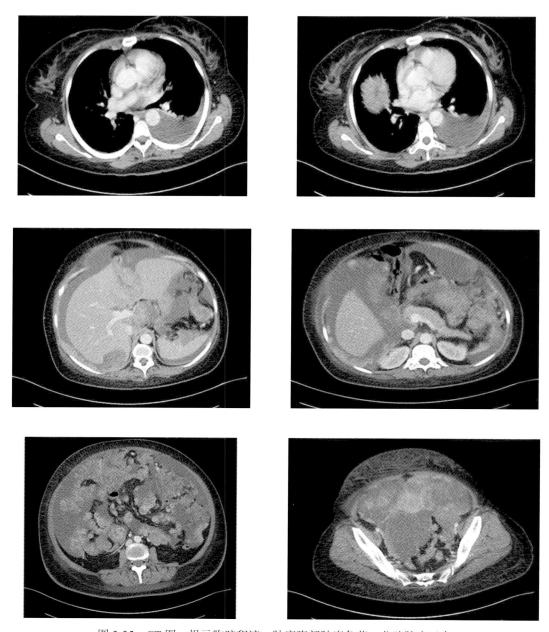

图 3-35　CT 图，提示胸腔积液，肿瘤腹部肿瘤负荷，盆腔肿瘤巨大

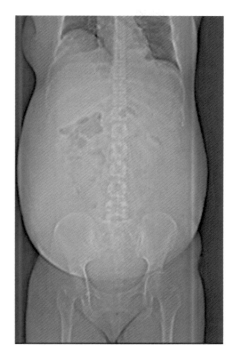 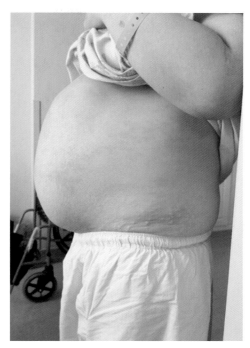

图 3-36　腹立位片

注：提示实性肿瘤巨大，负荷大；右图患者站立膨隆，均是实性肿瘤压迫，呼吸困难，不能平卧呼吸。

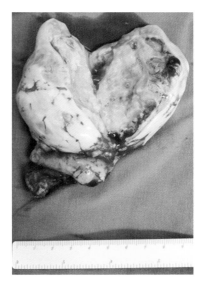

图 3-37　右附件肿瘤

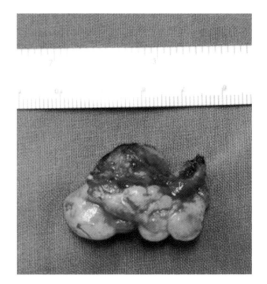

图 3-38　左附件肿瘤

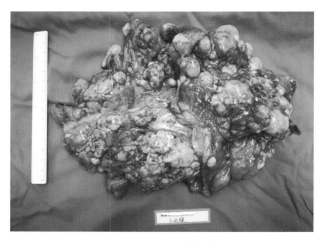

图 3-39　大网膜肿瘤

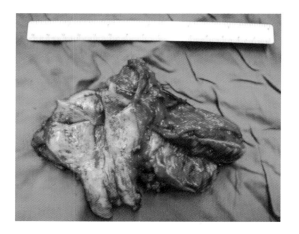

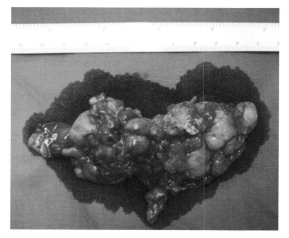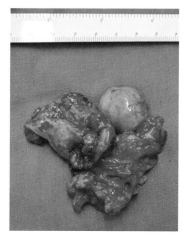

图 3-40　子宫及宫旁肿瘤，子宫前膀胱肿瘤及子宫后直肠前肿瘤

　　该病例说明如果卵巢卵黄囊瘤发病年龄大，往往初次就诊时考虑不到是恶性生殖细胞肿瘤，而贻误最佳治疗时机，肿瘤快速生长，使肿瘤负荷巨大造成手术及治疗上的困难，但仍要创造手术时机，争取治愈（图 3-41，表 3-14）。

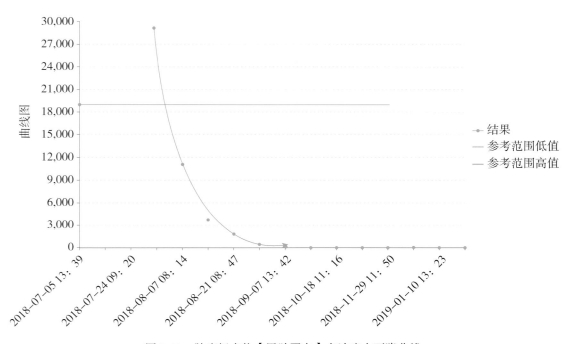

图 3-41　肿瘤标志物【甲胎蛋白】在治疗中下降曲线

表 3-14　总体治疗经过

2018-07-05 至 07-06	腹穿置管，分别引流血性腹水3000ml；TC 静脉化疗 1 程	TC 化疗前 AFP> 15 万 ng/ml 术前（7-9）AFP> 60500ng/ml
2018-07-23	肿瘤细胞减灭术	术后（7-30）AFP 29109ng/ml
2018-07-31 至 08-02	Ⅰ. PEB 化疗	1 疗程后（8-20）AFP 1583ng/ml
2018-08-21 至 08-23	Ⅱ. PEB 化疗	2 疗程后（9-7）AFP 181.9ng/ml
2018-09-11 至 09-13	Ⅲ. PEB 化疗	3 疗程后（9-27）AFP 16.3ng/ml
2018-10-02 至 10-04	Ⅳ. PEB 巩固化疗	4 疗程后（10-18）AFP 6.2ng/ml
2018-10-23 至 10-25	Ⅴ. PEB 巩固化疗	5 疗程后（11-8）AFP 5.4ng/ml
2018-11-13 至 11-15	Ⅵ. PEB 巩固化疗	6 疗程后（11-29）AFP 6.1ng/ml
2018-12-04 至 12-06	Ⅶ. PEB 巩固化疗	7 疗程后（12-20）AFP 6.0ng/ml
2018-12-25 至 12-27	Ⅷ. PEV 巩固化疗	8 疗程后（2019-01-10）AFP 5.5ng/ml
现患者已完成化疗，进入密切随访期		

（四）特殊情况下卵巢卵黄囊瘤的处理

1. 儿童期卵巢卵黄囊瘤　ⅠA 期患者的处理：Billmire 等报道了 25 例Ⅰ期儿童及青少年 MOGCTs（0～16 岁）采取手术后密切随访观察策略，其中 23 例合并术前 AFP 升高，12 例于术后 1～8 个月内复发，11 例复发患者经过挽救性治疗后得以完全缓解。Newton 等报道了 4 例Ⅰ期术后未行化疗的卵黄囊瘤患者，其中 3 例复发，但均得以控制。北京协和医院 2010～2018 年共 6 例卵巢卵黄囊瘤患者未行术后化疗，仅严密随诊，均复发，其中 5 例得以缓解。多因素分析示辅助化疗是影响患者复发的独立危险因素，但不影响患者总体生存率，提示术后随访观察仅尝试应用于早期"低危"卵黄囊瘤患者，但目前对于"低危"尚无划分标准。很多学者认为肿瘤标志物术后降至正常，年龄 < 16 周岁是低危因素，可以使得部分儿童免于化疗，如果随诊间肿瘤标志物升高再接受治疗，不影响总体预后。北京协和医院目前仍然对儿童期卵巢卵黄囊瘤 ⅠA 期进行化疗，一般可以按低危恶性生殖细胞肿瘤处理，PEB 联合化疗，总 3 疗程，或者血肿瘤 AFP 正常后 2 个疗程化疗。仅有 1 例患者 28 岁，孕 8 周，盆腔包块，5cm 实性，腹腔镜单纯附件切除，病理提示卵巢卵黄囊瘤，术后 AFP > 100。患者妊娠 10 周左右，希望不化疗，密切随诊 AFP 水平，每 2～4 周化疗血肿瘤标记 AFP，维持在 100 左右，一直随诊足月，阴道分娩，后仍随诊中，这种情况属于非常罕见情况，对于卵巢卵黄囊瘤的术后严密随诊需要非常谨慎。

2. 卵巢卵黄囊瘤合并妊娠　卵巢恶性肿瘤合并妊娠者以恶性生殖细胞瘤较为多见，多为卵黄囊瘤或无性细胞瘤。肿瘤多数为早期 ⅠA～ⅠC 期，是由于妊娠后常规体检或 B 超检查发现。因此，预后较好。近年有一些有关卵巢卵黄囊瘤合并妊娠的个案报道。多在妊娠 10～20 周发现肿瘤，均立即手术切除肿瘤，继续妊娠。手术后的化疗时间不同；立即在妊娠中期进行化疗达 2～5 疗程后至近足月剖宫产（Han，2005 年），也有在妊娠期不予化疗，等待 12～17 周至近足月剖宫产，产后再化疗（Aoki，2005 年；Shimizu，2003 年）（表 3-16）。各随诊 2～6 年，母子健康，胎儿无畸形。北京协和医院曾收治卵巢恶性肿瘤合并妊娠的 20 例患者中，有 8 例是恶性生殖细胞瘤，其中 3 例卵黄囊瘤。3 例卵黄囊瘤均为初始外院病例，妊娠晚期（32～40 周）才发现肿瘤，外院手术切除肿瘤同时剖宫产及子宫切除后来北京协和医院化疗，肿瘤分期为 ⅠA、Ⅱ 及 Ⅲ 期。化疗后，分别随诊 8、40 及 100 个月，母子健康存活（表 3-15）。

根据报道，Ⅰ期卵巢卵黄囊瘤手术后不化疗，等待 10～17 周，胎儿分娩后再化疗，或是在妊娠中期手术切除肿瘤后就开始化疗，化疗 2～5 疗程直至胎儿分娩，预后都很好。如果妊娠、孕晚期发现肿瘤，肿瘤为早期，或虽已 Ⅲ 期，只要积极规范化疗，也可获母子健康的效果。

表 3-15　2000 年 1 月～2017 年 12 月北京协和医院妊娠合并卵巢卵黄囊瘤病例情况

年龄（岁）	产次（次）	组织学亚型	AFP（ng/ml）	肿瘤长径（cm）	肿瘤破裂	FIGO分期	肿瘤发现时间	孕期处理	初次手术时间	初次肿瘤手术途径	初次肿瘤手术方式	分娩孕周（周）	生产方式	妊娠结局	随访	无进展生存期（月）	总体生存期（月）
29	0	卵黄囊瘤	12830	15	是	I C2	早孕期	手术、化疗1疗程	中孕期	剖腹	患侧附件切除	-	-	主动终止妊娠[c]	无病生存	68	68
26	0	卵黄囊瘤	>1000	12	是	I C2	早孕期	手术、复发后化疗至生产	中孕期	剖腹	患侧附件切除	35	剖宫产	新生儿死亡	无病生存	3	80
30	0	卵黄囊瘤	>1000	7	否	I A	早孕期	手术	中孕期	腹腔镜	囊肿剔除	39^{+5}	经阴分娩	新生儿存活	无病生存	23	23
24	0	卵黄囊瘤	32825	13	是	I C2	早孕期	终止妊娠后手术	中孕期	剖腹	患侧附件切除	-	-	主动终止妊娠	无病生存	52	52
18	0	卵黄囊瘤	6780	10	否	III A	早孕期	终止妊娠后手术	早孕期	剖腹	全面分期术[b]	-	-	主动终止妊娠	无病生存	23	23
27	0	卵黄囊瘤	80500	14	否	III C	中孕期	复发后化疗至生存	生产时	剖腹	再次肿瘤细胞减灭	35	剖宫产	新生儿存活	死亡	21	40

表 3-16   文献报道妊娠合并卵巢恶性生殖细胞肿瘤孕期期待治疗

作者 / 出版时间	年龄（岁）	组织学类型	FIGO 分期	手术时间（孕周）	期待治疗时长	不良事件	生产时间	生产方式	产后治疗
Shimizu et al，2003	32	卵黄囊瘤	Ⅰ C	19	28 周		36 周	经腹	化疗
Aoki et al，2005	30	卵黄囊瘤	Ⅰ C	22	14 周	复发	35 周	经腹	化疗
Pafilis et al，2009	35	卵黄囊瘤	Ⅰ C	25	8 周	复发	32 周	经腹	化疗

【病例 4】27 岁，妊娠 33 周。憋气腹水，不能平卧来诊，孕前接受卵巢内胚窦瘤手术，怀疑肿瘤复发。血肿瘤标志物 AFP 80 500ng/ml。CT 提示肝周肿瘤巨大 13.6cm×9.0cm，肿瘤压迫肝脏，大量腹水。考虑患者一般情况差，先期化疗 1 疗程 PEB 方案，肿瘤缩小明显（图 3-42）。一般情况好转，化疗后出血，羊水进行性减少，10 天后羊水超声提示 0，胎心好。于是行剖宫产及同时肿瘤细胞减灭手术，手术后继续化疗。新生儿男婴发育良好。

化疗之前　　　　　　　化疗1疗程之后

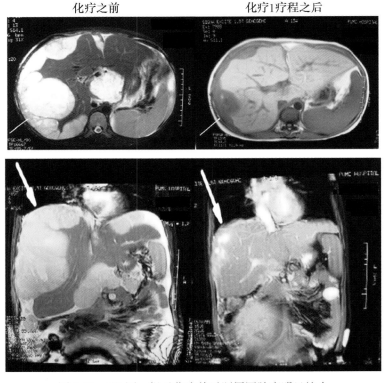

图 3-42　CT 图，提示化疗前后肝周围肿瘤明显缩小

可见在孕中期和孕晚期，考虑胎儿发育已经完成，可以在孕期接受化疗，接近足月可以考虑终止妊娠同时肿瘤细胞减灭手术。如果胎儿尚不能存活，可以考虑先期化疗，待胎

儿可以存活后行剖宫产及肿瘤细胞减灭手术；而对于怀孕早期，则建议人工流产，同时肿瘤手术以肿瘤治疗为首要。

（杨佳欣　黄惠芳　连利娟）

参考文献

1. 连利娟. 卵巢内胚窦瘤. // 林巧稚. 妇科肿瘤. 北京：人民卫生出版社，2005: 117-126.

2. 连利娟. 血清甲胎球蛋白 (AFP) 测定对卵巢内胚窦瘤的诊断及治疗的指导意义. 中华妇产科杂志，1979, (1): 22-27.

3. 赵学英，黄惠芳，连利娟，等. 妊娠合并卵巢恶性肿瘤——附 21 例临床病理分析. 生殖医学杂志，2004, 13(6): 354-359.

4. 宗璇，杨佳欣，张颖，等. 卵巢卵黄囊瘤的治疗及预后. 生殖医学杂志，2020, 29(5): 565-570.

5. Brown J, Friedlander M, Backes FJ, et al. Gynecologic Cancer Intergroup(GCIG)consensus review for ovarian germ cell tumors. Int J Gynecol Cancer, 2014, 24(9 Suppl 3): S48-S54.

6. Dällenbach P, Bonnefoi H, Pelte MF, et al. Yolk sac tumours of the ovary: an update. Eur J Surg Oncol, 2006, 32(10): 1063-1075.

7. Terentiev AA, Moldogazieva NT. Alpha-fetoprotein: a renaissance. Tumour Biol, 2013, 34(4): 2075-2091.

8. Smith HO, Berwick M, Verschraegen CF, et al. Incidence and survival rates for female malignant germ cell tumors. Obstet Gynecol, 2006, 107(5): 1075-1085.

9. Zhao Q, Yang J, Cao D, et al. Tailored therapy and long-term surveillance of malignant germ cell tumors in the female genital system: 10-year experience. J Gynecol Oncol, 2016, 27(3): e26.

10. Nasioudis D, Chapman-Davis E, Frey MK, et al. Management and prognosis of ovarian yolk sac tumors; an analysis of the National Cancer Data Base. Gynecol Oncol, 2017, 147(2): 296-301.

11. Cicin I, Saip P, Guney N, et al. Yolk sac tumours of the ovary: evaluation of clinicopathological features and prognostic factors. Eur J Obstet Gynecol Reprod Biol, 2009, 146(2): 210-214.

12. Armstrong DK, Alvarez RD, Bakkum-Gamez JN, et al. NCCN guidelines insights: ovarian cancer, version 1. 2019. J Natl Compr Canc Netw, 2019, 17: 896-909.

13. Zhao Q, Cao D, Yu M, et al. Safety and efficacy of bleomycin/pingyangmycin-containing chemotherapy regimens for malignant germ cell tumor patients in the female genital system. Oncotarget, 2017, 8(9): 15952-15960.

14. Iwamoto H, Izumi K, Natsagdorj A, et al. Effectiveness and Safety of Pegfilgrastim in BEP Treatment for Patients with Germ Cell Tumor. In Vivo, 2018, 32(4): 899-903.

15. Billmire DF, Cullen JW, Rescorla FJ, et al. Surveillance after initial surgery for pediatric and adolescent

girls with stage I ovarian germ cell tumors: report from the Children's Oncology Group. J Clin Oncol, 2014, 32(5): 465-470.

16. Newton C, Murali K, Ahmad A, et al. A multicentre retrospective cohort study of ovarian germ cell tumours: Evidence for chemotherapy de-escalation and alignment of paediatric and adult practice. Eur J Cancer, 2019, 113: 19-27.

17. Ray-Coquard I, Morice P, Lorusso D, et al. Non-epithelial ovarian cancer: ESMO Clinical Practice Guidelines for diagnosis, treatment and follow-up. Ann Oncol, 2018, 29 Suppl 4: iv1-1iv18.

18. Kawai M, Kano T, Furuhashi Y, et al. Prognostic factors in yolk sac tumors of the ovary. A clinicopathologic analysis of 29 cases. Cancer, 1991, 67(1): 184-192.

19. Nawa A, Obata N, Kikkawa F, et al. Prognostic factors of patients with yolk sac tumors of the ovary. Am J Obstet Gynecol, 2001, 184(6): 1182-1188.

20. Wang X, Ma Z, Li Y. Ovarian Yolk Sac Tumor: The Experience of a Regional Cancer Center. Int J Gynecol Cancer, 2016, 26(5): 884-891.

21. Kojimahara T, Nakahara K, Takano T, et al. Yolk sac tumor of the ovary: a retrospective multicenter study of 33 Japanese women by Tohoku Gynecologic Cancer Unit(TGCU). Tohoku J Exp Med, 2013, 230(4): 211-217.

22. Solheim O, Gershenson DM, Tropé CG, et al. Prognostic factors in malignant ovarian germ cell tumours(The surveillance, epidemiology and end results experience 1978-2010). Eur J Cancer, 2014, 50: 1942-1950.

23. Leiserowitz GS, Xing G, Cress R, et al. Adnexal masses in pregnancy: how often are they malignant. Gynecol Oncol, 2006, 101(2): 315-321.

24. Machado F, Vegas C, Leon J, et al. Ovarian cancer during pregnancy: analysis of 15 cases. Gynecol Oncol, 2007, 105(2): 446-450.

25. Aggarwal P, Kehoe S. Ovarian tumours in pregnancy: a literature review. Eur J Obstet Gynecol Reprod Biol, 2011, 155(2): 119-124.

26. Brown J, Friedlander M, Backes FJ, et al. Gynecologic Cancer Intergroup(GCIG)consensus review for ovarian germ cell tumors. Int J Gynecol Cancer, 2014, 24(9 Suppl 3): S48-S54.

27. Van Calsteren K, Heyns L, De Smet F, et al. Cancer during pregnancy: an analysis of 215 patients emphasizing the obstetrical and the neonatal outcomes. J Clin Oncol, 2010, 28(4): 683-689.

28. Amant F, Vandenbroucke T, Verheecke M, et al. Pediatric Outcome after Maternal Cancer Diagnosed during Pregnancy. N Engl J Med, 2015, 373(19): 1824-1834.

29. de Haan J, Verheecke M, Van Calsteren K, et al. Oncological management and obstetric and neonatal

outcomes for women diagnosed with cancer during pregnancy: a 20-year international cohort study of 1170 patients. Lancet Oncol, 2018, 19(3): 337-346.

30．Weinberg LE, Lurain JR, Singh DK, et al. Survival and reproductive outcomes in women treated for malignant ovarian germ cell tumors. Gynecol Oncol, 2011, 121(2): 285-289.

31．Zhao Q, Yang J, Cao D, et al. Tailored therapy and long-term surveillance of malignant germ cell tumors in the female genital system: 10-year experience. J Gynecol Oncol, 2016, 27(3): e26.

32．Zhao Q, Cao D, Yu M, et al. Safety and efficacy of bleomycin/pingyangmycin-containing chemotherapy regimens for malignant germ cell tumor patients in the female genital system. Oncotarget, 2017, 8(9): 15952-15960.

33．Iwamoto H, Izumi K, Natsagdorj A, et al. Effectiveness and Safety of Pegfilgrastim in BEP Treatment for Patients with Germ Cell Tumor. In Vivo, 2018, 32(4): 899-903.

34．Mielcarek P, Nowicka-Sauer K, Kozaka J. Anxiety and depression in patients with advanced ovarian cancer: a prospective study. J Psychosom Obstet Gynaecol, 2016, 37(2): 57-67.

35．Billmire DF, Cullen JW, Rescorla FJ, et al. Surveillance after initial surgery for pediatric and adolescent girls with stage I ovarian germ cell tumors: report from the Children's Oncology Group. J Clin Oncol, 2014, 32(5): 465-470.

36．Baranzelli MC, Bouffet E, Quintana E, et al. Non-seminomatous ovarian germ cell tumours in children. Eur J Cancer, 2000, 36(3): 376-383.

37．Mann JR, Raafat F, Robinson K, et al. The United Kingdom Children's Cancer Study Group's second germ cell tumor study: carboplatin, etoposide, and bleomycin are effective treatment for children with malignant extracranial germ cell tumors, with acceptable toxicity. J Clin Oncol, 2000, 18(22): 3809-3818.

38．Göbel U, Calaminus G, Schneider DT, et al. The malignant potential of teratomas in infancy and childhood: the MAKEI experiences in non-testicular teratoma and implications for a new protocol. Klin Padiatr, 2006, 218(6): 309-314.

39．Newton C, Murali K, Ahmad A, et al. A multicentre retrospective cohort study of ovarian germ cell tumours: Evidence for chemotherapy de-escalation and alignment of paediatric and adult practice. Eur J Cancer, 2019, 113: 19-27.

40．Sayedur Rahman M, Al-Sibai MH, Rahman J, et al. Ovarian carcinoma associated with pregnancy. A review of 9 cases. Acta Obstet Gynecol Scand, 2002, 81(3): 260-264.

41．Shimizu Y, Komiyama S, Kobayashi T, et al. Successful management of endodermal sinus tumor of the ovary associated with pregnancy. Gynecol Oncol, 2003, 88(3): 447-450.

42．Aoki Y, Higashino M, Ishii S, et al. Yolk sac tumor of the ovary during pregnancy: a case report. Gynecol Oncol, 2005, 99(2): 497-499.

43. Mekaru K, Kamiyama S, Masamoto H, et al. Squamous cell carcinoma arising in an ovarian mature cystic teratoma complicating pregnancy: a case report. Arch Gynecol Obstet, 2008, 278(3): 287-290.

44. Pafilis I, Haidopoulos D, Rodolakis A, et al. Management of a pregnancy complicated by yolk sac tumor. Arch Gynecol Obstet, 2009, 280(5): 803-806.

45. Budiman HD, Burges A, Rühl IM, et al. Squamous cell carcinoma arising in a dermoid cyst of the ovary in pregnancy. Arch Gynecol Obstet, 2010, 281(3): 535-537.

46. Mendivil AA, Brown JV 3rd, Abaid LN, et al. Robotic-assisted surgery for the treatment of pelvic masses in pregnant patients: a series of four cases and literature review. J Robot Surg, 2013, 7(4): 333-337.

47. Wang, Y. Malignant mixed ovarian germ cell tumor composed of immature teratoma, yolk sac tumor and embryonal carcinoma harboring an EGFR mutation: a case report. Onco Targets Ther, 2018, 11: 6853-6862.

48. Liu Q, Ding X, Yang J, et al. The significance of comprehensive staging surgery in malignant ovarian germ cell tumors. Gynecol Oncol, 2013, 131(3): 551-554.

49. Tao T, Yang J, Cao D, et al. Conservative treatment and long-term follow up of endodermal sinus tumor of the vagina. Gynecol Oncol, 2012, 125(2): 358-361.

50. Yan Lu a, Jiaxin Yang a, Dongyan Cao. Role of neoadjuvant chemotherapy in the management of advanced ovarian yolk sac tumor. Gynecol Oncol, 2014, 134: 78-83.

51. Tao T, Yang J, Cao D, et al. Management of recurrent ovarian yolk sac tumor in pregnancy. Gynecol Oncol, 2011, 122: 455-456.

第三节　卵巢无性细胞瘤的临床

卵巢无性细胞瘤（dysgerminoma）来源于尚未有性分化以前的原始生殖细胞，故称无性细胞瘤。病理形态及组织来源与睾丸精原细胞瘤（seminoma）很相似，故这两种肿瘤有同一名称——生殖细胞瘤（germinoma）。两者被称为同系物（homologus）。

Asadourian（1969 年）曾对 22 例无性细胞瘤的瘤细胞核作 DNA 测定及性染色质检查，发现静止期瘤细胞核的 DNA 含量，双倍于淋巴细胞，相当于减数分裂期原始卵子（primary oocyte）的 DNA 含量，并发现肿瘤间质细胞的染色质阳性，与患者的体细胞一致。但肿瘤细胞的染色质却是阴性的，原始卵子的特点也常常看不到性染色质。Asadourian 的检查结果进一步证明了无性细胞瘤来源于原始生殖细胞。

无性细胞瘤的组织来源，迄今未十分肯定，但根据以下 3 点使大多数研究者认为最可能来源于卵巢的原始生殖细胞。①无性细胞瘤的细胞形态与发育过程的生殖细胞极为相似。②睾丸的精原细胞瘤的细胞形态与无性细胞瘤也极为相近，而卵巢与睾丸产生的卵子和精子都是自原始生殖细胞发展而来的。③无性细胞瘤常合并其他生殖细胞瘤的成分，如畸胎瘤、卵黄囊瘤、绒癌、性母细胞瘤等。

一、病理特点

在恶性生殖细胞肿瘤中，未成熟畸胎瘤及内胚窦瘤均为单侧性，唯有无性细胞瘤有可能为双侧性。双侧性占 10%~20%（Asadourian，1969 年；De Palo，1982 年）。截至 2019 年 8 月北京协和医院 97 例单纯型无性细胞瘤患者中，15 例为双侧性，占 15%。Asadourian（1969 年）分析了 105 例无性细胞瘤，临床Ⅰ期的病例中，14% 为双侧性。双侧性肿瘤中，有 1/3 病例其对侧肿瘤非常小，为微型瘤。Schwartz（1992 年）报道的 6 例双侧性肿瘤中有 3 例属于对侧卵巢微型瘤。因此，手术时对保留的卵巢应做剖开探查及楔形活检。近年来，有病理组织学观察发现无性细胞瘤转化为卵黄囊瘤的报道（Parkesh，1995 年），也有发现无性细胞瘤中约 3% 可见到合体滋养层巨细胞（Robert，1993 年），近年世界卫生组织卵巢肿瘤新分类中，无性细胞瘤中一个新的亚型是"含合体滋养层巨细胞无性细胞瘤"。故有些无性细胞瘤可伴月经紊乱，妊娠试验阳性。1996 年，Casey 曾对 6 例无性细胞瘤检测血 hCG，其中 1 例轻度升高 68mIU/ml。

关于转移情况，卵巢无性细胞瘤的转移发生率报道的数据相差较大，20%~66%（Asadourian，1969 年；Muhammad，1976 年；Smith，1973 年；连利娟，1982 年；高琴，1985 年）。有些报道的转移率偏低，有些报道的转移率高，可能由于手术时探查不够细致，特别是淋巴结转移易被遗漏。1982 年开始，卵巢癌手术治疗时，尽可能进行常规淋巴结清扫手术，故发现淋巴结转移的机会较多。1990 年前，北京协和医院 16 例初治的无性细胞瘤中，8 例（50%）转移，8 例淋巴结转移患者中 6 例（75%）为腹主动脉旁淋巴结转移。转移多通过淋巴管及直接种植，所以腹主动脉旁淋巴结及局部盆腔器官为常见的转移部位，其次为纵隔淋巴结、锁骨上淋巴结及大网膜等。个别病例可转移到肺、肝和脑。近年就诊相对早期病例多，截至 2019 年 8 月北京协和医院 97 例单纯型无性细胞瘤分期中发现Ⅲ期以上 14 例，占 14%。Asadourian（1969 年）报道 18 例转移中，淋巴结转移 10 例、盆腔转移 8 例，故 55.6% 的转移是在淋巴结。以上统计数据说明卵巢无性细胞瘤的淋巴结转移相当多见。盆腹腔转移虽然大多数为表面种植，但也可直接浸润到脏器的黏膜层。北京协和医院收治的 1 例复发性卵巢无性细胞瘤有种植转移到直肠者，累及直肠壁的全层。

二、临床表现

卵巢无性细胞瘤是一种较为少见的肿瘤，占卵巢恶性肿瘤的 2%~4%（Gershenson，1986 年；石一复，1992 年）。无性细胞瘤在卵巢恶性生殖细胞瘤中所占的比例，国内外有一些区别。国外认为无性细胞瘤是其中最常见的一种（Gershenson，1986 年），而国内报道无性细胞瘤仅占 20%（石一复，1992 年）。北京协和医院接诊的所有恶性生殖细胞瘤中，无性细胞瘤占第 3 位，约仅占 11%。

卵巢无性细胞瘤多发生在 10~30 岁的年轻患者。北京协和医院 133 例无性细胞瘤（包括单纯的无性细胞瘤及混有少量其他成分的无性细胞瘤）患者年龄 12~31 岁（平均 21 岁）。盆腔包块是最常见的症状。常伴有腹胀感，有时肿瘤扭转破裂出血，可有急性腹痛。腹水较为少见。极少数病例可伴有高血钙（Deborah，1994 年）。北京协和医院 25% 无性细胞瘤患者有少量腹水，300~600ml。由于肿瘤生长较快，病程较短。大多数患者的月经及生育功能正常，仅在极少数两性畸形患者中有原发性无月经的症状或第二性征发育差，或有阴蒂大、多毛等男性特征。北京协和医院的 97 例单纯的无性细胞瘤中，25 例患者有 45,XX/46,XY、XY 核型的性腺发育不全的两性畸形或核型 XX/XOS 性腺发育异常。在北京协和医院报道的无性细胞瘤中核型 XY 或 XO/XY 所占比例高于一般文献报道，这与协和医院有一个性腺发育异常诊治中心有关。有很多性发育异常的患儿切除发育不良的性腺时，病理提示有无性细胞瘤的成分。

无性细胞瘤与两性畸形的关系：在卵巢无性细胞瘤患者中，少数表现两性畸形，因而有些作者对无性细胞瘤与两性畸形的关系进行研究。Fathalla（1966 年）收集了文献报道的 36 例两性畸形并有无性细胞瘤或精原细胞瘤患者。根据发生肿瘤的性腺及对侧性腺的检查结果，以及性染色质及染色体的测定，均证明发生肿瘤的性腺绝大多数为发育不好的睾丸组织。由于睾丸精原细胞瘤与卵巢无性细胞瘤在病理形态上极为相似，而患者表型为女性，常被诊断为卵巢无性细胞瘤，实则应称为性腺生殖细胞瘤。Teter（1969 年）分析了 55 例经剖腹探查证实性腺发育不良的患者，其中有 35 例核型为 XX 或 XO 者，无 1 例发生性腺肿瘤；而 20 例核型为 XY 或 XO/XY 镶嵌型者中，10 例有性腺肿瘤，占 50%。因此，他认为性腺不发育患者其核型有 Y 染色体才有好发肿瘤的倾向。约 5% 的无性细胞瘤发生在表型女性的不正常的性腺，如单纯性腺发育不全（46,XY，双侧条状性腺）、混合性性腺发育不全（45,XX/46,XY 单侧条状性腺，对侧睾丸）、男性雄激素不敏感综合证（46,XY，睾丸女性化）（Berek，2005 年）。如果发生在性腺发育不全患者，其性腺多有性母细胞瘤；性母细胞瘤为良性，含有生殖细胞及性索间质，约 > 50% 将发生卵巢恶性肿瘤（Chen，2000 年）。有 Y 染色体的两性畸形，其睾丸性腺或未发育的性腺常未下降，而位于腹腔内或腹股沟内。

未下降的睾丸，肿瘤发生率是正常位置的睾丸 10 倍或 50 倍，故有人认为发育不好的睾丸好发肿瘤的原因是与其位置有关。

三、诊断

对年轻患者卵巢恶性肿瘤，首先考虑生殖细胞肿瘤。有关生殖细胞肿瘤的类型，血清肿瘤标志物可有助于鉴别。如果血清 AFP 及 hCG 均阴性，包块虽增长快、病程短，但又非恶性度高的表现，没有很明显的腹水，一般情况好，可以多考虑无性细胞瘤的诊断。在极少数含有合体滋养层巨细胞的无性细胞瘤，血清 hCG 可能稍有升高。无性细胞瘤血清 LDH 也可有升高现象。Casey（1996 年）报道 9 例卵巢无性细胞瘤，其中 8 例术前血清 LDH 均有升高，248 ～ 3245U/L（正常值 100 ～ 180U/L）。因无性细胞瘤腹膜后淋巴结转移多见，可做 B 超或 CT 观察淋巴结情况。

诊断时尚应注意是否存在下列两种情况。

1. 混合型无性细胞瘤　无性细胞瘤内常混合存在其他类型的恶性生殖细胞肿瘤，如未成熟畸胎瘤、卵黄囊瘤、胚胎癌或绒癌等。20 世纪 80 年代北京协和医院 35 例无性细胞瘤中，单纯型 18 例，混合型 17 例，几乎各占半数。混合型中，有些是以无性细胞瘤为主，其中混有少量或极少量其他成分；有些则以其他类型恶性生殖细胞瘤为主，仅含有少量无性细胞瘤成分。血清肿瘤标志物 AFP 及 hCG 的检测对混合类型的诊断很有帮助，如若阳性则应考虑混合型的可能。病理标本应多作切片进行全面病理取材也是重要的诊断步骤。Fox（1976 年）组中有 1 例无性细胞瘤曾作 40 个蜡块检查，仅 1 块可见畸胎瘤成分。Abell（1965 年）组中有 1 例原发性肿瘤的 19 个蜡块检查，全部表现为无性细胞瘤，而腹腔内转移灶的切片则有卵黄囊瘤及畸胎瘤。北京协和医院有 2 例患者第 1 次手术切除的标本为无性细胞瘤，肿瘤复发后再次手术病理检查结果为无性细胞瘤及卵黄囊瘤。可见，如果取材不全面则不能发现同时存在的其他肿瘤成分。2000 年以后北京协和医院妇科肿瘤中心报道无性细胞瘤 133 例，纯型的无性细胞瘤 97 例，混合其他成分的 36 例。

混合型肿瘤所含的内胚窦瘤、未成熟畸胎瘤及绒癌，其恶性程度远远超过无性细胞瘤。如果不予鉴别，就不能对其预后作出正确的评估，必将影响正确总结无性细胞瘤的特点和发展规律。在治疗方面，混合型亦有所区别。无性细胞瘤是放射治疗高度敏感的肿瘤，放射对晚期或复发性无性细胞瘤非常有效，而其他类型的恶性生殖细胞瘤效果很差。故明确肿瘤类型的性质，更有利于选用正确的治疗方案。

2. 两性畸形　如果有原发性闭经，第二性征差，或有男性化体征，应注意两性畸形的可能。需要进行下列检查：①取口腔黏膜细胞找性染色质。②血细胞培养，检查性染色体的类型。③内分泌的测定，如阴道细胞学检查血 LH、睾酮、尿 17 羟、17 酮等。④仔细检查肿瘤侧的性腺及对侧性腺的组织学形态。

四、治疗

（一）手术治疗

1. 单侧附件切除　大多数卵巢无性细胞瘤患者的年龄为 10～30 岁，平均 21 岁。因此，手术范围的选择，应尽可能保留生理及生育功能，做单侧附件切除。Asadourian（1969 年）报道 71 例局限于单侧的肿瘤，行单侧附件切除者，10 年存活率为 88%；而行双侧附件及子宫切除者，10 年存活率 83%。两者预后无明显差别。Brody 组 52 例及 Casey 组 25 例（1996 年）无性细胞瘤按手术大小分组，发现单侧附件切除组的预后并不比广泛手术组差。

但是下列情况，应该选择双附件切除手术，当然如果有发育正常的子宫可以切除双附件后保留发育正常的子宫。

（1）单纯性腺发育不全（46,XY，双侧条状性腺）、混合性性腺发育不全（45,XX/46,XY 单侧条状性腺，对侧睾丸）、男性素不敏感综合征（46,XY，睾丸女性化）或含有 Y 染色体成分的特纳综合征：为防止对侧发育不良的性腺再发肿瘤，应做双侧性腺切除。选择双侧附件切除可以保留相对正常子宫，后续周期用药可以月经来潮。

（2）肿瘤已属晚期：当盆腔内种植转移瘤已侵入对侧卵巢，则不考虑单侧附件切除。剔除肿瘤选择保留部分卵巢应该非常慎重，但对于年龄很小且有正常卵巢组织可以尝试，如果选择双侧附件切除可以保留相对正常子宫，后续周期用药可以月经来潮。如若肿瘤虽已有腹主动脉淋巴结及盆腔淋巴结或其他部位广泛转移，但未累及对侧卵巢及子宫，也可选用单侧附件切除。

（3）双侧性肿瘤：无性细胞瘤大多数为单侧，仅 10%～20% 为双侧。这些双侧性肿瘤中，一部分大体外观为单侧肿瘤，只是通过切开对侧卵巢探查时才发现对侧卵巢有极小肿瘤。以往手术是对双侧的无性细胞瘤会更多考虑无性细胞瘤是属于恶性肿瘤，既然已是双侧性，应选择双侧附件及子宫切除。但是近年研究发现，化疗对无性细胞瘤有奇效（Schwartz，1984 年；Gershenson，1990 年；Bjorkholm，1990 年）。Gershenson（1986 年）报道两例卵巢无性细胞瘤腹主动脉淋巴结复发转移，化疗后行二次剖腹探查手术。转移瘤已消失，仅剩下纤维组织及小块坏死区。Schwartz（1992 年）组有 4 例双侧性肿瘤，但仅切除一侧卵巢。手术后化疗，其中 3 例效果很满意，并保留了生育功能。另一例在手术后 33 个月正常妊娠期发现对侧卵巢无性细胞瘤，报道时妊娠已 33 周。北京协和医院曾收治 1 例复发性无性细胞瘤，在外院初治手术时见对侧卵巢外观正常遂做单侧附件切除。手术后很快妊娠，术后1年足月分娩一女孩。产后1年又因对侧卵巢无性细胞瘤及盆腔内转移，来北京协和医院手术并在手术后放疗，迄今存活已19年。推测此例初次手术时对侧卵巢很可能已有小型肿瘤。因此在个别情况下，如若对侧卵巢瘤很小，且患者切盼生育，无性细胞瘤的预后好，即便后续肿瘤复发也还有治疗手段，能做到按医嘱严密随诊观察，也可以考虑单侧附件切除。

2. 淋巴结清扫手术　对于卵巢无性细胞瘤是否必须做淋巴结清扫手术，意见有分歧。赞成作清扫手术者，是因为无性细胞瘤的转移发生率高；而不赞成手术者，是由于肿瘤对化疗的高度敏感性。既然单纯化疗对转移性无性细胞瘤疗效很好，则不必对可能并无转移或仅有小型转移的淋巴结行清扫手术。我们倾向于后者的意见。不过，对于手术时探查发现增大的淋巴结，也可考虑选择性手术切除。目前术前评估手段很多，建议如果不做淋巴结清扫应该有淋巴结的影像学评估，如增强CT或者PET-CT。

3. 二次全面病理分期的手术　有些患者在外院初次手术时，仅做患侧附件切除，未行全面病理分期的详细探查。在没有发现肿瘤对化疗高度敏感性前，往往再行二次全面病理分期及淋巴结清扫手术。顺铂联合化疗PEB方案对无性细胞瘤高度敏感。可通过一系列辅助检查，包括CT、B超、血清肿瘤标志物等，尤其是PET-CT评估淋巴结情况，全面了解情况后，没有大的肿瘤残留，则不考虑再行分期探查手术，直接考虑正规而有效的化疗。

4. 复发性肿瘤的手术治疗　对于复发的无性细胞瘤应积极治疗，以肿瘤复发部位选择手术范围。北京协和医院有2例盆腔广泛性复发，粘连极重。其中1例已浸润直肠直达黏膜层，经再次手术和术后辅以放疗化疗，效果很好。2例患者随诊已经17年及19年，健康情况好。如盆腔无复发仅有远处转移，手术无法切除，如肺及纵隔等部位，因放疗效果很好，不考虑手术治疗。

（二）放射治疗

无性细胞瘤是一种对放射线高度敏感及放疗可治愈的肿瘤。手术后加放疗，可使存活率达到100%（Smith，1973年；连利娟，1982年）。由于无性细胞瘤多数为年轻患者，盆腔部的放疗将影响生理及生育功能。因此，其治疗上的作用有一定的局限性。但下列情况下，放疗仍具有重要价值。

1. 患者如果没有生育要求，已有儿女而肿瘤又为晚期，转移或复发瘤较多，可在手术后辅以放疗。

2. 远处转移复发　放疗对于远处转移或复发瘤的效果，早已为不少临床实践所证实（Bjorkholm，1990年；Asadourian，1969年；连利娟，1982年）。Mahammad（1976年）组病例中，有2例广泛复发，1例肺脑转移，1例肝实质内大块转移，皆经放疗后痊愈。北京协和医院有1例左侧卵巢无性细胞瘤患者有腹主动脉淋巴结转移，手术切除左侧附件，手术后盆腔及腹主动脉区放疗。治疗后 2 年纵隔及双肺门有大块转移瘤，胸部放疗后，胸部阴影消失。存活 20 年后，死于胃印戒细胞癌。

3. 保留生育功能的放疗　为避免放疗对正常卵巢的破坏作用，可在放疗时覆盖对侧卵巢部位，使其不受照射。Bjorkholm（1990 年）按此法治疗 30 例，16 例以后妊娠，所分娩的 22 个孩子中无 1 例畸形，有 1 例死产。北京协和医院曾有 2 例按此法治疗后妊娠，其中 1 例分娩的小孩随诊到 20 岁，除有尿道下裂以外，无其他畸形，且智力正常。另 1 例分娩的小孩已有 5 岁，未见明显异常。这种覆盖对侧卵巢的放疗技术使卵巢所受到的放射量相当于靶区所受照射量的 3% ~ 5%（Bjorkholm，1990 年）。我们认为既然现今已有充分的资料说明联合化疗对无性细胞瘤有奇效（Schwartz，1992 年；Gershenson，1990 年），对于需要保留生育功能的患者仍以选用化疗为宜。其他对生育保护的方法如卵巢冻存、受精卵冻存等保护措施均应该考虑，和患者商定。

（三）化学治疗

早期肿瘤强调分期、评估准确。因为早期无性细胞瘤，经过详细探查，包括淋巴结活检或清扫术证实肿瘤确属临床 Ⅰ A 期，则在手术后不附加化疗。Germa（1992 年）报道 3 例 Ⅰ A 期无性细胞瘤手术后未用化疗，亦未接受放疗，随诊 25 ~ 66 个月，情况很好。近年来，多数学者对已进行严格手术分期为 Ⅰ A 期并切盼生育的患者，做单侧附件切除后不予化疗，严密随诊观察即可。如果没有分期手术，仅做单侧附件切除则应该考虑是否完成分期手术，腹腔镜淋巴清扫分期或者应用影像学评估淋巴结，建议使用 PET-CT。如果没有淋巴结受累，建议随诊不接受化疗。虽然随诊，个别病例可能会有复发，但是由于肿瘤的敏感性，复发后再用化疗，治疗效果等同，也可获好的疗效。这样使大多数早期病例免于化疗的伤害。

晚期患者仍然需要联合化疗，无性细胞瘤对化疗高度敏感，是首选的辅助治疗手段，先于放疗。Gershenson（1990 年）报道了 14 例无性细胞瘤经过 BEP 联合化疗后，全部获得持续缓解。Germa（1992 年）报道 7 例 Ⅱ ~ Ⅳ 期无性细胞瘤，经联合化疗后完全缓解已达 40 ~ 129 个月。有 Ⅲ 期及 Ⅳ 期各 1 例患者未行手术切除，仅活检证实诊断后化疗。完成化疗后行二次剖腹探查手术，已无肿瘤迹象。Schwartz（1992 年）以联合化疗治疗 26 例无性细胞瘤也获奇效。他们认为无性细胞瘤可能比其他类型的恶性生殖细胞瘤对化疗更为敏感。

联合化疗应用的药物有 VAC、PVB 及 BEP 方案。为减少化疗药物的不良反应，Williams（2004 年）曾以卡铂及 VP16 治疗 39 例已切净的 Ⅰ B ~ Ⅲ 期无性细胞瘤，对药物耐受性好，平均随诊 7.8 年（2.86 个月 ~ 10.92 年），无一例复发。由于卵巢无性细胞瘤对化疗很敏感，故可应用反应较轻的卡铂联合 VP16，也可用 PBV 或 BEP，但化疗的疗程数不必太多，可根据临床分期、手术后残存瘤的多少等因素确定。

对于卵巢无性细胞瘤的病情监测，虽然目前尚无较特异的肿瘤标志物用于了解病情的状态及化疗效果，但血清 LDH 或 NSE 的检测，对于卵巢无性细胞瘤的病情监测还是比较敏感的。

五、预后

原则上对于任何期别的卵巢无性细胞瘤都应该争取治愈，即使已经发生转移或复发者也应该争取治愈。术后辅助化疗及后续有放射治疗可以选择，这类肿瘤预后很好。

【病例 1】晚期无性细胞瘤病例举例。

16 岁，初潮 12 岁，规律月经 7/30，LMP：2019-8-18。自行扪及下腹部肿物 2 个月，无其他不适主述。腹盆腔 MRI 示腹盆腔不规则肿块影，大小约 15.8cm×10.6cm（图 3-43、图 3-44），其内见斑片状及类圆形高信号，病灶与子宫分界不清，腹膜及网膜密度增高伴多发结节影。泌尿系超声示双肾轻度积水，双侧输尿管未见明显扩张。血 CA125 440U/ml，LD 777 U/L，AFP 2 ng/ml，FSH 5.48IU/L，E2 80pg/ml；3 次粪隐血阴性。

初次就诊没有甲胎蛋白及其他生殖细胞肿瘤的标志物升高。年轻的患者，临床上考虑如果是恶性生殖细胞肿瘤那可能是无性细胞瘤，同时有 CA125 升高也不能除外有上皮性肿瘤的可能。处理上：剖腹探查手术根据病理决定下一步治疗。

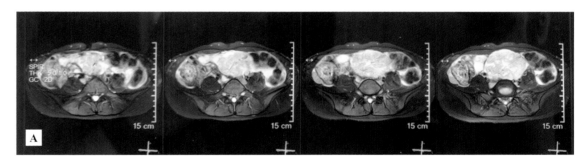

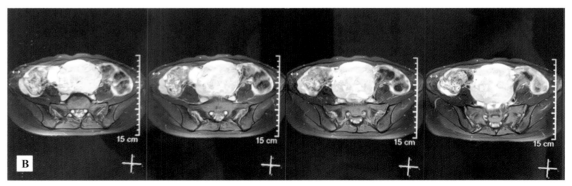

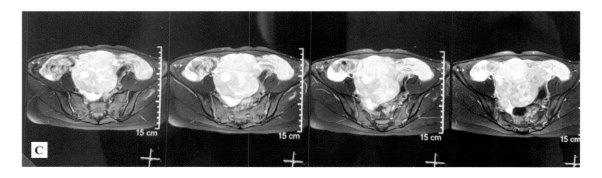

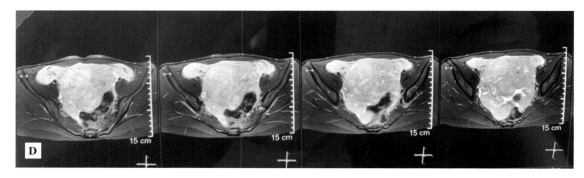

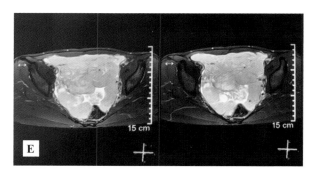

图 3-43　盆腔增强 MRI

注：提示盆腔巨大包块，子宫无法显示。

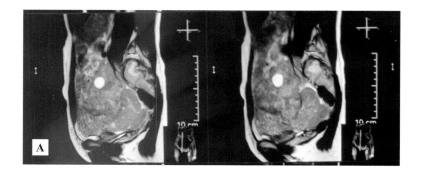

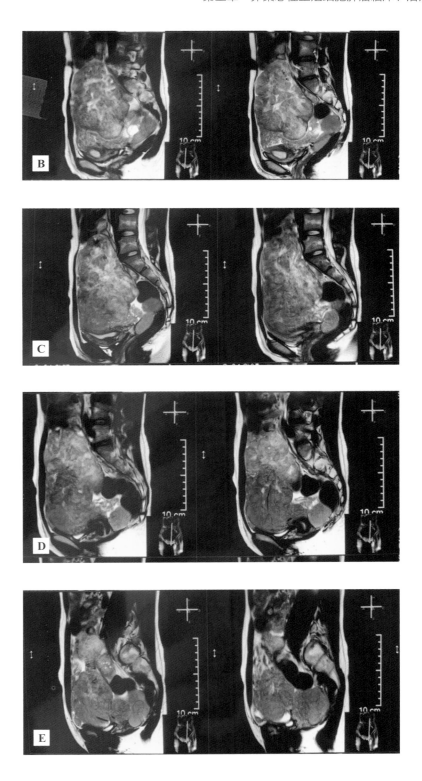

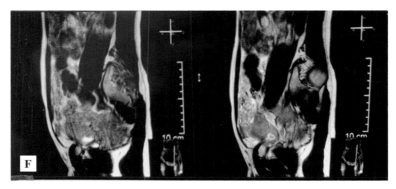

图 3-44　盆腔增强 MRI（矢状面）

注：提示肿瘤巨大，超过脐水平，实性为主，没有腹水。

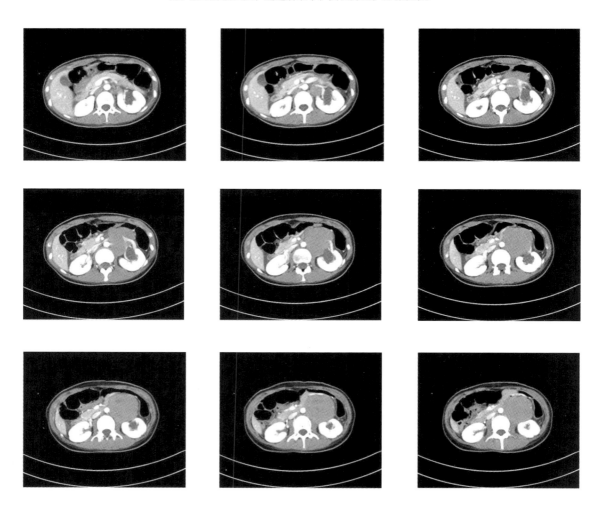

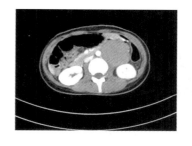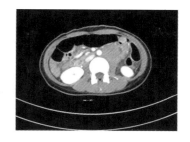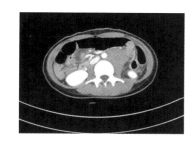

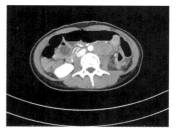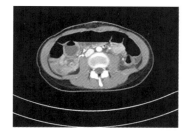

图 3-45　增强 CT

图 3-45 中 CT 增强情况下见左肾静脉水平，巨大的占位，包绕肾静脉、胰腺，从腹膜后隆起几乎达前腹壁。剖腹探查（图 3-46）：子宫较小，左旁完全被约 7cm×4cm×3cm 肿瘤包绕侵犯，肿瘤延伸入直肠子宫陷凹，并与左侧盆壁致密粘连；左侧卵巢直径 15cm 实性肿物，与子宫左旁肿物融合，与部分大网膜粘连，左侧输卵管未见异常（图 3-47）；右侧卵巢 8cm×4cm×4cm 实性肿物，表面光滑，与周围组织无粘连，右侧输卵管未见异常。直肠子宫陷凹及膀胱腹膜返折多个肿瘤灶，最大直径 3～4cm（图 3-48）；大网膜密布直径 0.5～1.0cm 肿瘤结节（图 3-49）；腹盆腔散在肿瘤结节；上腹部腹膜后可及直径 8cm 实性肿物，其下缘位于腹主动脉分叉上方 4cm 处，完全包绕肾动静脉及胰腺周围。

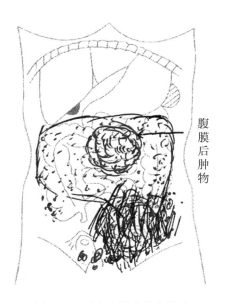

腹膜后肿物

图 3-46　手术中肿瘤分布描述

行左附件及肿物切除＋左卵巢动静脉高位结扎，术中冰冻：（左侧附件）生殖细胞恶性肿瘤，无性细胞瘤，可能合并胚胎性癌。

同时见右侧附件肿瘤比左侧小，可以剔除肿瘤保留右侧部分卵巢，因此行右卵巢肿物切除＋大网膜切除＋腹盆腔肿瘤切除术，手术大部切净。残留肿物：上腹部腹膜后可及直径 8～10cm 肿物，直肠子宫陷凹、膀胱腹膜返折及后腹膜散在肿瘤残渣。腹膜后左侧肾静脉包绕全部胰腺，肿瘤直径近 10cm，考虑手术不能切除，及时切除有可能损伤胰腺引起胰漏或肾血管损伤左侧肾脏受累，反而影响后续化疗的如期进行，对生殖细胞肿瘤化疗至关重要的。因此，决定手术不做腹膜后肿瘤的切除，手术结束，术后化疗后再评估。

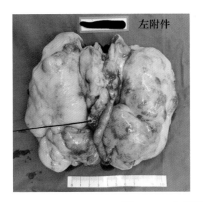
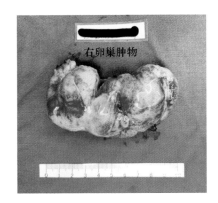

图 3-47　左侧附件及右侧剔除的肿瘤

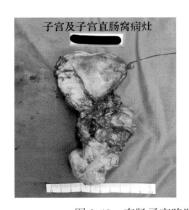
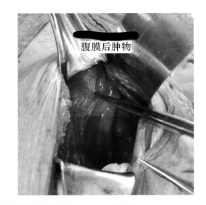

图 3-48　直肠子宫陷凹肿瘤及腹膜后隆起的巨大肿瘤

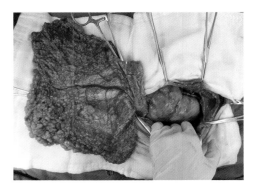

图 3-49　大网膜均是肿瘤

术后 3 天就及时开始化疗，联合方案（PEB）化疗。PEB［博莱霉素（BLM）使用是 D2，D8，D15 每周给药］化疗，身高 160cm，体重 37kg，体表 1.32m² （表 3-17）。

表 3-17 所接受化疗的具体剂量

	D1	D2	D3	D4	D5
顺铂（mg）	27	27	26	26	26
依托泊苷（mg）	132	132	132	132	132
博莱霉素（mg）	–	26.5	–	–	–

化疗后肿瘤标志物恢复正常，影像学肾静脉淋巴结，完全消失（图 3-50、图 3-51）。目前随诊中，已经恢复月经。同时这个患者也做了核型检查，是 46,XX 正常核型。

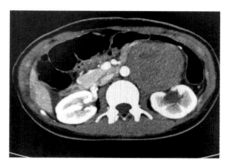 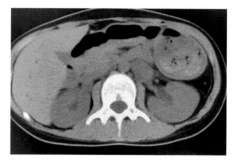

图 3-50 化疗后影像学
注：提示肾静脉水平的巨大肿瘤消失。

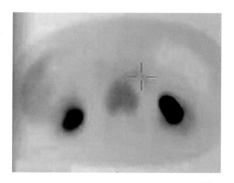 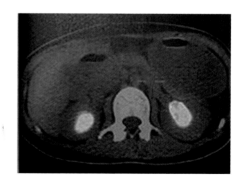

图 3-51 PET-CT
注：提示肾静脉水平巨大腹膜后肿瘤化疗后消失。

【病例 2】混合其他成分晚期无性细胞瘤。

2010 年 1 月患者因"腹痛"行超声示子宫上方直径约 20cm 囊实性包块，胸部 CT 示双肺多发转移灶，遂于外院行剖腹右附件＋大网膜＋阑尾＋腹主及盆腔淋巴结切除术，术中右卵巢囊实性包块，包膜完整，探查未发现其余部位肿瘤。术后病理：右附件恶性生殖细胞肿瘤，部分呈卵黄囊瘤改变，并胚胎癌化；北京协和医院会诊：无性细胞瘤伴大片坏死。FIGO 分期Ⅳ期。术后行 PEB 化疗 9 疗程，术前 AFP 180ng/ml，hCG 108 606mIU/ml；1 疗程后 AFP 降至正常；4 疗程后 hCG 降至正常，末次化疗 2010 年 10 月 25 日。

第 1 次复发（停化疗 22 个月）：2012 年 8 月 23 日复查 hCG，升高至 6.08mIU/ml，AFP 正常，胸部 CT 示双肺多发小结节。9 年 28 日开始行 EMA/CO 化疗 4 疗程，1 疗程后 hCG 降至正常，末次化疗 11 月 28 日。

第 2 次复发（停化疗 5 年）：2017 年 2 月 14 日复查 hCG，升高至 255.21mIU/ml，胸部 CT 示左肺下叶内基底段见 1.8cm 结节，AFP 及腹盆腔 CT 未见异常。自 2 月 17 日行 EMA/CO 化疗 6 疗程，2 疗程后 hCG 降至正常，末次化疗 5 月 24 日。

第 3 次复发（停化疗 1 年）：2018 年 5 月 22 日复查 hCG，升高至 203.5mIU/ml，PET-CT 示左肺可见 0.3～0.5cm 结节影，盆腔部分肠管表面 FDG 代谢略高，不除外转移。自 6 月 1 日再次行 EMA/CO 化疗 6 疗程，4 疗程后 hCG 降至正常，末次化疗 2018 年 10 月 8 日。

第 4 次复发（停化疗 1 个月）：2018 年 11 月 12 日 hCG 升高至 13.16mIU/ml，11 月 26 日复查 hCG 示 70.26mIU/ml，AFP 正常。胸部 CT 示左肺上叶及下叶结节，最大直径 0.4cm；盆腔 MRI 未示异常。自 11 月 29 日行 TIP 化疗 4 疗程，2 疗程后 hCG 降至正常，末次化疗 2019 年 3 月 19 日。

第 5 次复发（停化疗 4 个月）：2019 年 7 月 11 日复查 hCG 升高至 194.07mIU/ml，就诊于北京协和医院。7 月 24 日复查 hCG 示 336.54mIU/ml，PET-CT 示左肺下叶前内基底见一大小 1.1～1.5cm 结节，SUV 0.9，不除外转移。胸外科建议行左下肺前基底段楔形切除术（表 3-18）。

表 3-18 提示每次复发肿瘤情况、治疗情况和无瘤维持时间

初治	USO＋OM＋LN	双肺转移	PEB*	无瘤时间
第 1 次复发	无手术，化疗	双肺结节 hCG 6.08	EMA/CO × 4	22 个月
第 2 次复发	化疗	左肺 1.8cm hCG 256.2	EMA/CO × 6	5 年
第 3 次复发	化疗	左肺 0.5cm hCG 203.5	EMA/CO × 6	12 个月
第 4 次复发	化疗	左肺 0.4cm hCG 70.2	TIP × 4	1 个月
第 5 次复发		左肺 1.5cm hCG 336.5		4 个月

注：USO＋OM＋LN：单侧附件切除＋大网膜切除＋淋巴结切除。

入院诊断右卵巢混合性生殖细胞肿瘤（无性细胞瘤＋卵黄囊瘤＋滋养细胞肿瘤）5 次复

发，入院评估肿瘤位于肺部，多次复发，化疗耐受也会差，肿瘤虽然在 PET 代谢不高，仍考虑手术切除局部病灶再行化疗。于是胸外科行单孔 VAIS 左肺下叶楔形切除，同时妇科肿瘤行腹腔镜腹主动脉旁及右侧髂血管旁淋巴结切除术。术后病理（左下肺肿物）（图 3-52）：肺转移性不典型绒癌，紧邻肺膜，切缘无特殊；腹腔镜清扫的淋巴结病理显示淋巴结慢性炎。术后及时开始化疗（术后第 5 天）行 EMA/CO 第 1 疗程之 EMA 化疗，1 疗程化疗后 hCG 降至正常，第 2 疗程更改为 EMA/EP 化疗，肿瘤标志物 hCG：336.54mU/ml（术前）→ 19.5 mU/ml（术后）→ 3.40mU/ml（1 疗程 EMA/CO 后）。目前患者预后良好，无瘤生存，月经已经恢复，检测卵巢功能：血 AMH 小于 1，目前仍在随疹中，卵巢功能恢复不乐观。

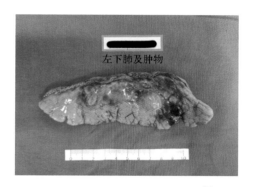 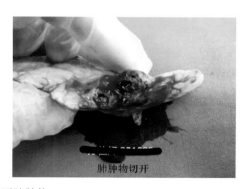

图 3-52　左下肺肿物

（杨佳欣　连利娟）

参考文献

1. 石一复，等 . 14006 例卵巢肿瘤组织学类型分布 . 中华妇产科杂志，1992, 27: 335.

2. 连利娟，唐敏一 . 卵巢无性细胞瘤 . // 林巧稚 . 妇科肿瘤 . 北京：人民卫生出版社，1982: 235-243.

3. 高琴，等 . 卵巢无性细胞瘤 . 中华妇产科杂志，1985, 20: 41.

4. Abell MR, et al. Ovarian neoplasms in childhood and adolescence. I. Tumors of germ cell origin. Am J Obstet Gynecol, 1965, 92: 1059.

5. Asadourian LA, Taylor HB. Dysgerminoma. An analysis of 105 cases. Obstet Gynecol, 1969, 33(3): 370-379.

6. Berek JS, Hacker NF. Non-epithelial ovarian and fallopian tube cancer. //Berek JS. Practical gynecologic oncology. 4th ed. Philadelphia: Lippincott Williams & Wilkins.

7. Bjorkholm E, et al. Dysgerminoma. The Radium series. 1927-1984. Cancer, 1990, 65: 38.

8．Brody S. Clinical aspects of dysgerminoma of the ovary. Acta Radiology, 1961, 56: 209.

9．Casey AC, Bhodauria S, Shapter A, et al. Dysgerminoma: the role of conservative surgery. Gynecol Oncol, 1996, 63(3): 352-357.

10．Chen LM, Berek, JS. Ovarian and fallopian tubes. //Haskell CM. Cancer treatment. 5th ed Philadelphia: WB Saunders.

11．Fleischhacker DS, Young RH. Dysgerminoma of the ovary associated with hypercalcemia. Gynecol Oncol, 1994, 52(1): 87-90.

12．De Palo G, Pilotti S, Kenda R, et al. Natural history of dysgerminoma. Am J Obstet Gynecol, 1982, 143(7): 799-807.

13．Fathalla MF, Kerr MG. The relationship between ovarian tumors and the intersex states with special reference to the dysgerminoma and arrhenoblastoma. J Obstet Gynecol Br Comm, 1966, 73: 812.

14．Fox H, Langlay FA. Dysgerminoma. //Tumors of the ovary. Heinemann London: William Heinemann Medical Books LTD, 1976: 183.

15．Gershenson DM, Wharton JT, Kline RC, et al. Chemotherapeutic complete remission in patients with metastatic ovarian dysgerminoma. Potential for cure and preservation of reproductive capacity. Cancer, 1986, 58(12): 2594-2599.

16．Gershenson DM, et al. Treatment of malignant germ cell tumors of the ovary with bleomycin, etoposide and cisplatin. J Clin Oncol, 1990, 8: 715.

17．Germa JR, et al. Malignant ovarian germ cell tumors. The experience at the hospital de la Santa Creui Sant Pau. Gynecol Oncol, 1992, 45: 153.

18．Muhammad AA, et al. Dysgerminoma of the ovary. Radiation therapy for recurrence and metastases. Am J Obstet Gynecol, 1976, 126: 190.

19．Parkash V, Carcangin ML. Tranformation of ovarian dysgerminoma to yolk sac tumor. Evidence for a histogenetic contineum.

20．Robert H, Young RH. New and unusual aspects of ovarian germ cill tumors. Am J Surg Pathol, 1993, 17: 1210.

21．Schwartz, PE. Combination chemotherapy in the management of ovarian germ cell malignancies. Obstet Gynecol, 1984, 64: 564.

22．Schwartz. Ovarian germ cell malignancies. The Yale University experience. Gynecol Oncol, 1992, 45: 26.

23．Smith JP. Malignant gyncological tumors in children. Current approaches to treatment. Am J Obstet Gynecol, 1973, 116: 261.

24．Teter J. Rare gonadal tumors occurring in intersexes and their classification. Int J of Obstet Gynecol,

1969, 7: 183.

25. Williams SD, Gershenson DM, Horowitz, et al. Ovatian Germ Cell Tumors. In: Berek.

26. Williams SD, Kauderer J, Burnett AF, et al. Adjuvant therapy of completely resected dysgerminoma with carboplatin and etoposide: a trial of the Gynecologic Oncology Group. Gynecol Oncol, 2004, 95(3): 496-499.

第四节　原发卵巢的胚胎癌

胚胎癌是临床少见且恶性度较高的原始生殖细胞肿瘤。胚胎性癌（embryonal carcinoma，EC）是一类主要发生于人体性腺或中线等部位的罕见恶性生殖细胞肿瘤，由呈腺管样、乳头状或实性生长的原始上皮样细胞构成。由于原始生殖细胞具有向胚内或胚外分化的潜能，故 EC 常同时伴发一种或几种其他类型生殖细胞肿瘤，如卵黄囊瘤、畸胎瘤、精原细胞瘤等。胚胎癌以睾丸原发多见，生殖细胞大多沿中线分布，颅脑、纵隔、后腹膜至骶尾均可发生。

一、临床特点

原发性卵巢胚胎癌属罕见，男性睾丸胚胎性癌相对来源女性卵巢的胚胎癌更常见，女性卵巢来源的胚胎癌占女性卵巢恶性生殖细胞肿瘤的 4%。是最具侵袭性的卵巢恶性肿瘤之一。胚胎性癌患者经常因腹部或盆腔肿块及腹痛就诊，诊断时的平均年龄为 15 岁。也有发生于绝经后的，症状以盆腔肿块为主，并可伴有长期的发热、腹痛、消瘦、内分泌系统功能紊乱的症状，多数胚胎性癌可产生 hCG，但某些也可产生 AFP，单纯的胚胎性癌通常不产生 AFP。若血清 AFP 浓度的中重度升高（> 60ng/ml），则应怀疑同时还存在卵黄囊瘤成分。与精原细胞瘤一样，胚胎性癌中的合体滋养巨细胞可能导致血清 β-hCG 浓度轻度升高。因此，EC 可以单独存在，也可作为混合型生殖细胞肿瘤的一部分。超声有助于诊断，影像学无明显特异性，CT 多表现为高密度肿物，增强时则表现为无均匀强化。在 CT 图像上表现为以软组织为主的、边界模糊不规则的、伴有邻近脏器侵犯的肿块。单纯根据 CT 表现对恶性生殖细胞性肿瘤做出特异性诊断有一定难度。卵巢胚胎性癌具备两种不同的癌细胞，即原始未分化单核瘤细胞和合体滋养叶细胞，分别产生两种免疫抗原：血清 AFP 和 hCG，敏感的肿瘤标志物可提供长期随访监测。通过这两种指标的检测可起到明确诊断的作用，血清 AFP 和 hCG 的动态变化与肿瘤病情的好转与恶化是一致的。

二、组织病理学

在组织学上，该肿瘤具有上皮细胞肿瘤特点，因此形成巢状，可能形成乳头状或腺样结构，常伴有坏死。细胞排列拥挤，呈上皮样，大核仁，胞质嗜酸性或嗜碱性，核分裂象常见。典型的精原细胞瘤形态为一致的瘤细胞被纤细的纤维分隔成片状，细胞具有明显的核仁，胞质透明。周围伴有淋巴细胞浸润，也可形成淋巴滤泡。卵黄囊瘤具有疏松的网状结构，Schiller-Duval 小体，嗜酸性玻璃样小球等成分通常存在很多不典型的有丝分裂象，反映了肿瘤细胞的高度增殖活性。可能存在类似合胞体细胞的多核巨细胞，这些细胞可分泌 hCG。

由于 EC 较为罕见，临床病理特点较为复杂，目前鲜见相关研究报道。该肿瘤主要与卵黄囊瘤（卵黄囊瘤常与胚胎性癌密切相关）和精原细胞瘤进行鉴别诊断。IHC 染色对此有帮助；在对鉴别诊断范围更广的转移性病灶进行鉴别诊断时（此时需考虑非 GCT），IHC 染色也有帮助。人类婆罗双树样基因 -4（spalt-l ike transcription factor 4，SALL4）、八聚物结合转录因子 4（octamer-binding transcription factor 4，OCT4）、胎盘碱性磷酸酶（placental alkaline phosphatase，PLAP）、CD117、AFP、CD30、肌酸磷酸激酶（creatine phosphokinase，CK）、hCG、inhibin-α、S-100、calretinin、vimentin、上皮膜抗原（epithelial membrane antigen，EMA）、glypican-3 和 Ki-67 等免疫组化常常应用于生殖细胞肿瘤的病理组织诊断，CD30 是用于检测胚胎性癌的传统标志物，但最近报道的转录因子 / 干细胞标志物（如 OCT3/4、NANOG、Sox-2 和 SALL4）是胚胎性癌最敏感、最特异的免疫标志物。然而，临床医生必须意识到，OCT3/4 和 NANOG 也可让精原细胞瘤着色，而 SALL4 可让所有亚型的 GCT 着色。

三、治疗和预后

手术是卵巢胚胎癌最主要的治疗方式，因卵巢胚胎癌极易复发及早期转移，几乎半数患者在诊断时已属晚期。提高对该病的认识，早期诊断、早期治疗，手术的彻底性以及后续治疗中以顺铂联合 VP16 及博来霉素的 PEB 方案为主的化疗，及时足量正规的化疗显得尤为重要。复发的肿瘤常常预后很差，虽然也可以做挽救性手术及后续化疗，但常常预后不好。

典型病例分析：来源于卵巢的胚胎癌常常合并其他成分，病理组织类型胚胎癌是恶性程度很高，侵袭性强的组织类型，但如果期别相对早，规范化疗仍是可以达到治愈的。

【病例】7 岁，因腹痛于 2019 年 5 月 23 日于北京儿童医院行盆腔肿物切除术，术中见腹腔中量血性渗出，见左侧卵巢肿物 8cm，局部有破裂，约 3cm，探查对侧卵巢、子宫未见异常，直肠子宫陷凹见一 0.3cm 结节，完整切除左侧附件 + 大网膜切除 + 对侧卵巢活检术，术中顺铂腹腔热灌注化疗，术后病理提示：左卵巢恶性混合性生殖细胞肿瘤（90% 胚胎性癌 +10% 卵黄囊瘤），肿瘤局灶包膜破裂，侵及网膜组织，肿瘤大片出血坏死，腹水未见明确肿瘤细胞。术前 AFP 150.02ng/ml，β-hCG131.2。2019 年 6 月 11 日就诊于北京协和医院，查 AFP 8.9ng/ml，CA125 20.3U/ml，β-hCG 0.64IU/L，考虑有高危因素，是组织类型非常差的类型，建议给 PEB 方案化疗 4 疗程。后续化疗均是如期 PEB 方案进行，时间是 2019 年 6 月 12 日、2019 年 7 月 4 日、2019 年 7 月 25 日、2019 年 8 月 15 日（末次）行 PEB 静脉化疗 4 疗程，主要化疗不良反应为Ⅲ度骨髓抑制，给予对症支持治疗。监测肿瘤标志物变化：AFP 150.02ng/ml（术前）→ 8.9ng/ml（化疗前 2019-6-11）→ 5.8ng/ml（化疗 1 疗程后 6 月 24 日），β-hCG 131.2 ng/ml（术前）→ 0.64ng/ml（化疗前 2019 年 6 月 11 日）→ 0.62ng/ml（化疗 1 疗程后 6 月 24 日）。目前随诊已经 1 年，无瘤生存。

此例病例初次就诊在儿童医院，手术明确了病理类型，当然术中所作的热灌注化疗非常规治疗方法，目前缺少依据，手术加规范的治疗是成功治愈的关键。

（杨佳欣）

参考文献

1. 许秀梅，王淑珍. 原发性卵巢胚胎癌 2 例并文献复习. 甘肃医药，2016, 35(12): 935.

2. 陈磊，张萍. 幼儿卵巢胚胎癌 1 例报告. 第一军医大学学报，1999，19(3).

3. 姚行莹，代登文，成娘. 卵巢胚胎癌伴假性性早熟一例. 中华病理学杂志，1998, 27(2).

4. 庞晓燕，张颐，孟祥凯. 卵巢胚胎癌 12 例临床分析. 实用医学杂志，2014, 30(17).

5. 袁晓露，徐柳，刘原，等. 胚胎性癌或具有胚胎性癌成分的生殖细胞肿瘤临床病理特征. 临床与病理杂志，2019, 39(09): 1896-1902.

6. Berney DM, Shamash J, Pieroni K, et al. Loss of CD30 expression in metastatic embryonal carcinoma: the effects of chemotherapy. Histopathology, 2001, 39(4): 382-385.

7. Smith HO, Berwick M, Verschraegen CF, et al. Incidence and survival rates for female malignant germ cell tumors. Obstet Gynecol, 2006, 107(5): 1075-1085.

8. Abu-Rustum NR, Aghajanian C. Management of malignant germ cell tumors of the ovary. Semin Oncol, 1998, 25(2): 235-242.

9. DiSaia PJ, Creasman WT. Germ cell, stromal and other ovarian tumors. //Clinical Gynecologic Oncology. 7th. Mosby-Elsevier, 2007: 381.

第五节　卵巢原发绒毛膜癌

原发性卵巢绒毛膜癌的发病率估计为 1/369 000 000，是一种极为少见的恶性肿瘤，无典型临床症状，早期诊断困难，治疗效果、预后较妊娠性绒毛膜癌为差。源于卵巢的绒毛膜癌由恶性生殖细胞胚胎外分化而来。这种高度恶性的生殖细胞上皮肿瘤向滋养层结构分化，经常含其他恶性生殖细胞成分，所有绒毛膜癌均可产生 hCG，可能导致少女同性性早熟和来自子宫的不规则阴道流血。特异的肿瘤标记物血清 hCG 水平对诊断及监测治疗反应非常有意义。

与妊娠绒毛膜癌相似，来自卵巢的绒毛膜癌易发生向几个不同部位（包括肺、肝、脑、骨、阴道和其他脏器）的早期血行转移。与妊娠性绒毛膜癌相比，发生于卵巢的绒毛膜癌相对化疗耐药。缺乏妊娠病史对年幼女童早期诊断非常困难。

一、原发性卵巢绒毛膜癌组织病理特点

迄今为止，对非妊娠性绒毛膜癌的组织发生尚未有一致的认识，一般认为来源于生殖细胞。最早提出的是生殖细胞自其发源地卵黄囊沿尿生殖嵴从前向后移行的过程中，部分停留在途中，以后因为某种因素分化成为绒毛膜癌。这种假说虽然可以解释绒毛膜癌可原发于生殖器外的体轴附近部位，如纵隔和腹膜后等，但无法解释为什么常与生殖细胞肿瘤并存。为此，后来又提出一种畸胎发生学说，即多能的原始生殖细胞在分化的过程中，由于某些原因而形成生殖细胞肿瘤（表 3-19）。除上述两种学说以外，还有孤雌生殖的学说，即卵子的第二极体自身复制而成。

卵巢绒毛膜癌大体形态：肿瘤无包膜，实性为主，也可为囊实性，多因出血呈暗红或紫黑色，质脆而糟烂，出血坏死明显。

卵巢绒毛膜癌镜下：纯的非妊娠性绒毛膜癌在病理形态上与妊娠性绒毛膜癌基本相同。不同的在于非妊娠性绒毛膜癌中有较多病例合并有其他恶性肿瘤尤其是生殖细胞肿瘤成分，常见的有未成熟畸胎瘤、胚胎癌，精原细胞瘤、无性细胞瘤等。绒毛膜癌和其他恶性肿瘤成分的比例各不相同。许多病例中，绒毛膜癌只占极少部分，不仔细切片和检查，往往难

以发现绒毛膜癌成分。有些病例卵巢内原发病灶不大，但转移十分广泛。

表 3-19　女性绒毛膜癌病例一览表（北京协和医院，1990～2005 年）

病例	年龄	部位	病理	转移	手术	化疗	疗程	疗效	结局
1	36	LO	CC	双肺		EMA/CO	5	CR	NED 80 个月
2	30	LO	CC	–	附件切除	5FU + KSM	8	CR	NED 114 个月
3	37	LO	CC	结肠	CRS	5FU + KSM	8	PR	复发 7 个月
4	33	RO	CC	–	CRS	EMA/CO	7	CR	NED 39 个月
5	16	RO	CC	–	附件切除	EMA/CO	12	CR	NED 42 个月
6	48	RO	CC	双肺	CRS	EMA/CO，*	14	CR	NED 35 个月
7	16	RO	CC	肺	附件切除	EMA/CO	11	CR	NED 50 个月
8	12	RO	CC	盆腔	附件切除	PVB	5	CR	NED 114 个月
9	16	RO	CC + NG	–	附件切除	EMA/CO	8	CR	NED 51 个月
10	32	RO	CC + ES	–	CRS	PVB	3	PR	失访 3 个月
11	44	胃窦	CC + 腺癌	淋巴结	根治	EMA/CO	5	CR	复发 24 个月
12	15	RO	CC	–	附件切除	Fudr + KSM	5	CR	NED 12 个月
13	14	LO	CC	肺	附件切除	Fudr + KSM/ EMA/CO	8	PR	失访
14	28	RO	CC	肺	附件切除	PVB，*	8	CR	NED 12 个月
15	38	LO	CC	–	CRS	EMA/CO	6	CR	NED 6 个月

注：* 5-FU + KSM + VP16；LO：左卵巢；RO：右卵巢；CC：绒毛膜癌；NG：无性细胞瘤；ES：内胚窦瘤；CRS：肿瘤细胞减灭术；CR：完全缓解；PR：部分缓解；NED：无瘤生存。

二、原发性卵巢绒毛膜癌临床特点及治疗

发病率：罕见。多为散发、个案报道。北京 1959～1975 年收治妊娠性绒毛膜癌 329 例，非妊娠性绒毛膜癌 6 例，两者之比 55：1（林巧稚，1982 年）。1985～2000 年收治妊娠性绒毛膜癌 571 例，非妊娠性绒毛膜癌 19 例，两者之比 30：1（曹冬焱，2003 年）。近年比率上升与诊断率提高有关。

原发灶在女性卵巢常与其他生殖细胞肿瘤同时存在。单纯卵巢绒毛膜癌非常罕见。性腺的非妊娠性绒毛膜癌常合并有其他生殖细胞肿瘤成分，常见于青年男女甚至于儿童。女

性卵巢纯的非妊娠性绒毛膜癌可发生于幼女、生育年龄和绝经后。卵巢非妊娠性绒毛膜癌可有以下表现：①青春发育期前出现性早熟，乳房增大；②育龄女性可有月经不规律、闭经和阴道不规则出血；③可有腹胀、腹水，扪及包块；④如肿瘤发生坏死、破裂出血可出现急腹症，与异位妊娠破裂或卵巢囊肿扭转等妇科常见急腹症的表现极为相似。原发于卵巢的纯绒毛膜癌以右侧多见，左右之比约 1：2。转移途径：血行转移是最主要的转移途径。最常见的部位为肺，其他常见转移部位有脑、肝、肾、胃肠、阴道、膀胱和盆腔等。

非妊娠性绒毛膜癌因其发病率低，临床少见，多数病例是在晚期才发现。病情进展往往迅速，短期内广泛转移，全身状况恶化，使得治疗无法开展。非妊娠性绒毛膜癌的早期明确诊断非常重要：早诊断可以在病情进展，一般状况恶化前采用敏感的化疗方案，使病情完全或部分缓解后，再结合手术可争取最佳治疗时机，取得最好治疗效果。

有文献提出诊断子宫外非妊娠性绒毛膜癌的诊断标准应具备以下 4 点：①宫腔无病灶；②病理证实为绒毛膜癌；③除外葡萄胎妊娠发展而来；④除外同时存在的宫内正常妊娠（Grover，1990 年）。但对育龄女性，这些标准仍然难以除外是来自一次忽略性流产、卵巢的异位妊娠或前一次妊娠的妊娠性绒毛膜癌。确切区分需依赖对肿瘤的基因组进行多态性分析，即采用特异位点的微卫星探针进行 DNA 限制片段长度多态性的分析（restriction fragment length polymorphisms，RELP），并与取自患者及其配偶的血样作比较。如果肿瘤成分仅来自患者本身，可肯定为原发，即非妊娠性绒毛膜癌；反之，如果肿瘤内有父源成分存在，则为妊娠性绒毛膜癌。这种方法还可以鉴别出如果是妊娠绒毛膜癌，它来自哪一次妊娠（Fisher，1992；Tsujioka，2003 年）。发生于卵巢的原发绒毛膜癌一般认为来自生殖细胞，且往往与其他恶性生殖细胞肿瘤成分合并存在，故多按照相应的生殖细胞肿瘤的标准进行分期。这样，卵巢的非妊娠性绒毛膜癌肺转移则应视为 Ⅳ 期，而不是妊娠绒毛膜癌肺转移的 Ⅲ 期。但绒毛膜癌的肺转移往往对化疗反应敏感，残留孤立结节也可经手术切除获得治愈。预后要好于其他生殖细胞肿瘤的 Ⅳ 期肺转移。因此，这样分期是否适合尚待商榷。

非妊娠性绒毛膜癌来自自身的恶性肿瘤，手术治疗是必要手段。因其往往发现时瘤体大，肿瘤活性高，转移和侵犯的部位广泛，早期手术切净率低并易促进血行转移，往往术后病情急剧恶化。故一般主张经多疗程化疗血 hCG 正常或接近正常，肿瘤负荷大大减少的情况下行根治性手术。对发生于卵巢的病变局限的年轻患者，可行保留生育功能的手术。北京协和医院对 8 例尚未生育的卵巢原发绒毛膜癌患者仅行患侧卵巢或附件切除，结合化疗，病情完全缓解，随诊 2～10 年，无肿瘤复发征象。对多疗程化疗后仍持续存在的局限、孤立的转移灶（如肺、脑等）行病灶切除，可获得病情的缓解，甚至痊愈术后多采用以

5-FU 或 MTX 为主的联合化疗方案，一般认为相同方案应用于非妊娠性绒毛膜癌，亦可取得较好的疗效。但建议采用较强的联合化疗方案并在适当时机结合手术进行治疗。可以采用并取得较好疗效的化疗方案有：EMA/CO、PEI（顺铂、依托泊苷、异环磷酰氨）、5-FU + KSM + VP16 等。通常可以使血 hCG 迅速下降，肿瘤负荷减小，疾病获得缓解，治疗期间肿瘤标志物的监测有助于评估疗效和预后。对发生于性腺的非妊娠性绒毛膜癌尤其是合并有其他恶性生殖细胞肿瘤者，多采用 PEB（顺铂、依托泊苷、博来霉素）或 PVB（顺铂、长春新碱、博来霉素）方案。20 世纪 90 年代以前应用 VAC、PVB 较多，近年来则多采用 PEB 代替 PVB 以减少神经毒性并增加反应率。

北京协和医院采用以 5-FU 为主的联合化疗方案、EMA/CO 或 PVB 方案结合手术治疗取得了比较满意的效果。14 例女性患者卵巢原发绒毛膜癌，经治疗后缓解率 100%（CR：11/14）（表 3-20）。

表 3-20 男性绒毛膜癌病例一览表（北京协和医院，1990～2002 年）

病例	年龄	部位	转移	病理	手术	化疗	疗效	疗程	结局
1	46	RP	肺肝骨	CC + UT	T + P	PVB，EMA/CO	CR	19	DOD 59 个月
2	15	Te	–	CC + MT	T	EMA/CO	CR	7	NED 125 个月
3	16	Te	–	CC + MT	T	EMA/CO	CR	9	NED 84 个月
4	31	M	脑肺	CC	T	EMA/CO，PVE	PD	10	DOD 7 个月
5	ND	M	肺	CC	T + P	EMA/CO	PR	14	DOD 30 个月
6	ND	Te	脑	CC	T + C	EMA/CO	PD	2	DOD 6 个月

注：RP：腹膜后；Te：睾丸；M：纵隔；CC：绒毛膜癌；UT：未成熟畸胎瘤；MT：成熟畸胎瘤；T：肿瘤切除；P：肺叶切除术；C：开颅病灶切除；DOD：死于肿瘤；NED：无瘤生存。

女性卵巢纯绒毛膜癌对化疗敏感，即使采用保留生育功能的手术，也可使病情痊愈，长期生存。混合型决定于其合并成分，治疗效果一般较纯绒毛膜癌差。过去认为这类肿瘤难以治疗、治疗不及时、不积极，因而疗效差。实际上，如果能够对这类肿瘤提高认识，早期做出诊断，并采取积极措施，采用化疗和手术结合，兼治多种肿瘤成分，疗效可以改进，多数患者可以获得长期生存。男性绒毛膜癌 2000 年以前均是在北京协和医院妇科肿瘤中心治疗，协和对绒毛膜癌治疗经验同样治疗这样罕见肿瘤（图 3-53），当然很多医疗中心男性绒毛膜癌在肿瘤内科治疗。随着分科的专业，男性绒毛膜癌渐渐集中在肿瘤化疗科诊治。

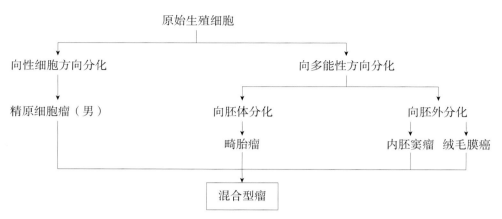

图 3-53　生殖细胞肿瘤与胚胎发育的关系

【病例 1】16 岁，无性生活史，月经规律。因急性下腹痛就诊，B 超发现右卵巢 8cm×7cm 囊实性肿物，外院诊断"卵巢肿物扭转"行剖腹探查并行右卵巢切除，术后病理为右卵巢原发绒毛膜癌转入北京协和医院。查血 hCG/βhCG：18490/22551mIU/ml；肺 CT 见双肺转移灶。行 EMA/CO 化疗共 11 疗程，3 疗程后血 hCG/β-hCG 降至正常，8 疗程后肺内仅余单一结节影，继续化疗无改变，于化疗 10 疗程后行右肺中叶切除术，病理仅见陈旧坏死结节，术后巩固化疗 1 疗程后随诊至今已 8 年，无复发迹象。

【病例 2】患者，44 岁，平素月经规律，带宫内避孕器 17 年。因阴道不规则出血 4$^+$ 个月，上腹痛伴黑便 1 周就诊。尿 hCG 阳性，先后 3 次 B 超宫内及盆腔均未见异常。血 hCG 从 2169mIU/ml 逐渐上升至 73130mIU/ml。行取环加诊刮，病理"增殖期子宫内膜"。为明确诊断行腹腔镜检查，术中见子宫双附件正常，胃小弯见膨出及紫红色结节，侵及网膜。遂行胃镜检查，见胃窦部巨大溃疡，活检病理"低分化癌，符合绒毛膜癌，免疫组化 hCG（＋）"肺 CT 阴性。诊断为胃的原发绒毛膜癌（图 3-54），与 VDS＋FUDR＋KSM＋VP16 联合化疗，2 程后血 hCG 降至正常；4 程后复查胃镜仅见胃窦部充血水肿。遂行根治性胃窦切除。病理：胃窦部绒毛膜癌合并腺癌（图 3-55），免疫组化 hCG、βhCG、αFP、CEA 均（＋），区域多个淋巴结转移。术后继续巩固化疗 2 疗程，病情达完全缓解后出院，随访 2 年后出现腹腔脏器复发，经治疗无效死亡。

【病例 3】患者，48 岁，孕 4 产 1，无明显停经史。因"减肥"后自觉不适，伴恶心呕吐就诊。外院 B 超提示右卵巢 5.6cm×3.6cm 实性占位。诊断"卵巢恶性肿瘤"，行"肿瘤细胞减灭术"，术中见肿物糟脆，病理"卵巢绒毛膜癌"。术后第 2 天血 hCG/β-hCG 19268/19 853mIU/ml。肺影像学检查：双肺多发转移灶（图 3-56）。脑 CT（－）。转入我院。病理切片会诊：右卵巢绒毛膜癌，侵及右侧输卵管及子宫右后壁。免疫组化：hCG、βhCG

均（＋）。诊断为右卵巢原发绒毛膜癌，双侧肺转移。给予 VDS ＋ 5FU ＋ KSM ＋ VP16 化疗 6 疗程；2 疗程后血 hCG 正常。但肺部转移灶吸收明显（图 3-57）。第 7 疗程后以 Taxol ＋ Topotecan 化疗 5 疗程、EMA/CO 化疗 3 疗程。第 8 疗程后肺转移基本消失（图 3-58）。至今已随诊近 6 年，血 hCG 正常，肺 CT（－），无复发迹象。

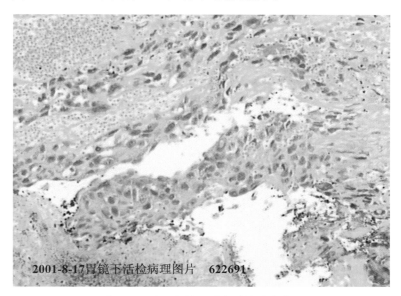

2001-8-17胃镜下活检病理图片　622691

图 3-54　胃原发绒毛膜癌胃镜活检病理

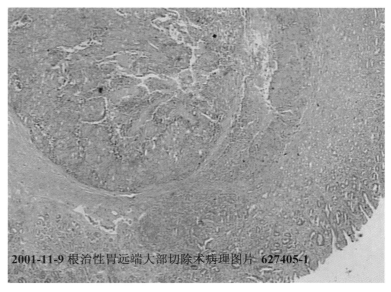

2001-11-9 根治性胃远端大部切除术病理图片　627405-1

图 3-55　胃原发绒毛膜癌化疗后胃大部切除病理

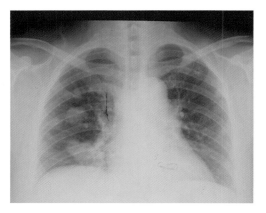

图 3-56　肺影像学，原发卵巢绒毛膜癌肺多发转移瘤

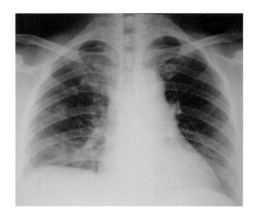

图 3-57　肺影像学，化疗 4 疗程后转移瘤明显吸收

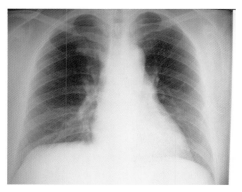

图 3-58　肺影像学，化疗 8 疗程后肺转移瘤完全消失

【病例 4】12 岁，咳嗽伴头痛 2 周，发现盆腔恶性肿瘤广泛转移急诊就诊。2018 年 10 月初无明显诱因出现头痛咳嗽。10 月 19 日咳嗽较前加重伴呼吸困难、四肢乏力，不伴视力、语言及活动障碍。CT 示双肺多发结节，较大者直径约 2.8cm；双侧胸腔少量积液，脑转移急诊就诊后病情进展迅速（图 3-59 ~ 3-61），发生急性呼吸衰竭，进入 ICU，呼吸机支持治疗，血肿瘤标志物提示 β-hCG ＞ 12 万，来源于妇科卵巢原发绒毛膜癌可能性大，开始接受化疗。

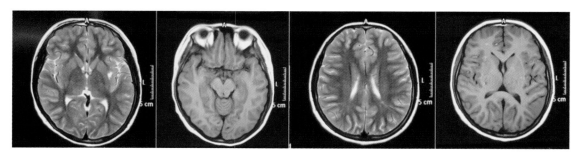

图 3-59　脑部 CT，提示不除外脑转移

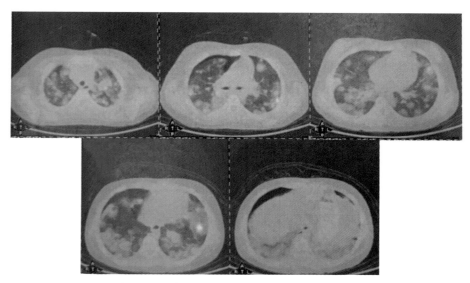

图 3-60　肺部 PET-CT，提示肺部多发转移病灶

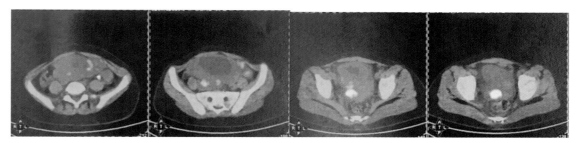

图 3-61　盆腔 PET-CT，提示盆腔包块

　　先期化疗 2 疗程脱机转出 ICU，经妇科肿瘤专业组讨论，患者于第 5 疗程化疗后（12-27）行保留生育功能的全面手术，符合原发卵巢绒毛膜癌Ⅳ，术后辅助全身化疗＋鞘内化疗＋目前随诊无瘤生存。这样病例发病急，症状重，进展很快，但是这样肿瘤对治疗尤其化疗敏感，治疗上仍然不放弃，积极治疗，从 2018 年 10 月初发病到 2018 年 12 月手术，术后化疗直到 2019 年 3 月结束全部治疗，治疗密集严格，争取时机，不轻言放弃。

（曹冬焱　向　阳　杨佳欣）

参考文献

1. 曹冬焱，向阳，杨秀玉，等.非妊娠性绒毛膜癌 17 例临床分析.中华妇产科杂志，2003，38(5): 284-286.

2. Anjaneyulu, Rao SC, Rao RV. Primary choriocarcinoma of stomach. Indian J Pathol Microbiol, 2000,

43(4): 471-474.

3. Arima T, Imamura T, Sakuragi N, et al. Malignant trophoblastic neoplasms with different modes of origin. Cancer Genet Cytogenet, 1995, 85(1): 5-15.

4. Chou HH, Lai CH, Wang PN, et al. Combination of high-dose chemotherapy, autologous bone marrow/ peripheral blood stem cell transplantation, and thoracoscopic surgery in refractory nongestational choriocarcinoma of a 45XO/46XY female: a case report. Gynecol Oncol, 1997, 64(3): 521-525.

5. Corakçi A, Ozeren S, Ozkan S, et al. Pure nongestational choriocarcinoma of ovary. Arch Gynecol Obstet, 2005, 271(2): 176-177.

6. Fisher RA, Newlands ES, Jeffreys AJ, et al. Gestational and nongestational trophoblastic tumors distinguished by DNA analysis. Cancer, 1992, 69(3): 839-845.

7. Grover V, Grover RK, Usha R, et al. Primary pure choriocarcinoma of the ovary. Gynecol Obstet Invest, 1990, 30(1): 61-63.

8. Jan YJ, Chen JT, Ho WL, et al. Primary coexistent adenocarcinoma and choriocarcinoma of the stomach. A case report and review of the literature. J Clin Gastroenterol, 1997, 25(3): 550-554.

9. Moran CA, Suster S. Primary mediastinal choriocarcinomas: a clinicopathologic and immunohistochemical study of eight cases. Am J Surg Pathol, 1997, 21(9): 1007-1012.

10. Tsujioka H, Hamada H, Miyakawa T, et al. A pure nongestational choriocarcinoma of the ovary diagnosed with DNA polymorphism analysis. Gynecol Oncol, 2003, 89(3): 540-542.

11. DiSaia PJ, Creasman WT. Germ cell, stromal and other ovarian tumors. //Clinical Gynecologic Oncology. 7th. Mosby-Elsevier, 2007: 379.

12. Wheeler CA, Davis S, Degefu S. Ovarian choriocarcinoma: a difficult diagnosis of an unusual tumor and a review of the hook effect. Obstet Gynecol, 1990, 75(3 Pt 2): 547.

13. Steigrad SJ, Cheung AP, Osborn RA. Choriocarcinoma co-existent with an intact pregnancy: case report and review of the literature. J Obstet Gynaecol Res, 1999, 25(3): 197-203.

14. Cunanan RG Jr, Lippes J, Tancinco PA. Choriocarcinoma of the ovary with coexisting normal pregnancy. Obstet Gynecol, 1980, 55(5): 669-672.

第六节　卵巢混合型恶性生殖细胞肿瘤

卵巢混合型恶性生殖细胞肿瘤是由两种或两种以上的恶性生殖细胞肿瘤组成的混合型

肿瘤。过去常以其主要成分的类型进行归类或命名。近年来，由于对肿瘤病理切片检查更为细致全面，发现混合型类型是卵巢恶性生殖细胞肿瘤中比较常见的一种类型。据 M. D. Anderson 癌症中心与北京协和医院病例资料分析，混合型类型在卵巢恶性生殖细胞肿瘤中所占的比例为 19%。

一、卵巢混合型恶性生殖细胞肿瘤的临床特点

临床表现缺乏特异性，幼女和青春期少女卵巢恶性肿瘤早期症状不明显，有症状多就诊于儿科，很少就诊于妇产科，一旦发现，肿物一般较大，多数超过 10cm，也有近 30cm。由于肿瘤恶性程度高、短时间内迅速增大，生长迅速易发生破裂，肿物为实性或囊实性，容易由于重力变化发生扭转。因此，腹痛、腹部包块为主要症状，腹痛为最常见首发急诊症状。儿科和内外科医生对幼女、少女应详细询问病史、仔细腹部触诊，有疑问应加强科室间会诊。

在混合型肿瘤中，各种类型所占比例不同（表 3-21）。M. D. Anderson 癌症中心的混合型肿瘤中以无性细胞瘤、卵黄囊瘤及未成熟畸胎瘤较为多见，占 60%～69%，由 2 种、3 种及 4 种类型肿瘤混合组成的肿瘤各占 81%、14% 及 2%。北京协和医院的卵巢混合型恶性生殖细胞肿瘤中，以卵黄囊瘤为最常见的成分，占 93.8%。极少数混有胚胎癌和绒毛膜癌成分，分别仅占 9.4% 及 6.3%。87.5% 的混合型恶性生殖细胞肿瘤由两种类型肿瘤组成，12.5% 由 3 种类型的肿瘤组成。肿瘤大多数为单侧，M. D. Anderson 癌症中心单侧混合型恶性生殖细胞肿瘤占 81%，北京协和医院报道的单侧性混合型恶性生殖细胞肿瘤占 91.7%。混合型恶性生殖细胞肿瘤转移发生率及转移方式与卵巢卵黄囊瘤及未成熟畸胎瘤相同。多数病例是临床分期早期，北京协和医院收治的病例有一半是转诊到协和医院继续治疗，外院初次手术没有分期或者未用化疗，也有患者接受化疗但无效肿瘤又复发才来院就诊（表 3-22）。

表 3-21　卵巢混合型恶性生殖细胞肿瘤中各不同类型瘤所占的比例（%）

作者（年）	YST	IMT	DYG	EmC	Chor	总例数	%
M. D. Anderson 癌症中心（Gershenson，1984）	60	62	69	24	10	42	100
北京协和医院（1993）	93.8	43.8	53.1	9.4	6.3	32	100
孔（2010）	83.3	61.1	27.8	22	11	18	

表 3-22　卵巢混合型恶性生殖细胞肿瘤的临床分期情况

作者（年）	Ⅰ期	Ⅱ期	Ⅲ期	Ⅳ期	复发性	总例数
M. D. Anderson 癌症中心 （Gershenson，1984）	57%	10%	24%	10%		42
北京协和医院（1993）	21.9%	6.3%	21.9%	0	50%	32
孔（2010）	50%	11%	38.9%	0	33.3%	

二、卵巢恶性混合型生殖细胞肿瘤的治疗及预后

卵巢混合型恶性生殖细胞肿瘤的治疗与卵巢卵黄囊瘤基本相同，即手术切除与联合化疗的综合治疗。其预后亦与卵黄囊瘤很近似。在未用 VAC 或 PVB 联合化疗以前，预后极差。应用 VAC 或 PVB 联合化疗后存活率明显提高。20 世纪 80 年代，北京协和医院采用 VAC 或 PVB 治疗组死亡的 1 例，为外院治疗后复发来协和医院求治。其中 1 例在复发肿瘤手术切除后用 PVB 4 疗程，VAC 3 疗程（表 3-23）。在用药过程中肿瘤又再次复发，再次手术切除。手术后用 VAC 5 疗程，血清 AFP 一度阴性又复升高，患者拒绝再治疗。因此，对于高危的卵巢恶性混合型生殖细胞肿瘤，一般按指南标准 PEB 方案 4 疗程，而对于复发性晚期卵巢恶性混合型生殖细胞肿瘤，PVB 4 疗程尚不够，受限于博来霉素终身剂量限制，因而效果差。混合型恶性生殖细胞肿瘤的联合化疗更强调"足量"与"及时"。否则复发后再行挽救性治疗，疗效不及初治病例的效果好。而且，已用过 PVB 者，平阳霉素已有一定的累积剂量，不能再按常规用足量的治疗而影响疗效。

表 3-23　卵巢混合型恶性生殖细胞肿瘤的预后（采用 VAC/PVB 联合化疗）

作者（年）	例数	持续缓解率
M. D. Anderson 癌症中心 （Gershenson，1984）	13/22	59%
＊北京协和医院（1993）	8/9	88.9%
孔（2010）	12/18	66.7%

【病例 1】11 岁，1986 年 8 月在外院手术切除肿瘤，病理检查为卵巢混合性肿瘤，含有 4 种组织类型，即胚胎癌、卵黄囊瘤、未成熟畸胎瘤和无性细胞瘤。手术后行 PVB 化疗 8 疗程，VAC 化疗 4 疗程，术后 16 个月情况好。但于 1988 年 1 月血清 hCG 及 AFP 升高，肿瘤复发，来北京协和医院行肿瘤减灭术。肿瘤病理绝大部分为胚胎癌，仅有很少量卵黄

囊瘤和未成熟畸胎瘤，没有无性细胞瘤。术后行顺铂、阿霉素及 VP16 化疗。血清 hCG 及 AFP 均急剧下降正常。AFP 一直保持正常水平，但血清 hCG 在短期内又缓慢上升，且发现有肿瘤复发。1988 年 8 月行第三次手术，切除的肿瘤病理全部为胚胎癌，不再有未成熟畸胎瘤或卵黄囊瘤，也没有无性细胞瘤。术后行 5FU 及更生霉素化疗，无效。hCG 急剧上升，患者于 1988 年 12 月死亡。

此例混合性瘤的全部临床过程，显示了各不同类型的 MGCT 的不同恶性程度，血清肿瘤标志物的动态变化，很准确地及早提示了肿瘤的复发及肿瘤对治疗的反应。AFP 是卵黄囊瘤特异的标志物，hCG 是胚胎癌的标志物，其血清水平的上升下降，与病情的变化及复发肿瘤的病理也是完全吻合的。经过多次手术和长期积极化疗，无性细胞瘤很快被控制，残存的少量卵黄囊瘤及未成熟畸胎瘤亦被继续的顺铂联合化疗控制，唯有胚胎癌很顽固，最后致患者死亡。

【病例 2】12 岁，1995 年 11 月在外院切除肿瘤，病理为卵巢无性细胞瘤和卵黄囊瘤的混合性瘤，手术后行 VAC 及 PVB 各 2 疗程。术后 7 个月情况好，血清 AFP 多次检查阴性。但 1996 年 8 月血清 AFP 上升，肿瘤复发。1996 年 10 月第二次手术，行肿瘤减灭术。病理学检查仅有卵黄囊瘤，未有无性细胞瘤，术后再行顺铂联合化疗。血清 AFP 下降正常，两个月后又上升。1997 年 4 月再行第三次手术，切除复发肿瘤。肿瘤病理仍仅有卵黄囊瘤，没有无性细胞瘤。术后行放疗无效，1997 年 7 月死亡。

此例混合性瘤中的无性细胞瘤经一次手术切除及化疗后即被控制，未复发。而同样的化疗对卵黄囊瘤的治疗则属不足量的化疗，效果差，故复发肿瘤仅有卵黄囊瘤成分，再进行挽救性化疗，很难奏效。同一患者，同样的化疗条件，无性细胞瘤得到控制，卵黄囊瘤却继续增长而致患者死亡。这是两种不同的肿瘤在同一患者显示了差别。

【病例 3】15 岁，入院时已经在外院接受手术治疗，诊断为恶性生殖细胞肿瘤。入院诊断：右卵巢恶性生殖细胞肿瘤 Ⅲ b 期。患者既往月经规律，5～6 天 /30 天。2017 年 6 月 11 日因"腹痛 + 盆腔包块"外院腹腔镜急诊探查术，术中见右卵巢直径 12cm 囊实性肿瘤。肿瘤破裂与子宫后壁、直肠前壁、右侧阔韧带及对侧卵巢间致密粘连，左卵巢直径 3cm 血体样物，余腹盆腔未见异常。术中右附件切除冷冻病理：恶性生殖细胞肿瘤，行保留生育功能腹腔镜卵巢癌分期术（右附件切除 + 右侧盆腔淋巴结 + 腹主动脉旁 + 大网膜切除术 + 左侧卵巢活检术）。术前 AFP 9220ng/ml，NSE 48.91ng/ml。2017 年 6 月 30 日北京协和医院病理会诊：广泛坏死的肿瘤组织，病变符合卵巢混合性原始生殖细胞肿瘤（无性细胞瘤 + 卵黄囊瘤）。术后 2 周余入院后检查腹盆 CT 提示盆腔巨大肿瘤，近 20cm，压迫直肠，2017

年 6 月 30 日 AFP 1239.0ng/ml。考虑外院手术后短期肿瘤未控，肿瘤生长迅速，单纯直接再次手术肿瘤出血多，肠道损伤机会大，同时生殖细胞肿瘤不是单凭手术可以治愈的，建议化疗 1 疗程后再次接受手术，减少损伤，再次手术时机选在两次化疗之间，这样对肿瘤治疗不间断，达到最大化治愈肿瘤的可能。2017 年 7 月 4 ~ 8 日行 PEB（按疗程）5 天方案化疗第 1 疗程。2017 年 7 月 10 日复查腹盆 CT：盆腔可见不规则团块影，较大截面大小约为 9.9cm × 7.0cm，其内可见实性成分和低密度影，可疑残留病灶。2017 年 7 月 26 日行中间型肿瘤细胞减灭术（直肠子宫陷凹肿物切除 + 乙状结肠部分直肠切除 + 降结肠造瘘 + 腹壁肿物切除 + 骶前及主动脉旁淋巴结切除），术中可见：直肠窝肿瘤直径约 6cm。肿瘤致密粘连于直肠窝，累及直肠及阴道后壁。左侧卵巢、左侧输卵管包裹粘连于子宫后壁及肿瘤周围，右侧卵巢卵管粘连包裹，形成多房囊肿，直径约 5cm，卵管散端结构消失，囊肿表面光滑。切除肿瘤及部分受累乙状结肠直肠，闭合器闭合直肠断端，降结肠造瘘。肿瘤侵及阴道后壁，完整切除肿瘤后行阴道后壁修补。术后病理：病变符合卵巢混合性生殖细胞肿瘤，伴大片坏死，侵及直肠浆膜面，广泛累及（腹壁、升结肠表面、直肠表面、右输尿管旁），淋巴结显慢性炎（直肠周 0/29，骶前 0/5，腹主 A 动脉旁 0/8），（降结肠表面，膀胱表面，直肠窝）未见肿瘤组织，（左输卵管、左卵巢）显慢性炎。根据以往手术情况仍然手术病理分期，为卵巢混合性生殖细胞肿瘤 Ⅲ b 期。术后因未作肠道吻合可以及时化疗不用担心肠道吻合口瘘的问题。术后很快开始化疗，2017 年 8 月 3 日、2017 年 8 月 24 日、2017 年 9 月 14 日、2017 年 10 月 5 日、2017 年 10 月 26 日予 PEB（按疗程）化疗 3 天方案 5 疗程，过程顺利。AFP 变化：1012ng/ml（7 月 26 日）→ 356.9ng/ml（7 月 31 日）→ 9.9ng/ml（8 月 23 日）→ 3.2ng/ml（9 月 12 日）→ 2.6ng/ml（9 月 29 日）→ 2.3ng/ml（10 月 25 日）。化疗结束后定期复查，AFP 变化：2.3ng/ml（2017 年 10 月 25 日）→ 1.9ng/ml（2018 年 1 月 24 日）→ 1.9ng/ml（2018 年 3 月 7 日）→ 1.6ng/ml（2018 年 5 月 9 日）→ 1.6ng/ml（2018 年 7 月 18 日）（图 3-62）。超声提示：左侧附件区低回声，范围约 2.7cm × 1.3cm（2017 年 10 月 25 日）→左侧附件区混合回声，范围约 4.6cm × 4.1cm × 3.2cm（2018 年 1 月 24 日）→左侧附件区混合回声，范围约 4.8cm × 2.8cm × 4.7cm（2018 年 3 月 7 日）→左侧附件区混合回声，范围约 4.9cm × 3.7cm × 4.2cm（2018 年 5 月 9 日）→左卵巢 2.9cm × 1.8cm，内见无回声 2.1cm × 1.2cm（2018 年 7 月 18 日）。一直随诊肿瘤控制满意，考虑患者长期生存，生活质量也是治疗重要部分，于暑假期间给患儿进行造瘘口还纳。2018 年 8 月 13 日在全麻下行腹腔镜探查 + 粘连分解 + 乙状结肠造口还纳 + 结直肠吻合术，手术过程顺利。目前无瘤生存 2 年多，月经规律，门诊随诊无瘤生存（其他肿瘤标志物变化，图 3-63 ~ 3-65）。

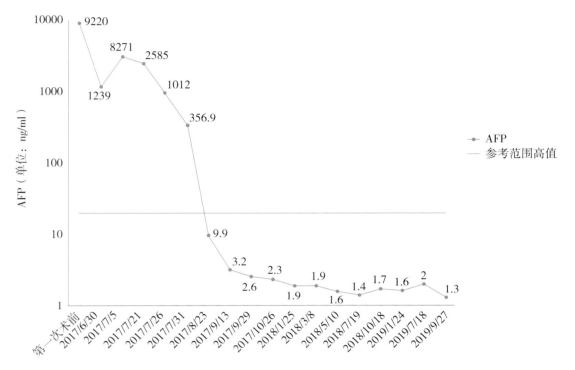

图 3-62　治疗过程中甲胎蛋白（AFP）变化曲线

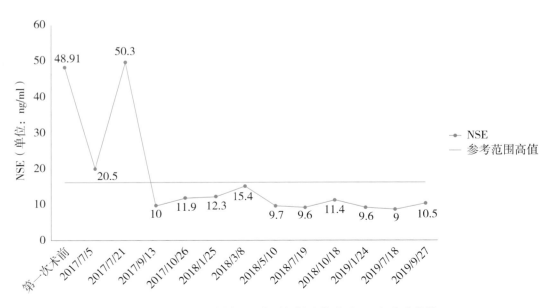

图 3-63　治疗过程中神经元特异性烯醇化酶（NSE）变化曲线

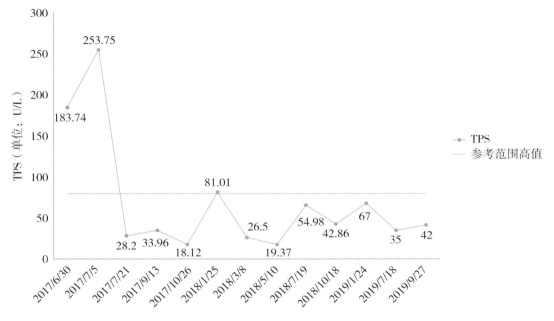

图 3-64　治疗过程中 TPS（组织多肽特异性抗原）变化曲线

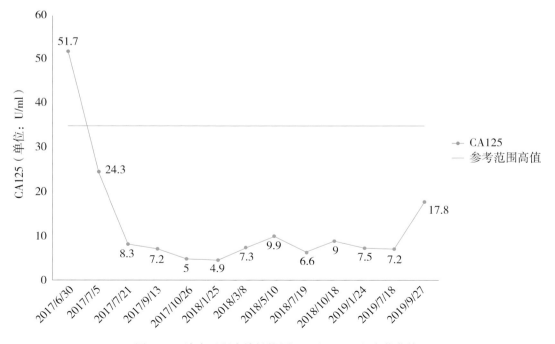

图 3-65　治疗过程中糖链抗原 125（CA125）变化曲线

病例 3 一个典型的晚期混合型恶性生殖细胞肿瘤的病例，提示晚期肿瘤需要多维度考虑，争取治愈。从以上 3 例病例看，发病年龄均是青春期，病情进展快。临床处理需要综合考虑，紧盯治疗，目标是治愈。此类病例之临床决策、手术之选择，原则上应该以手术切除干净，减少并发症，手术后能快速恢复不影响化疗为原则。那么，第一是手术方式有待商讨，腹腔镜是微创手术，但对于生殖细胞肿瘤任何引起肿瘤破裂，引起分期改变的手术均是巨大创伤，轻则改变分期增加化疗，重则引起肿瘤扩散最终不治。无论小损伤还是大后果均是背离治疗原则，切口小固然美观，但与肿瘤预后相比就是次要位置，手术方式的选择需要非常谨慎，宁可保守，不能冒进。对于需要二次手术的患者，一般不采用吻合术，而是行乙状结肠造瘘，因为吻合术恢复时间长，可能耽误后续化疗。因此，牺牲患者短期生活质量，争取肿瘤治愈更为重要。此病例可以看到第一次手术后，术后未及时开始化疗，短短 2 周时间肿瘤已经未控，可见术后及时开始化疗是非常必要和关键的。

（杨佳欣　黄惠芳　连利娟）

参考文献

1. 连利娟，唐敏一. 卵巢内胚窦瘤 . // 林巧稚 . 妇科肿瘤 . 北京：人民卫生出版社，1982: 117-126.

2. 连利娟 . 中国医学科学院首都医院检验科血清室 . 血清甲胎球蛋白 (AFP) 测定对卵巢内胚窦瘤的诊断及治疗的指导意义 . 中华妇产科杂志，1979, 14(1): 22-27.

3. 赵学英，黄惠芳，连利娟，等 . 妊娠合并卵巢恶性肿瘤——附 21 例临床病理分析 . 生殖医学杂志，2004, (6): 354-359.

4. 王彤，孔为民，段微 . 卵巢恶性混合型生殖细胞肿瘤诊断治疗分析 (附 18 例). 现代肿瘤医学，2010, 18(8): 1614-1616.

5. Aoki Y, Higashino M, Ishii S, et al. Yolk sac tumor of the ovary during pregnancy: a case report. Gynecol Oncol, 2005, 99(2): 497-499.

6. Gershenson DM, Del Junco G, Herson J, et al. Endodermal sinus tumor of the ovary: the M. D. Anderson experience. Obstet Gynecol, 1983, 61(2): 194-202.

7. Gershenson DM, Copeland LJ, del Junco G, et al. Second-look laparotomy in the management of malignant germ cell tumors of the ovary. Obstet Gynecol, 1986, 67(6): 789-793.

8. Gershenson DM. Management of early ovarian cancer: germ cell and sex cord-stromal tumors. Gynecol Oncol, 1994, 55(3 Pt 2): S62-S72.

9．Gershenson DM. Malignant germ cell tumors of ovary: clinical features and management. //Coppleson M. Gynecological Oncology. Edinburg: Churchill livingstone, 1992: 935-945.

10．Gershenson DM, Del Junco G, Copeland LJ, et al. Mixed germ cell tumors of the ovary. Obstet Gynecol, 1984, 64(2): 200-206.

11．Han JY, Nava-Ocampo AA, Kim TJ, et al. Pregnancy outcome after prenatal exposure to bleomycin, etoposide and cisplatin for malignant ovarian germ cell tumors: report of 2 cases. Reprod Toxicol, 2005, 19(4): 557-561.

12．Lai CH, Chang TC, Hsueh S, et al. Outcome and prognostic factors in ovarian germ cell malignancies. Gynecol Oncol, 2005, 96(3): 784-791.

13．Lokey JL, Baker JJ, Price NA, et al. Cisplatin, vinblastine, and bleomycin for endodermal sinus tumor of the ovary. Ann Intern Med, 1981, 94(1): 56-57.

14．Mitchell PL, Al-Nasiri N, A'Hern R, et al. Treatment of nondysgerminomatous ovarian germ cell tumors: an analysis of 69 cases. Cancer, 1999, 85(10): 2232-2244.

15．Nawa A, Obata N, Kikkawa F, et al. Prognostic factors of patients with yolk sac tumors of the ovary. Am J Obstet Gynecol, 2001, 184(6): 1182-1188.

16．Peccatori F, Bonazzi C, Chiari S, et al. Surgical management of malignant ovarian germ-cell tumors: 10 years' experience of 129 patients. Obstet Gynecol, 1995, 86(3): 367-372.

17．Shimizu Y, Komiyama S, Kobayashi T, et al. Successful management of endodermal sinus tumor of the ovary associated with pregnancy. Gynecol Oncol, 2003, 88(3): 447-450.

18．Slayton RE, Park RC, Silverberg SG, et al. Vincristine, dactinomycin, and cyclophosphamide in the treatment of malignant germ cell tumors of the ovary. A Gynecologic Oncology Group Study(a final report). Cancer, 1985, 56(2): 243-248.

19．Smales E, PeckhamMJ. Chemotherapy of germ cell ovarian tumors: first line treatment with etoposide, bleomycin and cisplatin or carboplatin. Eur J Cancer ClinOncol, 1987, 23: 469.

20．Willemse PH, Aalders JG, Bouma J, et al. Long-term survival after vinblastine, bleomycin, and cisplatin treatment in patients with germ cell tumors of the ovary: an update. Gynecol Oncol, 1987, 28(3): 268-277.

21．Williams S, Blessing JA, Liao SY, et al. Adjuvant therapy of ovarian germ cell tumors with cisplatin, etoposide, and bleomycin: a trial of the Gynecologic Oncology Group. J Clin Oncol, 1994, 12(4): 701-706.

22．Williams S. Response of malignant ovarian germ cell tumors to cis-platinum, vinblastin and bleomycin(PVB). Proc Am Assoc Cancer Res and AM Soc Clin Oncol, 1981, 22: 463.

23．Williams SD, Blessing JA, DiSaia PJ, et al. Second-look laparotomy in ovarian germ cell tumors: the gynecologic oncology group experience. Gynecol Oncol, 1994, 52(3): 287-291.

24．Williams SD, Blessing JA, Moore DH, et al. Cisplatin, vinblastine, and bleomycin in advanced and recurrent ovarian germ-cell tumors. A trial of the Gynecologic Oncology Group. Ann Intern Med, 1989, 111(1): 22-27.

25．Lajya Devi Goyal, Sharanjit Kaur, Kanwardeep Kawatra. Malignant mixed germ cell tumour of ovary- an unusual combination and review of literature. J Ovar Res, 2014, 7: 91.

26．Murugaesu N, Schmid P, Dancey G, et al. Malignant ovarian germ cell tumors: identification of novel prognostic markers and long-term outcome after multimodality treatment. J Clin Oncol, 2006, 24: 4862-4866.

27．Smith HO, Berwick M, Verschraegen CF, et al. Incidence and survival rates for female malignant germ cell tumors. Obstet Gynecol, 2006, 107(5): 1075-1085.

第七节　年轻妇科恶性生殖细胞肿瘤患者的护理及全程管理

恶性生殖细胞肿瘤均发生在幼女、少女及青少年女性，卵巢恶性生殖细胞肿瘤不但危及年轻女性生命和健康，同时也影响女性的心理状态和社会家庭生活质量，对这些患者的护理和关怀至关重要。近年来，运用新方法、新媒体，结合现代护理手段对患者进行多维度全方面健康安全教育及生活、临床安全护理，给予人文关怀，提高患者生活质量及护理成效，确保护理安全，提高患者及家属满意度。年轻妇科癌症患者的心理疾患发病率相当高，占癌症患者的 22%～33%；盛立峰等研究表明，运用健康教育、放松疗法等综合性护理干预有助于改善妇科恶性肿瘤患者化疗期间的负性心理和心理控制源倾向，从而改善其生存质量。

一、年轻妇科恶性肿瘤治疗对心理健康影响

1．生育能力　对许多青少年肿瘤生存者来说是主要担心的问题。手术器官的切除、化疗的损伤、放疗的功能损失，这 3 个方面均会使生育能力的影响，放疗或大剂量烷化剂化疗可引起卵巢损伤。然而，大多数青年肿瘤生存者在治疗之初并没有与医生充分讨论不育的风险或者降低风险的方法。

2．自我形象及性功能的受损　肿瘤诊断和治疗是否会影响性功能，对性关系和家庭的影响。自我形象是年轻妇科肿瘤患者的一项重要元素，却因肿瘤治疗中出现的许多不良反

应而遭到破坏，如脱发、体重增加或减轻、溃疡、出血、感染和性行为受损等。其他挑战包括学习、工作和社交时间的减少等。

3. 对后代及生育的担心　打算生育又担心可能传递癌症遗传因素。妇科恶性肿瘤患者较其他恶性肿瘤患者有更多的精神压力和心理异常，尤其是具有家族遗传性肿瘤的卵巢癌、子宫内膜癌。

4. 幼儿肿瘤患者的特殊发育期　患儿治疗对整个家庭及父母后续生育的心理压力等。

因此，无论在治疗期间还是治疗后，生存质量都是一个关键问题，针对这些方面的影响，护理上协和妇科肿瘤护理团队做出了一系列的相应调整及尝试，改善整体护理水平。

二、年轻妇科恶性肿瘤治疗全程管理

1. 多维度宣教，多方位沟通

（1）自制健康宣传手册进行教育，详细介绍有关营养、睡眠与运动、情绪管理等方面的知识。尽可能让患者了解各种治疗措施，如手术、化疗及病理检查的目的，向患者及家属讲清手术、化疗过程中可能出现的不良反应，解除其顾虑，积极配合治疗。

（2）随着计算机与通讯技术不断结合，信息技术等新兴科技在临床得到大量运用，护士工作方式也更加多样化。在智能手机普及之后，微信已经成为取得信息的一个重要途径，建立针对妇科恶性肿瘤患者健康教育的微信公众号和微信群（图3-66）。在公众号上有固定的常规的健康宣教内容，定期更新与手术及化疗相关的科普知识，让患者及家属及时了解与疾病相关的讯息；患者可在微信群里提出问题由专业医护人员解答，建立相互信任关系，指导患者把获得的知识付诸行动。

图3-66　微信号指导

（3）在门诊每周举办科普讲座，内容涉及妇科肿瘤的相关知识，将最前沿、最规范、最科学的科普知识通过通俗易懂的语言，以面对面的方式传播给患者。并且将每期的科普讲座录音放在喜马拉雅App上，让更多的人群关注并受益。

2. 建立家庭和社会支持系统

（1）妇科恶性肿瘤患者入院后很希望得到亲友的安慰，尤其是年轻的妇科恶性肿瘤患者：良好的社会支持有利于健康，家庭成员对患者的情感支持不容忽视，来自配偶的理解、关怀与鼓励更为重要，可起到事半功倍的作用，让患者有被尊重、不被抛弃的感觉，可帮助其减轻焦虑、抑郁等负性心理。因此，护士应努力促进与患者有关的人员参与到患者的心理护理中来，教会他们心理疏导方法，这样能有效地减轻妇科恶性肿瘤患者孤独、抑郁的心理，心理现实作为实际的（中介）变量影响着人的行为和发展，因此患者与家属、朋友及亲戚间的关系在帮助其应对应激的过程中起着重要作用。

（2）心理护理：加强社会心理和支持治疗。年轻患者与其他年龄患者最大的区别在于支持治疗，特别是社会心理支持的缺乏，年纪越小越缺乏。因此需要全社会尤其是医护工作者更加关注青少年妇科肿瘤患者，在治疗过程中增加患者的依从性、减轻压力和提高生活质量。患者由于疾病缠身，需要得到比他人更多的爱，护理工作者要为患者创造交流的机会，动员家属给予精神和生活上的大力支持。倡导患者积极参加，如肿瘤患者座谈会、康复研讨会，宣泄不良情绪，并积极参加各种抗肿瘤活动。可以组织安宁志愿者团队，每周到病房开展志愿活动，通过各种治疗手段，可以使疾病缓解，稳定和治愈；使患者正确面对现实，积极配合治疗。

（3）出院指导：指导家属在患者出院后进行家庭护理，更多地关心爱护患者，听取她们的心声，不仅减轻患者身体上的痛苦，更应该主动减轻她们心理上的痛苦。肿瘤患者接受放、化疗后抵抗力低，应注意个人卫生、饮食卫生，加强营养，多食水果蔬菜，建立清洁、舒适、安全的生活环境，尽量少去人员聚集的公共场所，适当的运动也有利于肿瘤患者的康复，肿瘤患者容易感到疲劳，应多注意休息，体力恢复后可以适当的运动，提高自身免疫力。家属应不时给患者灌输一些充满正能量、励志的电视、书籍，多方面帮助年轻患者增强战胜病魔的信心，提高斗志。良性疾病在经过治疗后，症状、体征消失，功能恢复，即称为治愈。而肿瘤却不是这样，在经过第一阶段的外科手术、放疗、化疗处理后，还有需要有计划的进行综合性的治疗和定期检查，护理人员应注意随访，多了解患者的动态，以便更好的进行下一次治疗。肿瘤经过治疗后，并不意味着治愈，在相当长的时间里，都可能复发和转移，而复发和转移能够早发现、合理处理可以延长寿命，甚至治愈。

3．儿童住院化疗安全

（1）近年来，婴幼儿妇科恶性生殖细胞肿瘤的发病率呈增长趋势。该疾病恶性程度高，十分罕见，且病情进展迅速。病理类型中以卵巢来源占绝大部分，其次为阴道恶性生殖细胞肿瘤，包括阴道葡萄状肉瘤、内胚窦瘤等。该病对化疗敏感，且随着有效化疗方案的问世，病死率大大降低。由于儿童外周血管更加细小、血管壁薄、化疗药物血管刺激性强，易损伤血管。而化疗周期长，需要反复穿刺输液，因此，输液困难长期困扰着护理工作。目前，应用输液港是一个很好的选择。植入式输液港是一种可以完全植入体内的静脉输液器材，为需要长期输液治疗的婴幼儿提供可靠的静脉通道。使用无损伤针穿刺输液港即可建立输液通道，还可减少反复静脉穿刺的痛苦和难度，防止刺激性药物，尤其是化疗药物、营养支持类药物等对静脉的损伤。由于患儿天性好动的特性，在化疗期容易发生输液港针头移位脱出、导管破裂、感染等情况，影响输液港的使用。因此，住院化疗期间做好输液港的维护和港针的固定以及观察尤为重要。

（2）由于患儿年幼缺乏自我保护的意识及能力，如果医护人员疏于防范，会给家庭和患儿造成伤害，给医院带来不利影响。小儿身心未成熟，缺乏适应及满足需要的能力，依赖性较强，合作性差，需特别的保护和照顾，小儿好奇、好动，缺乏经验，容易发生各种意外。由于患儿自我控制能力差，乐于模仿。护士宣教不到位，家长对其疏于防范，容易发生坠床、跌倒、走失、利器刺伤，静脉留置针意外拔管造成出血等意外事件。我们自制了儿童安全床帏，儿童安全输液椅，配备儿童安全防撞桌角，儿童安全水壶，电子体温计等（图3-67）。通过对患儿住院期间的安全管理，规避护理风险，能有效的减少意外伤害，消除不安全因素。

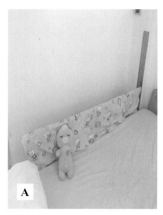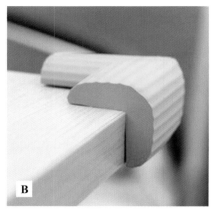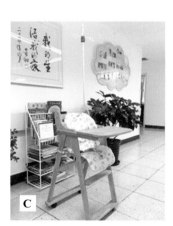

图 3-67　病房设置安全措施

注：A. 床旁安全罩；B. 桌角安全角；C. 儿童输液椅。

（3）加强重点环节的安全管理：加强各种意外事件的防范，纱门纱窗要有插销及时关紧，定时检修。桌椅边缘光滑并定期检修，阳台有栏杆，并设有"禁止攀爬"的警示牌。地面清洁干燥，不可乱扔果皮和杂物等，以防滑倒。卫生间有防滑标识。热水瓶应放在固定位置，小孩不易触及，并让小孩远离热饭热菜，远离电源，微波炉有使用注意事项及"小心烫伤"的标识。外出活动时家长全程陪护，以防走失，教育儿童遵守医院规章制度，不得私自外出。禁止小孩玩刀、剪子、筷子等物品。严格遵守操作规程，操作完毕后及时收回不安全物品，如针头、剪刀等。

输液时使用输液泵、注射泵等，提高患儿化疗的精确度和精准度。护士经常巡视病房，观察输液情况，特别是患儿输液港的固定和使用，发现异常情况及时处理。

（4）防止气管意物和窒息：指导家长勿让患儿进食易致气管异物的食品。在患儿哭闹、大笑、进行护理操作时，禁止喂食，以免食物呛入气管。较小患儿喂药时，需将其溶解后少量多次喂服，不可强行灌入，也不可捏鼻喂药。人工喂养时不采用奶眼过大的奶头喂奶，以防误吸。喂奶后不宜频繁翻身、换尿布、逗患儿嬉笑。家长应认真看护患儿，不让小孩玩细扣、硬币等小物件，以及细小的拼装玩具，以防误入气道。对于危重、虚弱的患儿、新生儿勿将盖被捂住口鼻，对痰液多者，协助翻身拍背，必要时吸痰。

4. 人文关怀和全程管理　人是生物、心理、社会的综合体，在护理工作中融入以人为本的理念，满足人们对卫生保健的多方面需求，是现代护理发展的必然趋势。护理工作中的人文关怀是护士将汲取的人文知识内化发展后，自觉赋予工作对象的一种情感行为。人文关怀的"现代性"体现在对人的生物、心理和社会的全面关注。因此，人文关怀绝不是一个微笑、一句问候等简单的内容与形式就能满足患者的需要。

（1）营造人文气氛：医院和病房努力营造一种充满人性、人情味的，以关心患者、尊重患者、以患者利益和需要为中心的人文环境。营造这种氛围最重要的是每位护士自觉的人文情感和人道伦理意识。病房环境的设计和设施布置尽可能体现家庭式的温馨、舒适和方便，我们在护士站摆放了各式养心悦目的鲜花绿植，给患者带来清新感受。设立温馨读书角，书架上有序摆放有各类书籍，各年龄段患者都可以找到自己喜爱的读物。书籍为病友、护士、医生捐赠得来（图 3-68）。留出整面墙壁用作展示在我科重获新生宝宝们的照片墙，目的是创造一个和谐、轻松的护患沟通交流环境，更有利于护士及时了解患者存在的问题和顾虑，鼓励患者，采取相应的对策和措施加以解决。

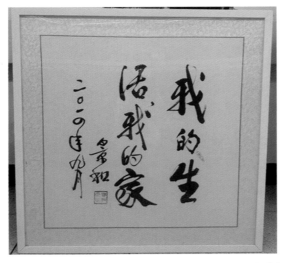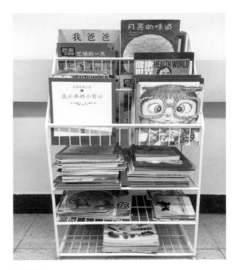

图 3-68　人文关怀设立书报亭

（2）青少年志愿者：定期送温暖，医院有一支由医护人员家属组成的青少年志愿者组织，定期来我病房，通过互动联欢、激发快乐气氛，如组织小乐队进行表演、剪纸、十字绣等手工制作。遇上节假日或患者生日时，护士或义工为患者准备好精美的小礼品和生日礼物。志愿者们源源不断的为病房的肿瘤患者们带来正能量，鼓励年轻的肿瘤患者积极配合医生治疗，增强战胜疾病的信心（图 3-69）。

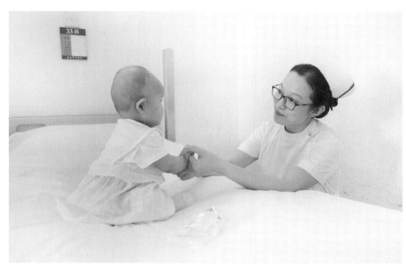

图 3-69　护士贴心护理小患儿

（3）母乳库的建立：北京协和医院儿科设立国际领先母乳库设施，为需要哺乳而患儿妈妈因为焦虑而断奶的婴幼儿提供安全的母乳，保证患儿顺利完成化疗。

（4）帮助患者发起轻松筹：很多生殖细胞肿瘤的患儿来自偏远农村，家境贫寒，缺乏医疗经济来源，而这类疾病有很高的治愈率，家长带着希望来到医院，但苦于缺乏医疗费用。针对急切需要接受治疗的贫困肿瘤患者，医护人员借助网络的力量求助，广泛传播募捐善款，使患儿及时得到社会的爱心捐助，保证化疗手术如期进行，充分感受到医院和社会的人文关怀。

低龄化的年轻肿瘤患者更需要包括医护工作者在内的全社会的关注。深入细致地了解年轻肿瘤患者的心理状况，运用临床沟通技巧，通过语言和非语言沟通安慰疏导患者。改变患者不良心理状态和行为，将负性心理变为正性心理，使其很快适应患者角色，保持最佳的身心状态，积极配合治疗，战胜疾病。因此，作为人性化护理重要措施的心理护理不仅有利于肿瘤患者的康复，而且对提高患者自身的生活质量、促进身体健康有着积极的意义。对肿瘤患者的护理要时刻体现人文关怀理念，通过提供精湛的技术、周到的服务、亲切的语言、得体的举止、细致的照料、视患者如亲人等为肿瘤患者创造一个整洁、安全、舒适的环境，努力营造人文氛围，关心患者、尊重患者、以患者的利益和需要为中心，从而减轻患者的心理压力，增强战胜疾病的信心，促进患者的早日康复。针对于婴幼患儿更应该关注住院期间的化疗安全度，强化护理安全管理，建立健全的规章制度和操作规程，确保以"患儿为中心"的服务理念贯穿于整个护理过程中，可以有效地避免安全隐患的发生，保证患儿住院期间的安全，增加患儿及家长对护理工作的满意度。

（李　颖）

参考文献

1．Grimm RH Jr, Grandits GA, Cutler JA, et al. Relationships of quality-of-life measures to long-term lifestyle and drug treatment in the Treatment of Mild Hypertension Study. Arch Intern Med, 1997, 157(6): 638-648.

2．段得琬，王临红，赵更力，等．妇产科身心学．北京：人民卫生出版社，1993.

3．盛立峰，范高云．护理干预对妇科恶性肿瘤术后化疗患者心理控制源倾向的影响．中国现代医生，2010, 48(6): 55-57.

4．张玲．浅谈对年轻肿瘤患者的人性化护理．医学美学美容（中旬刊），2015, (2): 543.

5．Fox D, Wilson D. Parents' experiences of general hospital admission for adults with learning disabilities. J Clin Nurs, 1999, 8(5): 610-614.

6．刘君，鹿欣，丰有吉．青春期妇科肿瘤．国外医学（妇产科学分册），2005, 32(5): 316-319.

7．沈铿．要重视小儿妇科疾病的诊断和治疗．中国实用妇科与产科杂志，2004, 20(9): 513.

8．王玉春，张玉侠，等．儿科护理学．北京：人民出版社，2010.

9．Turkistanli EC, Sogukpinar N, Saydam BK, et al. Cervical cancer prevention and early detection-the role of nurses and midwives. Asian Pac J Cancer Prev, 2003, 4(1): 15-21.

10．李惠玲．护理人文关怀的基本理论及临床应用．中华护理杂志，2005, 40(11): 878-880.

11．赵美娟．医学人文关怀应关怀什么和怎样关怀——美学视角下的人文关怀建设．医学与哲学，2005, (4): 26-28.

第四章

特殊部位的恶性生殖
细胞肿瘤

第一节 盆腔非性腺来源恶性生殖细胞肿瘤

一、非性腺来源恶性生殖细胞肿瘤的起源

在胚胎形成的最早期，中肾内侧体腔上皮增生形成生殖嵴，这是一条长椭圆形的隆起，是生殖腺的原基。生殖窦表面的上皮呈条索状长入深部的间充质内，称为生殖腺索。于胚胎第 4 周末，卵黄囊后壁有许多源于内胚层的大细胞，称为原始生殖细胞。它们于第 6 周经背侧肠系膜陆续迁入生殖腺索内，约在 1 周内迁移完成。原始生殖细胞在迁移的过程中可能存在一部分残留，即有少量细胞还残留于性腺外，当这些残留的原始生殖细胞在此后发生恶变的时候，就形成性腺外的恶性生殖细胞肿瘤，占成人恶性生殖细胞肿瘤的 2% ~ 5%。

性腺外的恶性生殖细胞肿瘤的相关报道都是个案。复习文献，发现发生部位相对常见的有阴道宫颈、纵隔、脊髓、骶尾部腹膜后、阴道直肠隔，还有个别在侧脑室、鼻咽部、甲状腺、大网膜，多数病例具有"中线性"（沿身体长轴中线）分布特征。本节重点介绍发生在盆腔的非性腺来源恶性生殖细胞肿瘤。

二、盆腔性腺外恶性生殖细胞肿瘤的临床表现

女性性腺外恶性生殖细胞肿瘤非常罕见，多发生在青少年及育龄期女性。盆腔部位常见发生部位除阴道宫颈外，还可为腹膜后、骶前（儿童多见）、阴道直肠隔。症状无特异性，因病变发生的部位不同可能表现为异常阴道出血或分泌物、腰骶部疼痛及下腹痛等。最常见病理类型为卵黄囊瘤，也可见无性细胞瘤、未成熟畸胎瘤和胚胎癌。

三、盆腔性腺外恶性生殖细胞肿瘤的治疗

女性盆腔非性腺来源恶性生殖细胞肿瘤，处理原则与原发于卵巢（或发育不全的性腺）的恶性生殖细胞肿瘤基本相同。绝大多数生殖细胞肿瘤对化疗非常敏感，自应用 PEB 方案（顺铂 $30 ~ 35mg/m^2$，d1 ~ 3；依托泊苷 $100mg/m^2$，d1 ~ 3；博来霉素 $15mg/m^2$，d2，d9，d16；每 3 周 1 个疗程）。化疗后，仅 10% ~ 20% 的生殖细胞肿瘤患者会复发。因此，特别对于年龄较小的婴幼儿患者，常以化疗为首选方案代替手术切除。但是，化疗过程中应密切监测血清肿瘤标志物和 / 或影像学。对原发灶较大、化疗后持续存在 / 缩小不明显、肿瘤

标志物下降不满意以及复发患者，完整而彻底的手术切除仍然至关重要。

对于复发或难治型病例，常用的二线化疗方案有 PVB（顺铂 30 ~ 35mg/m²，iv d1 ~ 3；长春新碱 1.0 ~ 1.5mg/m²，iv d1 ~ 2；博来霉素 15mg/m²，im d2, d9, d16；每 3 周 1 个疗程）、VAC（长春新碱 1.0 ~ 1.5mg/m²，iv d1；更生霉素 5 ~ 7μg/kg，iv d2 ~ 6；环磷酰胺 5 ~ 7mg/kg，iv d2 ~ 6；每 28 天 1 个疗程）、TIP（紫杉醇 175mg/m²，iv d1；异环磷酰胺 1000mg/m²，iv d1 ~ 5；顺铂 20mg/m²，iv d1 ~ 5；用药间隔 3 周）等。另有报道应用大剂量化疗 + 外周血造血干细胞移植的方法也获得成功。手术难度大、化疗耐药的复发和难治型病例，如病灶较局限，也可应用局部放射治疗的方法，特别是针对无性细胞瘤。

四、阴道直肠隔恶性生殖细胞肿瘤典型病例

【病例 1】患者，29 岁，G1P1，平素月经规律。主因"不规则阴道出血 2 个月余"于外院首诊，妇科查体扪及距阴道外口约 3cm 的阴道直肠隔处有一 4cm × 3cm × 3cm 菜花样肿块，浸润突破阴道内壁。PET-CT 提示肿物位于宫颈右旁、阴道直肠隔内，并向后压迫直肠，SUV_{max} 7.6 ~ 12.8，宫体及双侧附件未见明显异常。血清 AFP 3192.9ng/ml。经阴道取肿物活检，病理学检查提示卵黄囊瘤伴广泛坏死。给予 PEB 5 天方案化疗 2 个疗程后 AFP 降至 13.8ng/ml（正常范围内），来北京协和医院就诊。

妇科检查：阴道内可见肿物缩小至约 2cm，直肠膈内肿物约 3cm，质硬。

影像学检查：MRI 提示阴道直肠隔内软组织影，部分侵及阴道壁，并与直肠前壁界限不清。

治疗过程及预后：行腹腔镜下阴道直肠隔肿物及部分阴道后壁切除 + 直肠修补术。术中见双骶韧带根部下方与直肠粘连封闭，粘连部阴道隔内条状增厚质硬的肿物直径 2cm。手术彻底切净肿瘤，探查盆腹腔其余脏器及双侧性腺无异常。术后血清 AFP 4.1ng/ml，继续给予 PEB 3 天方案巩固化疗 2 个疗程。随诊至今，情况良好无复发（图 4-1）。

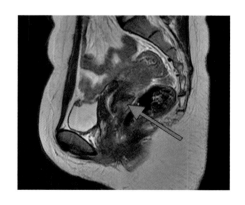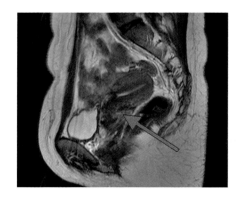

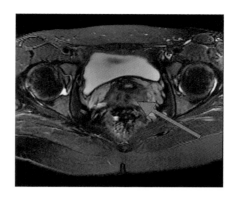
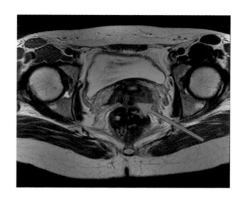

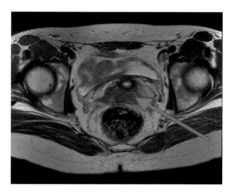

图 4-1 29 岁女性阴道直肠隔内胚窦瘤

注：PEB 化疗 2 疗程后盆腔 MRI 矢状位图和横断面图。

临床思路：本例患者为生育年龄女性，肿瘤发生于阴道直肠隔，向前浸润部分阴道后壁、向后浸润直肠浆肌层，性腺及盆腔脏器表面均无异常，血清 AFP 明显升高，结合病理，考虑原发于阴道直肠隔恶性生殖细胞肿瘤（卵黄囊瘤）。

治疗过程中，因卵黄囊瘤对化疗非常敏感。首诊于外院，先选择 PEB 化疗，基本符合治疗原则。但经过前期的 2 疗程 PEB 化疗后，虽然血清 AFP 已降至正常范围内，影像学病灶仍持续存在。因此，应选择手术彻底切净肿瘤，包括部分阴道及直肠壁的切除。术后病理仍可见到卵黄囊瘤成分而非仅为坏死组织，说明即使血清 AFP 已降至正常范围内，肿瘤也并未真正达到完全缓解，彻底的手术切除是必要的。术后血清 AFP 降至 10ng/ml 以下，再巩固 2 个疗程化疗，得以较好的预后。

五、子宫来源的恶性生殖细胞肿瘤病例

【病例 2】2 岁幼女，因"盆腔包块阴道出血一次"就诊。足月分娩，出生体重 4000g，

母亲孕期无特殊。身高 92cm，体重 12.5kg。盆腔内膀胱后方见截面约 6.3cm×4.7cm 异常信号影，考虑生殖系统来源，恶性可能大，伴左肾积水输尿管扩张。AFP 41250ng/ml，CA125 141U/ml。在外院组织活检诊断内胚窦瘤。考虑患者为幼儿，有阴道出血，结合病理可能为阴道的内胚窦瘤，肿瘤大压迫膀胱引起尿潴留。先行 PEB 方案化疗，肿瘤缩小非常明显，无阴道出血。来我院就诊，MRI 提示有肿瘤，但肿瘤来源部位不详，可能是盆腔来源，也可能为阴道或宫颈来源的内胚窦瘤。

外院 MRI 提示肿瘤位于宫颈位置，但幼儿宫颈小，子宫幼稚（图 4-2）。于是决定腹腔镜联合宫腔镜对阴道、宫颈及盆腔检查，确定肿瘤位置。镜下见阴道光滑，宫颈小，排除了阴道来源肿瘤；腹腔镜下见肿瘤主要位于子宫下段宫腔及宫颈连接处，决定行全子宫切除，切除病灶在宫腔下段，可见肿瘤凸向宫腔，这样子宫来源的内胚窦瘤解释了患儿有盆腔包块，并有阴道出血的症状。患儿术后接受巩固化疗后随诊（图 4-3～4-11）。

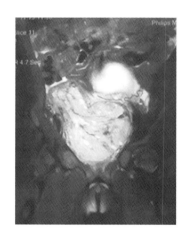
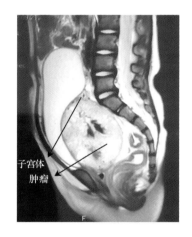
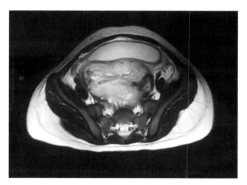
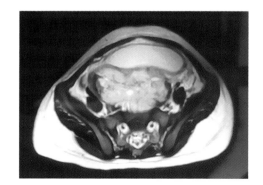

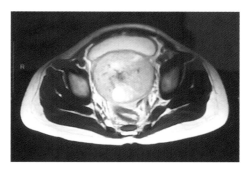

图 4-2 盆底 MRI

注：提示肿瘤可能是盆腔来源，也可能是宫颈或阴道来源。

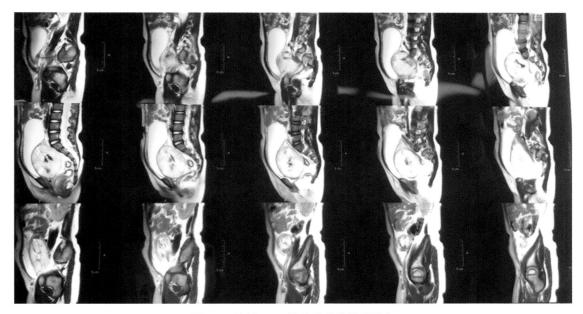

图 4-3 连续 MRI 显示手术前肿瘤巨大

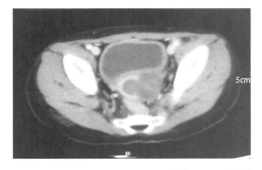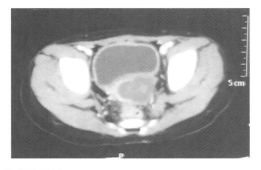

图 4-4 4 疗程 PEB 化疗治疗后 MRI

注：提示肿瘤明显缩小，但仍有 3cm，此时肿瘤标志物正常。

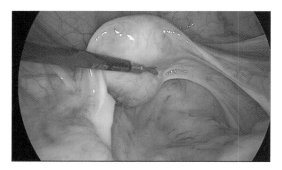

图 4-5 腹腔镜（左附件正常）

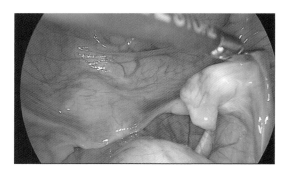

图 4-6 腹腔镜（右附件正常）

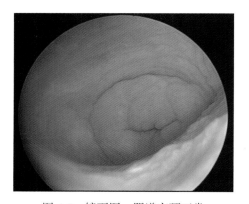

图 4-7 镜下图，阴道宫颈正常

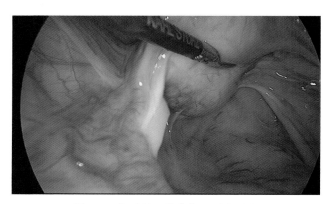

图 4-8 镜下观，肿瘤位于子宫下段

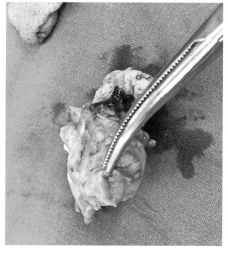

图 4-9 切下子宫，钳指位置为宫颈

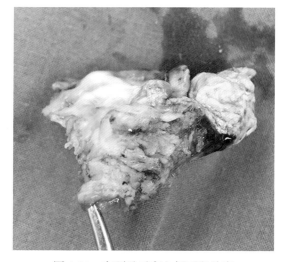

图 4-10 宫颈及子宫左侧下段肿瘤

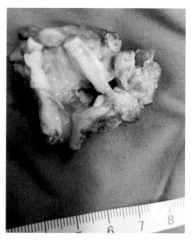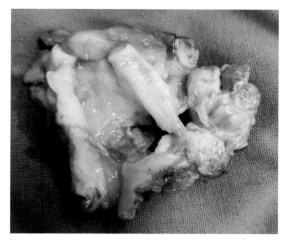

图 4-11　子宫剖开图，可见下段肿瘤突破宫腔

来源于子宫的内胚窦瘤罕有报道。此例肿瘤最初非常大，是否是盆腔增大侵入子宫壁也有可能。切下来肿瘤通向宫腔，肿瘤也可能来源子宫。手术困难点在于，幼儿子宫小，组织娇嫩，盆腹腔空间小，无法放置举宫器，术中我们利用一个大长棉签作举宫器，标本无法经阴道取出，子宫切下后放在标本袋内由扩大的脐部切口取出来。

总体治疗非常个体化，肿瘤不是来源宫颈和阴道，出血的症状会发生得晚，肿瘤压迫症状出现了才就诊。希望此类肿瘤在病理及 AFP 确诊后积极接受治疗，因为恶性生殖细胞肿瘤有很高的治愈机会。长期随诊可以提示这类肿瘤的患者长期预后及生育情况较好。

（王　涛　张　颖　杨佳欣）

参考文献

1.　Paradies G, Zullino F, Orofino A, et al. Rare extragonadal teratomas in children: complete tumor excision as a reliable and essential procedure for significant survival. Clinical experience and review of the literature. Ann Ital Chir, 2014, 85(1): 56-68.

2.　Guo YL, Zhang YL, Zhu JQ. Primary yolk sac tumor of the retroperitoneum: A case report and review of the literature. Oncol Lett, 2014, 8(2): 556-560.

3.　Nair VG, Kiran HS, Shanthala PR. Pure primary extragonadal retroperitoneal yolk sac tumour in a young child: a case report. J Clin Diagn Res, 2017, 11(5): ED09-ED11.

4.　Ravindra VM, Ruggieri L, Vasudevan SA, et al. Salvage sacrococcygeal resection for yolk sac tumors after chemotherapy: report of 2 cases. J Neurosurg Pediatr, 2019, 4: 1-8.

5. Wada S, Yoshimura R, Nishisaka N, et al. Primary retroperitoneal pure yolk-sac tumor in an adult male. Scand J Urol Nephrol, 2001, 35(6): 515-517.

6. DiPerna CA, Bowdish ME, Weaver FA, et al. Concomitant vascular procedures for malignancies with vascular invasion. Arch Surg, 2002, 137(8): 901-906; discussion 906-907.

7. Mayordomo JI, Paz-Ares L, Rivera F, et al. Ovarian and extragonadal malignant germ-cell tumors in females: a single-institution experience with 43 patients. Ann Oncol, 1994, 5(3): 225-231.

第二节　阴道恶性生殖细胞肿瘤

阴道恶性生殖细胞肿瘤原被列为致命性的恶性肿瘤，故在早年其治疗是根治性手术，包括盆腔器官廓清术、子宫及阴道切除术。这种根治手术虽然可使肿瘤得以切尽，但对婴幼儿来说破坏性极大、手术并发症多，故存活率不高；而且患儿生理生殖功能亦有所损失。患儿幼小就诊常常不及时，就诊科室缺乏肿瘤专科经验、忽视妇科检查，直到肿瘤脱出才会引起重视。目前在北京协和医院肿瘤妇科中心，幼女的阴道卵黄囊瘤采用综合治疗——化疗为主，加上手术切除，治愈率超过 90%，同时可以保留幼女生殖器官的完整和生理生育功能。

幼女的阴道卵黄囊瘤来源于原始生殖细胞，向卵黄囊成分分化，是一种性腺外生殖细胞肿瘤，也是小儿阴道恶性肿瘤最常见的病理类型，在 ≤ 2 岁的婴幼儿阴道恶性肿瘤中，卵黄囊瘤（yolk-sactumor，YST）较横纹肌肉瘤更多见。

一、阴道卵黄囊瘤的临床表现

截至 2018 年，北京协和医院共收治 21 例幼儿阴道卵黄囊瘤，年龄 4 个月至 4 岁，中位年龄 11 个月，< 1 岁者 14 例。无痛性阴道出血、阴道排液为主要症状，其次为阴道肿瘤脱出。卵黄囊瘤糟脆，常合并坏死感染、分泌物有异味，甚至发热等表现。早期血性分泌物需要除外外源性雌激素影响，需追问患儿是否有误服雌激素等病史。婴幼儿患者可在麻醉下进行妇科检查和可疑病变部位取材活检，以明确诊断。

二、阴道卵黄囊瘤的辅助检查

1. 血液检查 阴道卵黄囊瘤分泌有非常特异的血清标志物——甲胎蛋白（AFP）。幼儿有阴道出血、血清 AFP 升高，应该高度怀疑卵黄囊瘤。在北京协和医院诊治的 21 例患儿，血清学检查均发现 AFP 升高，最高者达 45000ng/ml。

2. 影像学检查 包括超声、CT 和 MRI 检查均可用于诊断。超声检查需有经验的超声科医生进行。CT 及 MRI 对操作者技术的依赖性较小、影像客观、分辨率高、可多层次多维度对病灶及周围组织结构进行观察，诊断准确率高，但小婴儿都需要在镇静或麻醉下进行。需要注意的是，幼儿生殖道恶性肿瘤的影像学特点为"器官小、肿瘤大"，即小儿身体体积小、生殖器官又尚未发育，正常解剖结构容易被错认或忽略。例如，3 岁以下幼儿子宫大小仅约 1cm（图 4-12，幼稚子宫常常不明显或不显示），相比之下肿瘤体积往往较子宫大数倍，因此，子宫受挤压后经常在影像片中不易被发现。

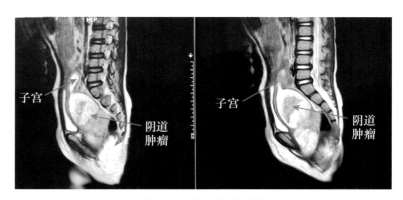

图 4-12 阴道肿瘤影像

注：阴道内肿瘤明显大于幼稚子宫，子宫被挤压移位，不易被发现。

三、阴道卵黄囊瘤的诊断

依靠症状、体征、血清 AFP 水平及影像学检查可以基本诊断阴道卵黄囊瘤。但还常常需要取得确切的病理组织协助治疗。幼女生殖器官尚未发育，阴道检查存在较大的困难，因此需要利用一些特殊器械（图 4-13），并经常借助宫腔镜进行直观地阴道检查，在病灶及可疑部位进行精确的定位活检，从而减少对阴道的损伤并提高诊断率（图 4-14）。

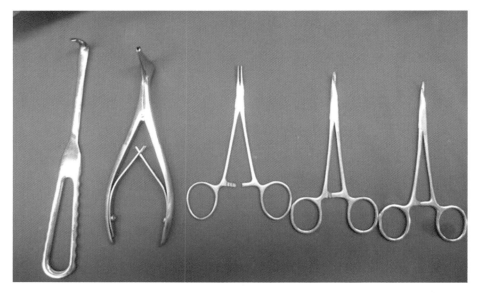

图 4-13　用于行幼儿阴道检查的特殊器械（鼻窥镜、小拉钩、眼科用钳子、剪刀等）

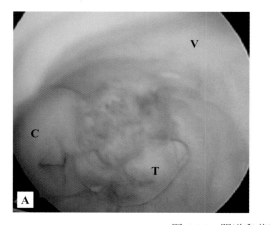
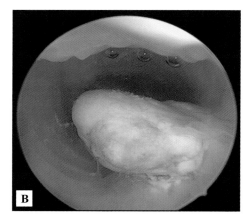

图 4-14　阴道卵黄囊瘤宫腔镜检查

注：A. 阴道卵黄囊瘤的外观（宫腔镜下的阴道检查及活检），C- 宫颈，T- 肿瘤，V- 阴道壁；B. 阴道中段肿瘤。

四、阴道卵黄囊瘤的治疗

卵黄囊瘤对化疗十分敏感，以一线方案 PEB 或 PVB 为主，辅以保守手术治疗。在北京协和医院就诊的 21 例患儿均未行根治性手术，通过病理明确诊断后，即行持续有效的化疗。21 例患者资料显示化疗反应率 95.2%。对于复发转移的患者，手术切除病灶后，再次化疗也可取得疗效。

完成治疗前评估后，即给予患儿首选 PEB 方案化疗（顺铂 30～35mg/m²，iv d1～3；依托泊苷 100mg/m²，iv d1～3；博来霉素 15mg/m²，im d2，d9，d16；每 3 周 1 疗程）。后期治疗的患儿由于博来霉素的毒性反应，可将用法更改为 15mg/m²，iv d1～2，每 3 周 1 疗程）。早期治疗的一例患儿曾选用过 PVB 方案（顺铂 30～35mg/m²，iv d1～3；VCR1.0～1.5mg/m²，iv d1～2；博来霉素 15mg/m²，im d2，d9，d16；每 3 周 1 疗程）。患儿体重小于 30kg，可依据体表面积（m²）=0.035 × 体重（kg）+ 0.1 计算每疗程化疗药物剂量。化疗的实施和补液均与儿科医生共同制订，化疗期间严格监测出入量。

小儿对治疗配合度差，输液通路不容易建立，化疗及输液都非常困难，一旦化疗药物渗漏，处理起来非常棘手。本院诊治的患儿一半以上都在 1 岁以内，化疗更为困难。我们与儿科及介入科共同合作，对所有需要进行化疗的患儿在实施化疗前都在麻醉下经锁骨下静脉置入输液港，从而有效地给予化疗药物，避免药物渗漏发生。在化疗结束随诊 1 年左右，如无肿瘤复发征象，则移除输液港。

卵黄囊瘤有特异性肿瘤标志物——AFP，其浓度与肿瘤的消长相平行，成为诊断及治疗需监测的重要标志物。对经化疗等治疗后 AFP 转阴的病例，再次阴道检查及评估时，病灶均已达到病理上完全缓解。肿瘤标志物正常后建议给予 2 疗程的巩固化疗。

阴道卵黄囊瘤的治疗流程见图 4-15。

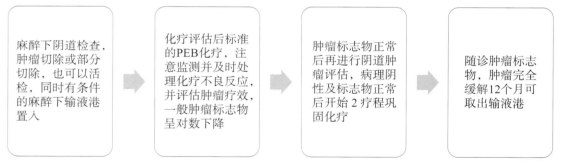

图 4-15 阴道卵黄囊瘤的治疗流程图

五、阴道卵黄囊瘤的预后

阴道卵黄囊瘤整体预后良好，治愈率在 90% 以上，可以保留生殖器官功能。在北京协和医院收治的 21 例患儿中，2 例死亡。1 例患儿在初始治疗期间死于感染和心力衰竭。该患儿 < 6 个月，双胎之一，出生时体重低。存在肺炎合并博来霉素引起的肺纤维化、年

龄<6个月、低体重等高危因素的患儿，其不良反应管理是一个挑战。另一例死亡患儿出生4个月即出现阴道流血，未及时就诊，肿瘤长至10cm才发现，家庭经济条件困难又推延了数月就诊。肿瘤标志物高，瘤体巨大，浸润生长至阴道深层及阴道旁。

总之，幼少女阴道卵黄囊瘤多发生于出生后3岁以内的幼儿，早发现、早治疗是提高生存率的关键。本肿瘤对化疗十分敏感，治疗以保守及活检手术和经典的PEB方案化疗为主，联合血清标志物AFP和阴道检查，评估疗效，规范治疗可达到较高的治愈率。阴道卵黄囊瘤属于罕见肿瘤，建议有经验的诊疗中心诊治，合理转诊随诊可提高我国罕见肿瘤诊治水平。

六、阴道卵黄囊瘤典型病例

【病例】女婴，4个月。患儿出生4天后出现少许阴道出血，约1周自然停止。3个月时再次出现阴道出血，较前次出血量多，色暗红。就诊前1周阴道出血明显增多，约30ml/d。当地超声：阴道内子宫颈下方探及范围约3.0cm×2.8cm×2.2cm低回声团块。患儿系其母第一胎，孕40周因羊水少行剖宫产分娩，出生体重3700g，孕期产检无其他异常。出生后纯母乳喂养，生长发育同同龄儿。

查体：外阴发育正常，阴道口可见暗红色血，阴道内肿物不可见。

检查结果：AFP 1632.0ng/ml，CA125 12.8U/ml，NSE 19.1ng/ml，Hb 89g/L，肝肾功能正常。胸腹盆CT平扫：阴道区软组织影增厚，请结合临床；子宫饱满；余胸腹盆部CT平扫未见明显异常。

治疗过程及预后：全身麻醉下行宫腔镜阴道检查+阴道内肿物切除术，切除阴道内直径约3cm肿瘤组织后，宫腔镜检查见宫颈及阴道穹隆外观光滑、阴道肿瘤的基底部位于阴道后壁距宫颈约1cm处，直径约1cm。术中予以输血纠正贫血。术后病理：卵黄囊瘤。术后行PEB（顺铂+依托泊苷+博来霉素）化疗4疗程，化疗2疗程后AFP降至正常。停化疗随诊29个月无瘤存活。

首次面诊临床思路：4个月女婴，以阴道出血为主要症状。出生4天后出现少许阴道出血，约1周自然停止。该出血首先考虑是"假月经"，是新生儿的一种生理现象。其原因是在婴儿出生后，母体供应的雌激素中断引起的雌激素撤退性出血。但是，阴道出血停止后，在出生后3个月再次出现阴道出血，且出血量明显增多，不能再用生理现象来解释。结合起病年龄、病程特点及外院超声结果，考虑为婴幼儿阴道或宫颈的肿瘤，因为阴道卵黄囊瘤多发生于出生后3岁以内，阴道横纹肌肉瘤大多数发生在2岁以内，故以阴道卵黄囊瘤和横纹肌肉瘤可能性大。下一步需行肿瘤标志物，尤其是AFP检查，明确是否存在AFP的明显升高；行胸腹盆 CT 平扫了解肿瘤局部和全身是否存在转移的情况；完善血常规、肝肾功能等检查，评估全身一般状况。

再次就诊临床思路：根据 AFP 升高及影像学特征，诊断考虑为阴道卵黄囊瘤，但最终确诊依据宫腔镜阴道检查+病灶活检取得病理，并同期在麻醉下放置锁骨下输液港。一经确诊，立即给予及时、足量、足疗程的 PEB 标准一线化疗，监测 AFP 水平，至其降至正常后再给予巩固化疗 2 疗程。全过程标准规范。停化疗后定期随诊 AFP 水平。停化疗后一年无复发迹象取出输液港。

（杨佳欣　张　颖）

参考文献

1. Davidoff AM, Hebra A, Bunin N, et al. Endodermal sinus tumor in children. J Pediatr Surg, 1996, 31: 1075-1079.

2. Goyal S, Puri A, Mishra K, et al. Endodermal sinus tumor of vagina posing a diagnostic challenge and managed by chemotherapy and novel posterior sagittal surgical approach: lessons learned. J Obstet Gynaecol Res, 2014, 40: 632-636.

3. Trotti A, Colevas AD, Setser A, et al. CTCAE v3. 0: development of a comprehensive grading system for the adverse effects of cancer treatment. Semin Radiat Oncol, 2003, 13(3): 176-181.

4. Tao T, Yang J, Cao D, et al. Conservative treatment and long-term follow up of endodermal sinus tumor of the vagina. Gynecol Oncol, 2012, 125(2): 358-361.

5. 刘文旭, 刘唐彬, 谢家伦, 等. 婴幼儿阴道内胚窦瘤五例. 中华小儿外科杂志, 2001, 22(1): 39.

6. Handel LN, Scott SM, Giller RH, et al. New perspectives ontherapy for vaginal endodermal sinus tumors. J Urology, 2002, 168: 687-690.

7. 杨军英, 靳琳. 新生儿阴道内胚窦瘤一例. 中华妇产科杂志, 1999, 34(7): 427.

8. Arora M, Shrivastav RK, Jaiprakash MP. A rare germ-cell tumor site: vaginal endodermal sinus tumor. Pediatr Surg Int, 2002, 18(5-6): 521-523.

9. 李卫华, 曹冬焱, 沈铿, 等. 幼少女原发性阴道恶性肿瘤 25 例临床特点. 协和医学杂志, 2016, 7(4): 269-274.

10. 王涛, 曹冬焱, 俞梅, 等. 幼女原发性阴道内胚窦瘤 21 例临床分析. 山东大学学报 (医学版), 2018, 56(5): 41-45.

第三节　来源于 46,XY 性腺发育不全的恶性生殖细胞肿瘤

性发育异常（DSD）是一类由于遗传因素导致的先天性性染色体、性腺或者性器官发育异常的疾病。2006 年，芝加哥共识将 DSD 分为性染色体异常 DSD、46,XXDSD 及 46,XYDSD 三类，其中含有 Y 染色体成分的 DSD 性腺发生生殖细胞肿瘤风险明显升高。北京协和医院 292 例含有 Y 染色体的 DSD 患者，肿瘤发生率为 15.4%。协和医院妇科内分泌葛秦生教授开创性发育异常研究，在协和妇科内分泌中心每年接受大量转诊来的性发育异常患者，在性发育异常分类、性发育异常手术等方面均有深入的研究。在北京协和医院妇科内分泌中心诊治的含有 Y 染色体的性发育异常，预防性切除性腺，其中发现合并生殖细胞肿瘤。这些患者接受预防性切除手术时，通常肿瘤期别早，预后好。在长期生存患者调查中，接受预防性性腺切除、个体化手术、心理支持干预等对其生活质量没有影响。但是如果这类患者没有及时发现性发育异常，尤其是外生殖器官没有发育异常的情况下，可能到 18 岁因原发闭经或因盆腔包块已经发生了生殖细胞肿瘤才就诊，这时肿瘤常常已经是晚期，治疗效果和预后不好。

在北京协和医院妇科内分泌中心 2017 年报道的 24 例 45,XY 性腺发育异常合并恶性生殖细胞肿瘤的患者中，无性细胞瘤 4 例、精原细胞瘤 8 例、原发绒癌 1 例、性腺母细胞瘤 8 例及支持细胞瘤 3 例，均长期生存。另报道 2 例 45,X 特纳综合征含有 Y 染色体成分的患者也发生恶性生殖细胞肿瘤。在北京协和医院妇科肿瘤中心，以发生盆腔包块或腹水等晚期症状就诊的恶性生殖细胞肿瘤患者，再次检查确定染色体时发现部分 46,XY 染色体异常，这类患者的预后往往比预防性切除性腺的差。

Y 染色体与 DSD 患者性腺肿瘤发生相关机制的研究是近年热点。Y 染色体上存在性腺肿瘤发生的相关基因位点——Y 染色体性腺母细胞瘤位点（GBY），是 DSD 患者性腺肿瘤发生的使动因素，在男性睾丸中发挥正常作用，使性腺正常发育，但在未分化的性腺中发挥致瘤作用。Y 染色体编码的睾丸特异蛋白（TSPY）基因是现在认定的位于 Y 染色体的 *GBY* 候选基因，该基因使性腺组织中 *TSPY* 表达。TSPY 在男性生殖干细胞增殖分化中发挥

正常作用，但在性腺母细胞瘤、睾丸原位癌和精原细胞瘤中可见 *TSPY* 表达明显升高，其异位表达可能为性腺肿瘤发生的重要原因，考虑可能在细胞增殖分化、细胞周期的调控复制过程中产生作用，从而导致肿瘤的发生。如果在特纳综合征患者检测出 Y 染色体成分，提示性腺发生肿瘤的风险。北京协和医院田秦杰报道了 2 例特纳综合征患者发生恶性生殖细胞肿瘤，考虑其 Y 染色体成分的是肿瘤发生的原因。

一、含有 Y 染色体成分特纳综合征患者的管理

目前已报道的含 Y 染色体成分的特纳综合征患者的性腺肿瘤类型主要为性腺母细胞瘤。性腺母细胞瘤是多种性腺生殖细胞肿瘤的前体形式，可分化为多种侵袭性生殖细胞肿瘤，60% 发展为无性细胞瘤，其他还可发展为胚胎癌、畸胎瘤、卵黄囊瘤以及原发性绒毛膜癌。已有报道含 Y 染色体成分特纳综合征患者发生恶性生殖细胞肿瘤，如无性细胞瘤和卵黄囊瘤的病例。目前的临床实践指南中，不对特纳综合征患者常规筛查 Y 染色体基因片段，只有在特纳综合征患者有雄性化表现（性母细胞瘤或无性细胞瘤患者雄激素可能升高）或染色体核型分析见到不能明确的标记染色体时，考虑检测 Y 染色体片段。X/XY 单纯性腺发育不全患者染色体为 45，X/46，XY，临床特征与特纳综合征类似。部分患者可有阴蒂增大，染色体核型分析可见 Y 染色体。但特纳综合征患者若合并 Y 染色体基因片段，常规染色体淋巴细胞培养并不能查见，需采用分子生物技术检测 Y 染色体基因片段。研究已证明在 45，X 且无雄性化表现特纳综合征患者中能检测到 Y 染色体基因片段，检出率达 9.3%。结合 DSD 患者 Y 染色体与性腺肿瘤的密切相关性，临床上可考虑对特纳综合征患者常规行 Y 染色体基因片段筛查（*SRY* 基因检测），阳性者的治疗原则与 X/XY 单纯性腺发育不全患者相同，建议手术切除双侧性腺，预防肿瘤发生，从而对患者疾病能够更好地管理和随访。

二、46，XY 单纯性腺发育不全（PGD）患者的管理

46，XY 单纯性腺发育不全（PGD）是由 Sywer 于 1955 年首次描述的一种性腺发育异常，故又称 Sywer 综合征。其确切的发生率因条件所限并不是很清楚，大致估计其发生率约为 1∶80000 次出生，约等于雄激素不敏感综合征发生率的一半。研究认为，*SRY* 基因的相关突变与性腺发育不全有关。在近 15% 的性腺发育不全病例中存在 *SRY* 基因的各

种突变。目前普遍认为，存在 Y 染色体的发育不全的性腺有较高的发生性腺母细胞瘤的风险，PGD 中性腺肿瘤的发生率 15%～35%，高于其他性腺发育异常性腺母细胞瘤位点（gonadoblastoma locus，Y chrosome，GBY）基因是位于人 Y 染色体上唯一的癌基因，在正常的男性睾丸中发挥正常的生理作用，而在发育不全的性腺当中，被认为会表现出癌基因的作用。*TSPY* 基因是 GBY 的主要基因，TSPY 在男性生殖干细胞的增殖和分化中发挥正常的生理作用，而在发育不良的生殖细胞中出现高表达，阻断了细胞的正常周期调节而使细胞具肿瘤原性，从而导致发育不全的性腺有较高的发生性腺母细胞瘤的风险。而性腺母细胞瘤可能为错构畸形，有较高的发展为恶性生殖细胞肿瘤的风险，50%～60% 的性腺母细胞瘤与恶性生殖细胞肿瘤相关，大多表现为无性细胞瘤、未成熟畸胎瘤、内胚窦瘤、胚胎癌及绒毛膜癌。因此一旦诊断为 PGD，即应尽早手术切除双侧性腺以避免肿瘤的发生。

三、伴有性腺发育异常的恶性生殖细胞肿瘤患者的治疗

性腺发育异常的恶性生殖细胞肿瘤尤其是卵黄囊瘤、胚胎癌等组织类型，常常预后比正常性发育的预后要差。在儿童肿瘤临床试验 AGCT0132 中，伴有性腺发育异常的生殖细胞肿瘤，3 年无瘤生存期及 3 年生存期均低于正常性腺发育的 MGCT。9 例中 4 例肿瘤复发并死亡（表 4-1）。

表 4-1　儿童肿瘤临床试验 AGCT0132

病例	年龄	期别	组织类型	复发	死亡及原因
1	2	Ⅲ	YSTpnet	否	
2	8	Ⅲ	YST	否	
3	9	Ⅱ	EC CC IT	是	死亡，淋巴肉瘤生存 7.4 年
4	12	Ⅲ	CC IT	是	死亡，生存 1.6 年
5	12	Ⅲ	EC CC IT sarcoma	否	
6	10	Ⅲ	YST	否	
7	10	Ⅲ	YST	是	18 个月后盆腔复发
8	11	Ⅱ	YST	是	盆腔复发
9	10	Ⅲ	YST	否	

注：YST，卵黄囊瘤；GB，性腺母细胞瘤；IT，未成熟畸胎瘤；EC，胚胎癌；CC，绒癌。

　　总之，妇科内分泌医生应该有肿瘤风险意识，对于初次就诊原发闭经，或者性腺发育异常就诊患儿，警惕有 46,XY 或者 45,X、45,X/46,XY 等含有 Y 染色体的异常性发育患者。PGD 有较高的发生性腺肿瘤的风险，一经诊断应尽早手术预防性切除双侧性腺。而对于妇科肿瘤医生应该有内分泌思维，以盆腔包块就诊的青少年女性患者，应关注第二性征发育及月经情况。当存在原发闭经或青春期第二性征不发育或发育欠佳时，应及时进行性激素水平检测有无血清 FSH 水平异常升高及染色体核型分析。在 10 岁以下的女性中，FSH 水平一般 < 4U/L，具有正常月经周期的青少年女性，FSH 的基础水平约为 4U/L，排卵前的峰值约为 15U/L。PGD 患者血清 FSH 水平大大高于上述水平，可以在术前协助明确是否为 PGD，以减少不必要的再次手术风险。青少年女性的卵巢肿瘤患者，尤其是无性细胞瘤患者应想到合并 PGD 的可能。这样可以一次性手术切除双侧性腺，省却多次手术的风险，改善患者的预后。当然对于子宫发育良好的可以切除双侧性腺后周期性激素替代。

　　【病例 1】2013 年初诊，18 岁，社会性别女。原发闭经外院检查染色体 46,XY，激素替代人工周期月经来潮。2016 年因巨大盆腔包块 10cm × 11cm，AFP 升高，大于 3000ng/ml，腹腔镜手术切除盆腔肿瘤，肉眼无子宫及对侧附件的正常结构，病理提示卵黄囊瘤。同时镜下见平滑肌及子宫内膜成分，考虑原始子宫应该已手术切除。术后辅助化疗：PEB 方案，4 疗程；PE，3 疗程；2 疗程后 AFP 正常，结束治疗后随诊。

　　2017 年（术后 1 年内），再次就诊北京协和医院，不规则阴道出血，CT 提示大量腹水，肝周盆腔多发肿瘤，不除外转移，重度贫血 Hb 60 ~ 80g/L；肿瘤标志物 AFP 2.9ng/ml，PET/-CT：盆腹腔多发转移肿瘤。患者合并不明原因的血小板计数降低。先行腹腔镜探查见盆底、腹壁、肝周处多发肿瘤。切除盆底大部分肿瘤。术后 3 ~ 4 小时出现不明原因的血红蛋白及血小板进行性下降、超声提示大量腹腔积液，再次剖腹探查，见肝被膜处肿瘤破裂出血，又行肝被膜下肿瘤切除并止血。术后病理：肉瘤样卵黄囊瘤（图 4-16 ~ 4-21）。

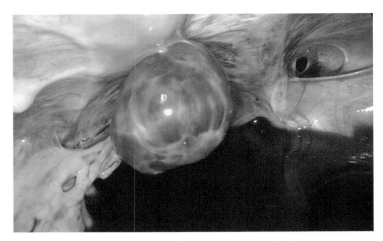

图 4-16　病理大体可见腹壁有 3cm 肿瘤

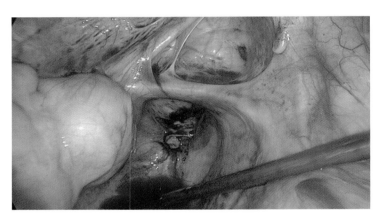

图 4-17　术中病理，脏器表面有坏死灰黄色结节及内出血

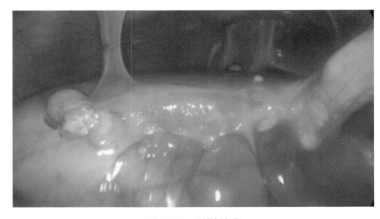

图 4-18　肝周肿瘤

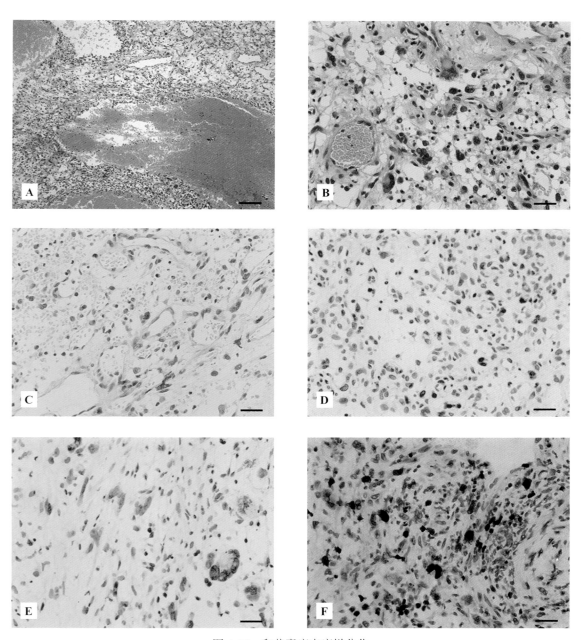

图 4-19 卵黄囊瘤肉瘤样分化

注：A. 病理镜下肿瘤细胞有核异型性）（HE，100×）；B. 分散的巨细胞（HE，400×）；C. AE1/AE3 免疫组化（IHC 染色，200×）；D、E. GPC3 和 SALL4 阴性；F. Ki-67 阳性（IHC 染色，400×）。

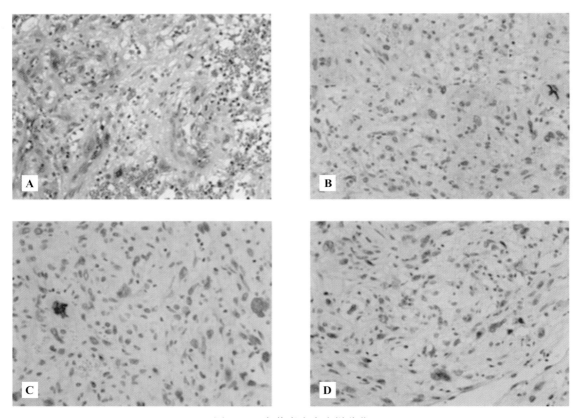

图 4-20　卵黄囊瘤肉瘤样分化

注：A. 病理提示阴道卵黄囊瘤来源于体细胞肉瘤样（HE×400）；B-D. 免疫组化染色提示 AE1/AE3，GPC3 及 SALL4（IHC 染色，×400）。

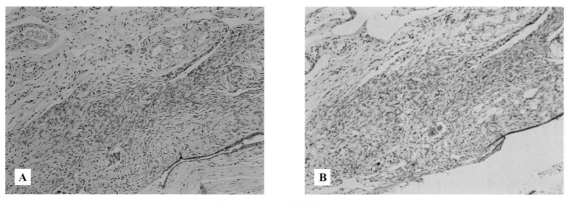

图 4-21　肉瘤样分化组织

注：A. 提示性腺完全为纤维组织替代（HE，200×）；B. 免疫组化提示 OCT3/4 提示没有生殖细胞（IHC 染色，200×）。

术后在北京协和医院辅助化疗，采用肉瘤化疗方案，顺铂联合异环磷酰胺和表阿霉素治疗，血小板计数仍有不同程度下降，化疗停用。同时进行全外显子检测提示胚系 13 号染色体 *FGF9* 拷贝数突变，*MAP3K1* 基因移码突变；体细胞无意义的 *KRAS* 突变（c. 182A. G），提示无有效的靶向药物可以使用。

1 年后患者因阴道肿瘤增大，并伴有阴道出血，再次手术切除阴道肿瘤，病理仍提示肉瘤样卵黄囊瘤，术后随诊，至今无瘤生存 2 年，定期门诊随诊中。

【病例 2】17 岁，社会性别女性。因腹痛、腹腔内巨大囊性肿物就诊。既往有原发性闭经、癫痫和智力障碍。妇科检查提示：幼稚型女性外阴，未见阴毛及大小阴唇，阴蒂不大，可见尿道外口及阴道口。肛诊可及盆腔内巨大肿物。肿瘤标志物：AFP > 20000ng/ml（2019 年 12 月 22 日）；E2 30.5pg/ml，PRL 14.4ng/ml，FSH 83.4IU/L，LH 23.7IU/L，睾酮 < 0.2ng/ml（2020 年 1 月 2 日）。影像学检查：超声（2019 年 4 月 24 日）提示：膀胱后方低回声，始基子宫？左侧盆腔低回声 2.9cm×2.0cm，左卵巢？右卵巢未显示。双肾盂、肾盏扩张，双侧输尿管上段稍扩张，中下段显示不清。下腹部肿物遮挡，未探及明显膀胱回声。2019 年 12 月 16 日盆腔 MRI：盆腔囊实性肿块，考虑生殖细胞来源，恶性可能大，卵黄囊瘤？子宫明显受压，先天发育异常？剖腹手术所见：盆腔内大量暗红色血，吸净积血后，可见直径 15cm 肿物，已破，出血活跃，来源于左侧卵巢，子宫发育不良，大小约 3.0cm×2.0cm×1.5cm，右侧卵巢大小约 1.5cm×1.0cm×0.5cm，表面未见病灶，右侧输卵管外观正常。切除左侧附件。病理（左卵巢）符合卵黄囊瘤，伴片状坏死；（子宫后方病灶、肠壁病灶）可见肿瘤；（左侧骨盆漏斗韧带）未见肿瘤。术后辅助化疗：2020 年 1 月 28 日开始 PEB 方案化疗，共 4 疗程。两疗程化疗后 AFP 12838.30ng/ml。2020 年 4 月 6 日染色体核型分析：46，XY。超声（2020 年 4 月 4 日）：膀胱右后方见范围约 7.9cm×8.3cm×8.3cm 混合回声包块，AFP 较前升高，考虑肿瘤未控。更换紫杉醇 270mgD1 + 奈达铂 110mg。再次剖腹手术：肿物直径约 18cm，由盆底向上膨胀性生长。术后病理提示混合性生殖细胞肿瘤，95% 为卵黄囊瘤，5% 为胚胎性癌。子宫自浆膜层向内侵犯，超过 1/2，咨询下一步化疗方案就诊我院。

以上两例患者社会性别均为女性，诊断 46,XY 单纯性腺发育不全。病例 1 因原发性闭经就诊，就诊时进行了染色体检查提示 46,XY，并给予了周期性激素治疗人工周期，但未及时进行双侧性腺的预防性切除，遂发生恶性生殖细胞肿瘤（卵黄囊瘤）。经历多次手术及化疗，病理提示肉瘤样卵黄囊瘤。这类卵黄囊瘤对化疗不敏感，同时血清标志物也不升高，但肿瘤趋向两极分化，部分患者预后很好，病例 1 复发后未再接受辅助化疗，生存良好。

病例 2 半年前因原发性闭经就诊，第一次手术前没有检查染色体，因此未进行双侧性腺的切除。且肿瘤标志物在第一次手术前未稀释到精确数值。我院曾经观察有患者初始肿瘤标志物高达上百万，进行 PEB 5 天足量方案化疗 2 疗程后肿瘤标志物仍没有对数下降，高度怀疑第一次数值没有稀释到精确数值。再次手术病理提示有其他病理类型，是否是第一次手术没有切除完全？还是对侧性腺又发生恶性肿瘤不得而知。再次手术病理类型有胚胎癌成分，是对化疗反应最差的病理类型，且二次手术没有达到完全切净，预后不乐观。

由以上两个病例可以总结出：及时确诊 46,XY、及早进行预防性双侧性腺切除可以有效地避免这类患者发生恶性生殖细胞肿瘤。同时对已经发生恶性生殖细胞肿瘤的患者应及时检测染色体、切除双侧性腺。这类肿瘤如果发现时期别早，预后与女性正常卵巢来源的恶性生殖细胞肿瘤基本相同。但期别晚则肿瘤治疗经验不足。这类肿瘤是否更容易发生耐药，需要进一步研究。

（杨佳欣　周慧梅）

参考文献

1．Zong X, Yang JX, Zhang Y, et al. Postchemotherapy sarcoma as a somatic-type malignancy derived from the gonadal yolk sac tumor in a patient with 46, XY pure gonadal dysgenesis. Onco Targets Ther, 2019, 12: 2365-2372.

2．黄禾，田秦杰 . Turner 综合征合并性腺生殖细胞恶性肿瘤临床特征分析——附 2 例病例分析 . 生殖医学杂志，2016, 25(11): 957-961.

3．黄禾，TiffanyTian, 田秦杰 . 性发育异常性腺肿瘤患者术后生存质量评估研究 . 生殖医学杂志，2017, 26(6): 525-530.

4．周慧梅，姚凤霞，田秦杰 . 8 例含 Y 染色体性腺发育不全患者的 SRY 基因分析 . 实用妇产科杂志，2011, 27(4): 295-297.

5．张乃怿，曹登峰，郑虹，等 . 46,XY 单纯性腺发育不全合并恶性混合性生殖细胞肿瘤一例 . 中华肿瘤杂志，2016, 38(12): 951-952.

6．楼伟珍，田秦杰，孙爱军，等 . 46, XY 单纯性腺发育不全合并性腺肿瘤 5 例分析 . 生殖医学杂志，2016, 25(9): 771-775.

7．丁西来，孙爱军，周远征 . 79 例 XY 性腺发育异常患者性腺肿瘤发生情况分析 . 中华妇产科杂志，2008, 43(6): 442.

8．Dicken BJ, Billmire DF, Krailo M, et al. Gonadal dysgenesis is associated with worse outcomes in patients with ovarian nondysgerminomatous tumors: A report of the Children's Oncology Group AGCT 0132 study. Pediatr Blood Cancer, 2018, 65(4): 10. 1002/pbc. 26913.

第五章

复发及原发耐药未控的恶性生殖细胞肿瘤相关研究

第一节　恶性生殖细胞肿瘤原发耐药的治疗

恶性生殖细胞肿瘤对化疗高度敏感，初次治疗就产生耐药非常罕见。一般分为肿瘤化疗有效，但肿瘤标志物下降缓慢，或者肿瘤标志物下降后有反弹、升高，影像学提示肿瘤进展，这种情况常见于肿瘤病理类型凶险，常见于胚胎癌、卵黄囊瘤或多种成分混合的混合型恶性生殖细胞肿瘤。常常在初次治疗时肿瘤期别也非常晚，合并远处肿瘤的转移或胸腔积液，肿瘤负荷大，肿瘤标志物异常增高，AFP > 10000ng/ml。罕见有化疗期间完全肿瘤进展 / 化疗完全抵抗，继发肿瘤耐药更常见。继发耐药常见于肿瘤初次治疗手术残留病灶多，化疗不规范。

下面以一例在协和医院妇科肿瘤中心初次治疗的混合型恶性生殖细胞肿瘤的患者为例，对初次治疗的耐药情况分析。

【病例】34 岁，G1P1。因"左卵巢原始生殖细胞肿瘤外院左附件切除术后 1 个月余"入院。患者末次月经 2016 年 6 月 8 日，孕期外院规律产检，未发现异常。2017 年 2 月 17 日孕 36 周常规产检外院超声提示脾与左肾左侧前下方见不均质实性为主囊实性包块，大小约 18.0cm × 2.0cm × 1.5cm。2017 年 2 月 21 日外院急诊行剖宫产 + 左侧附件切除 + 腹膜多点活检 + 大网膜活检术。术中见血性腹水约 1000ml，盆腔包块来源于左侧卵巢，肿物与肠管及周围盆壁黏粘严重，表面暗褐色，肉眼可见部分未见破裂，壁腹膜布满粟粒样质硬结节，直径 0.1 ~ 0.2cm。术后病理北京协和医院会诊示：卵巢原始生殖细胞肿瘤（未成熟畸胎瘤 + 卵黄囊瘤 + 胚胎性癌）。

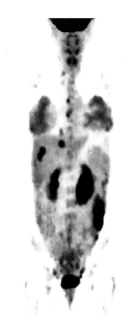

2017 年 3 月 10 日就诊于北京协和医院，查血 AFP 87.6ng/ml，β-hCG 98.6mIU/ml；PET-CT（图 5-1）提示：大网膜、盆腔内、肠道表面多发转移；左侧髂窝肠道表面、左中腹肠道表面见多个放射性摄取增高结节及团块影，最大位于左中腹及降结肠旁，大小约 3.9cm × 5.8cm × 5.8cm 和 2.8cm × 6.1cm × 7.2cm；SUV_{max} 3.8 ~ 26.4；肝被膜下转移；纵隔、心膈角 SUV_{max} 8.4、右侧内乳淋巴链区、右侧锁骨下多发淋巴结转移。

图 5-1　患者 PET-CT 检查

2017 年 3 月 16 日行 PEB（3 天方案）化疗 1 疗程，超声及肿瘤标志物均提示肿瘤进展；经专业组讨论 2017 年 4 月 12 日改行 EMA/CO 方案化疗 1 疗程，β-hCG 下降但 AFP 继续上升（表 5-1）。考虑化疗效果差，于 2017 年 4 月 27 日行肿瘤细胞减灭术（全子宫＋右附件＋大网膜＋肠系膜及后腹膜肿物切除术）（图 5-2），术后病理：（大网膜、膀胱腹膜返折、脾曲降结肠腹膜、脾曲降结肠肿物、十二指肠表面肿物、肝膈间肿物、乙状结肠降结肠表面及左侧腹膜）未成熟性畸胎瘤（2 级）＋少量卵黄囊瘤及胚胎性癌。手术前后 CT 结果见图 5-3。第 1 次肿瘤细胞减灭术后患者治疗方案及疗效见表 5-2。

表 5-1　第 1 次肿瘤细胞减灭术前患者治疗方案及疗效

治疗日期	治疗方案	治疗后肿瘤标志物变化	
		AFP（ng/ml）	β-hCG（mIU/ml）
2017 年 3 月 16 日	PEB 3 天方案	↓（87.6～71）	↑（98.6～464.7）
2017 年 4 月 12～19 日	EMA/CO	↑（452）	↓（263.77）
2017 年 4 月 27 日	肿瘤细胞减灭术	↓（193）	↓（82.4）

表 5-2　第 1 次肿瘤细胞减灭术后患者治疗方案及疗效

治疗日期	化疗方案	治疗后肿瘤标志物变化	
		AFP（ng/ml）	β-hCG（mIU/ml）
2017 年 5 月 4 日	PEB 5 天方案	↓（193～36.4）	↑（82.4～106.65）
2017 年 5 月 25 日	PEB 5 天方案	↓（16.4）	↑（344.56）
2017 年 6 月 15 日	EMA/EP	↑（50.9）	↓（61.96）
2017 年 6 月 29 日	PVB 3 天方案	↓（40.9）	↑（453.6）
2017 年 7 月 20 日	PEB＋贝伐单抗	↑（62.1）	↓（199.69）
2017 年 8 月 10 日	PEB＋贝伐单抗	↓（48.8）	↓（109.38）
2017 年 8 月 31 日	PEB＋贝伐单抗	↓（37.4）	↓（33.13）
2017 年 9 月 26 日	TIP	↑（51.9）	↓（9.71）
2017 年 10 月 17 日	TIP＋贝伐单抗	↑（59.8）	↓（7.19）
2017 年 11 月 7 日	DIP＋贝伐单抗	↓（30.8）	↓（4.86）
2017 年 11 月 28 日	DIP＋贝伐单抗	↑（32.4）	↓（3.49）
2017 年 12 月 19 日	DIP＋贝伐单抗	↑（37.1）	↑（4.07）

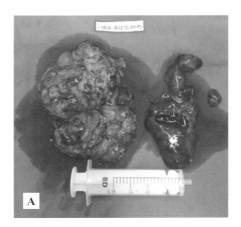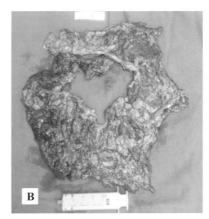

图 5-2　术中切除部分标本

注：A. 脾曲降结肠肿物；B. 大网膜。

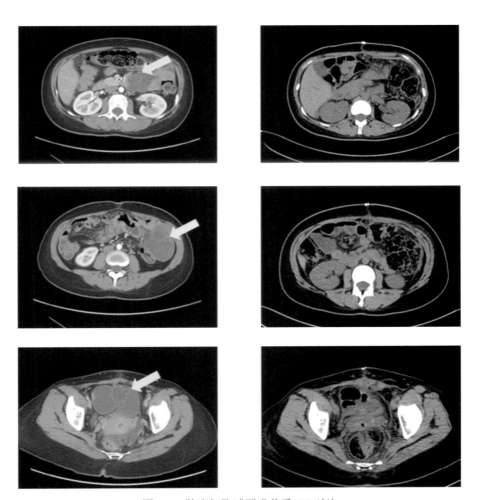

图 5-3　肿瘤细胞减灭术前后 CT 对比

2018 年 1 月 3 日复查超声提示肝肾之间中高回声持续存在，考虑肝转移灶为耐药病灶，此时 β-hCG 4.07mIU/ml，AFP 37. 1ng/ml。2018 年 1 月 4 日患者在全身麻醉下行 CT 引导下肝肿瘤射频消融术，术后监测 AFP 与 β-hCG 呈持续上升趋势（图 5-4）。

2018 年 3 月 13 日全外显子测序显示 *EGFR* 基因 p. L858R 突变（图 5-5），提示该患者可能从使用酪氨酸激酶抑制剂（tyrosine kinase inhibitor，TKI）中获益；另外，突变负荷检测显示 TMB8.752 个突变 /Mb，提示患者可能从免疫检查点抑制剂治疗中获益。但患者的免疫治疗风险基因存在有害变异，提示患者在接受免疫治疗后可能会出现肿瘤加速进展。与患者充分沟通后，患者要求尝试 TKI 治疗，遂给予凯美纳（盐酸埃克替尼）125mg，3 次 / 天口服。

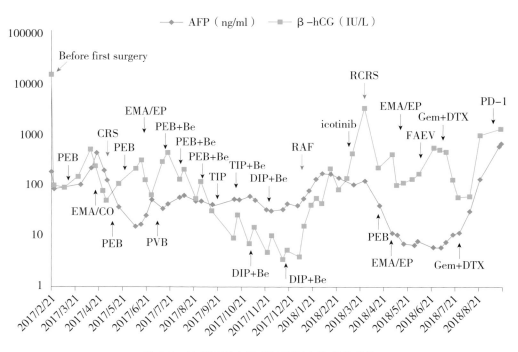

图 5-4　治疗过程中患者肿瘤标志物变化趋势

缩写：A，actinomycin D；AFP，alpha fetoprotein；B，bleomycin；Be，bevacizumab；C，cyclophosphamide；CRS，cytoreductive surgery；DTX，docetaxel；E，etoposide；F，FUDR；Gem，gemcitabine；I，ifosfamide；M，methotrexate；P，cisplatin；RCRS，re-cytoreductive surgery；RFA，radiofrequency ablation；T，taxol；V，vincristine.

口服凯美纳 2 周后，2018 年 3 月 29 日复查 β-hCG> 1390.0mIU/ml，AFP 117.7ng/ml。2018 年 4 月 4 日胸腹盆 CT 及 PET-CT 提示：右附件区、肝包膜下、左肾上腺外侧、胃体大弯侧、结肠脾曲旁转移可能，食管前方 – 左心室后方转移可能（图 5-6）。

2018 年 4 月 9 日行剖腹探查 + 盆腹腔多发转移灶切除（肝表面、肝隔间、肝肾间、腹膜表面、肠表面、右侧闭孔、左侧肋缘腹膜外转移瘤，右侧髂血管区淋巴结）（图 5-7），基本切净，膀胱侧窝少许残渣。病理：未成熟性畸胎瘤（2级）＋少量卵黄囊瘤及胚胎性癌。第 2 次肿瘤细胞减灭术术后患者治疗方案及疗效见表 5-3。

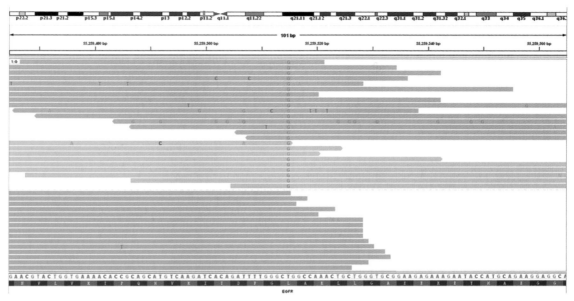

图 5-5　全外显子测序显示 *EGFR* 基因 p. L858R 突变

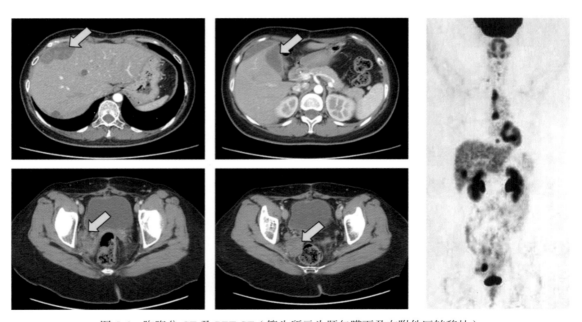

图 5-6　胸腹盆 CT 及 PET-CT（箭头所示为肝包膜下及右附件区转移灶）

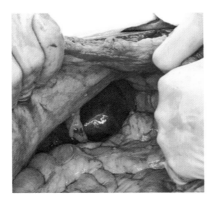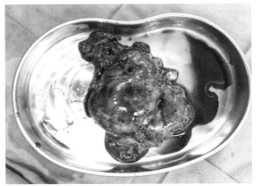

图 5-7　术中所见肝脏转移瘤

表 5-3　第 2 次肿瘤细胞减灭术后患者治疗方案及疗效

治疗日期	治疗方案	肿瘤标志物变化趋势	
		AFP（ng/ml）	β-HCG（mIU/ml）
2018 年 4 月 9 日	再次肿瘤细胞减灭术	↓（117.7～40.7）	↓（3349～231.9）
2018 年 4 月 17 日	PEB 3 天方案	↓（11.2）	↑（1023.4）
2018 年 5 月 9 日	EMA/EP	↓（6.7）	↓（84.66）
2018 年 5 月 23 日	EMA/EP	↑（7.8）	↑（151.99）
2018 年 6 月 6 日	FAEV	↓（6.0）	↑（997.8）
2018 年 7 月 5 日	吉西他滨 + 多西紫杉醇	↑（10.6）	↓（127.89）
2018 年 8 月 3 日	吉西他滨 + 多西紫杉醇	↑（10.9）	↓（60.42）

2018 年 8 月 6 日复查盆腔 B 超提示：右附件区髂血管后方见混合回声，大小约 7.9cm×4.7cm×5.1cm，形态欠规则，边界尚清；CDFI：周边可见少许血流信号。胆囊与第一肝门间极低回声，大小约 7.4cm×6.2cm×4.8cm，形态欠规则，边界清；CDFI：未见明确血流信号（图 5-8）。

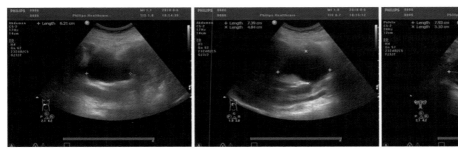

图 5-8　盆腔超声

2018 年 8 月 11 日因间断发热半月入院。入院后经多次会诊，将抗生素从美平 + 万古霉素（8 月 11 日 ~ 8 月 14 日）调整为美平 1g，每 8 小时 1 次 + 可乐必妥 0.5g，1 次 / 天，静脉注射（8 月 14 日 ~ 8 月 27 日），体温逐渐降至 38.0℃以下，期间辅以退热、补液对症支持治疗。2018 年 8 月 12 日行腹腔穿刺引流 + 置管，间断放腹水缓解腹胀。2018 年 8 月 16 日、20 日行 CT 引导下胃周围囊肿穿刺引流术，两次引出血性液体共 1800ml。期间因贫血，间断输血，每日最高体温在 37.4 ~ 37.8℃，长期静脉营养 + 利尿支持治疗。

2018 年 8 月 13 日 盆腹腔 CT 提示：腹盆腔内、腹膜及大网膜多发软组织密度及低密度絮片影及结节影，转移可能；肝内多发占位，较前增多、增大，转移可能；脾脏后方及上极可见不规则形低密度影，较前增大，转移可能（图 5-9）。

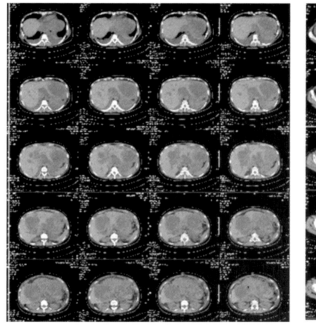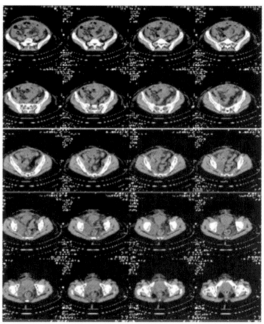

图 5-9　盆腹腔 CT

患者 2018 年 8 月 31 日 ~ 9 月 15 日接受 PD-1（OPIDIVO）治疗，治疗期间病情持续恶化，多次穿刺引流、输血。呼吸、循环、肝肾功能逐渐衰竭，2018 年 9 月 23 日经抢救无效死亡。

这是一例非常罕见的卵巢恶性生殖细胞肿瘤（malignant ovarian germ cell tumor，MOGCT）。MOGCT 是起源于胚胎性腺的原始生殖细胞的肿瘤，好发于儿童及年轻女性，占所有卵巢恶性肿瘤的 2% ~ 3%。混合性生殖细胞肿瘤是由两种或两种以上的恶性生殖细胞瘤组成的混合型肿瘤，混合性肿瘤因其所含组织类型的不同而具有不同的预后，其中卵黄囊瘤、绒癌、未成熟畸胎瘤Ⅲ级和胚胎性癌成分的侵袭性更强。在本病例中，该患者的肿瘤由未成熟畸胎瘤（Ⅱ级）、卵黄囊瘤和胚胎性癌3种组织学类型组成，这是极其罕见的，诊断及治疗均较困难。其中卵黄囊瘤和胚胎癌成分为高危组织学类型，恶性程度极高。MOGCT通常具有特征性的血清肿瘤标志物升高，肿瘤标志物对于疾病的诊断、疗效评估和治疗后监测具有重要意义。血清AFP和β-hCG分别是卵黄囊瘤和胚胎性癌的可靠且敏感的生物标志物，研究显示两者的血清水平与预后密切相关。在本病例中，通过监测血清AFP和β-hCG的水平来评估患者对治疗的反应。

手术是MOGCT的主要治疗方式，最佳的手术方式应根据患者的年龄、生育要求和肿瘤分期来决定。对于有生育要求的年轻患者，不管肿瘤的分期如何，原则上患者都可以接受保留生育功能的手术，因为大多数生殖细胞肿瘤局限于一侧卵巢，并且对化疗高度敏感，而全面的分期手术对患者的生存预后无明显改善。根据肿瘤分期和组织学类型，部分患者需要在手术后接受辅助化疗。本例为一晚期病例，患者初治时肿瘤已发生全身多处转移。考虑初始治疗前患者肿瘤负荷较大、全身状况较差，难以耐受手术及手术达不到满意的减瘤效果从而先给予新辅助化疗，但化疗期间肿瘤进展，因此随即对其进行了间歇性肿瘤细胞减灭术及术后的辅助化疗。

1. 新辅助化疗（neoadjuvant chemotherapy，NACT） 由于晚期MOGCTs的罕见性，新辅助化疗（NACT）在MOGCT中的作用尚不明确。2014年Talukdar等对比了23例晚期、体能状态较差的患者在接受4疗程PEB化疗后施行保留生育功能手术与同期43例接受初始减瘤的晚期疾病患者的疗效，结果显示两组的中位无病生存期（211.08个月 vs 197.35个月）和估计的10年无病生存率（87% vs 69.5%）之间无显著差异。北京协和医院的既往研究显示接受NACT治疗的患者与初始减瘤者相比复发率无显著差异（14.3% vs 12.5%），但接受NACT的患者围术期并发症发生率更低，更多的患者可达到满意的减瘤结局。

2. 辅助化疗 1990年以来，PEB（顺铂＋依托泊苷＋博来霉素）方案作为MOGCT患者的标准化疗方案一直沿用至今。大多数MOGCT患者可以通过初始手术和一线化疗达到治愈，但10%~20%的患者可发生肿瘤复发或未控（病灶持续存在）。复发性MOGCT定义：经过肿瘤切除手术和正规足量的化疗达到临床完全缓解，停药半年后，临床上再出现肿瘤复发的依据；未控MOGCT指对经过肿瘤切除手术和正规足量的化疗，但肿瘤仍进展或稳定，第二次探查手术发现残余灶，或停药半年之内发现复发证据。而在该人群中，存在一类对一线化疗方案耐药的患者，这类"铂类耐药"患者在卵巢恶性生殖细胞肿瘤中没有明确的定义，常常是指对于一线治疗效果不好的患者。在睾丸的恶性生殖细胞肿瘤中，铂类耐药被定义为肿瘤标志物从未达到正常，铂类治疗 4 周内又有疾病反复的患者，预后极差。本例属于未控 MOGCT、原发耐药，而针对这类患者的治疗经验目前是十分缺乏的。

该病例的特殊性在于肿瘤由 3 种组织学成分组成，其中卵黄囊瘤和胚胎性癌作为高危组织学类型，对不同化疗方案的敏感性不同，其对治疗的反应可通过特征性的肿瘤标志物 AFP 和 β-hCG 水平反映出来，在选择化疗方案时我们需要考虑每个成分的化疗敏感性方案。因此，我们最初选择了生殖细胞肿瘤的一线化疗方案 PEB 方案和用于治疗高危滋养细胞肿瘤的化疗方案（EMA/CO，EMA/EP）。应用不同化疗方案期间，两种肿瘤标志物此消彼长，难以找到一种对各组织学成分均敏感的化疗方案。

3. 二线治疗方案 由于复发和铂类耐药型 MOGCT 非常罕见，以至于尚无针对该人群的前瞻性研究，而治疗策略均来自睾丸的恶性生殖细胞肿瘤（testicular germ cell tumor，TGCT）的相关治疗经验。关于 MOGCT 的回顾性研究显示，接受标准剂量挽救性化疗的患者中只有 10% 可获得长期生存。TIP 方案和 / 或大剂量化疗（HD-CT）联合造血干细胞移植是复发性 TGCT 患者的有效二线治疗方案。

（1）TIP 方案：在纪念斯隆·凯特琳癌症中心（MSKCC）的 2 期临床研究中，46 例复发 TGCT 患者接受了 TIP 方案（表 5-4）作为二线治疗。所有患者均预防性使用粒细胞集落刺激因子（G-CSF）。在 69 个月的平均随访时间内，32 例（70%）达到 CR，其中，29 例（63%）在单独化疗后达到 CR，3 例在化疗后 1 年内出现复发，2 年的持续缓解率为 63%，无进展生存率为 65%。但需要注意的是该研究存在选择偏倚，仅纳入了一线化疗后达到 CR 者，且未纳入性腺外 GCT 患者（通常认为预后较差）。英国医学研究委员会（British Medical Research Council）的一项多中心 II 期临床试验评估了 4 个疗程的减量的 TIP 方案（表 5-5）在复发性 TGCT 患者中的疗效。入组的 43 例患者中 26 例（60%）达到 CR。根据 MSKCC 风险分组，在 26 例"低风险"患者中，CR 率为 73%，而 17 例"高风险"患者中 CR 率为 41%，缓解率均低于 MSKCC 研究。MSKCC 研究中的 TIP 方案化疗剂量更高，并预防性应用 G-CSF 支持，以上结果提示 TIP 方案中较高剂量的化疗可能会影响治疗效果。有鉴于此，MSKCC TIP 方案应是 MOGCT 的首选二线治疗方案。在本例中，考虑患者对一线化疗方案耐药后，我们选取 TIP 方案为二线化疗方案，因患者不能耐受末梢神经病变，在 2 疗程的 TIP 方案后，将紫杉醇换为多西紫杉醇，并同时加用了贝伐单抗。有病例报道显示难治性 TGCT 在接受贝伐单抗联合大剂量化疗后达到了部分缓解，并维持了 5 个月的无进展生存。本例在接受了 TIP/DIP 联合贝伐单抗化疗后，血 β-HCG 水平一度下降到最低，但 4 疗程后又重获耐药性。

表 5-4　MSKCC TIP 方案

给药时间	药物	剂量
D1	紫杉醇	250mg/m², 24 小时持续静脉输注
D2-5	异环磷酰胺	1500mg/m², 静脉输注 ≥ 60 分钟，美司钠解救
	顺铂	25mg/m², 静脉输注 ≥ 30 分钟

注：每 3～4 周 1 疗程。

表 5-5　减量 TIP 方案

给药时间	药物	剂量
D1	紫杉醇	175mg/m², 静脉输注 ≥ 3 小时
D1-5	异环磷酰胺	1000mg/m², 静脉输注 ≥ 60 分钟，美司钠解救
	顺铂	20mg/m², 静脉输注 ≥ 30 分钟

注：每 3 周 1 疗程。

（2）大剂量化疗 + 造血干细胞移植［high-dose chemotherapy with peripheral blood progenitor cell（PBPC）support］：目前，多疗程 HDC 方案被认为是 TGCT 的最佳选择。目前在临床实践中，女性 GCT 的两种方案是印第安纳大学方案和 MSKCC 方案。印第安纳大学方案：D1-3，卡铂 700mg/m² + 依托泊苷 750mg/m²，D5，造血干细胞移植。只要无 Ⅳ 度骨髓抑制或对第一疗程 HDCT 无反应，即给予第二疗程 HDCT，一般间隔 3～4 周。在接受 2 疗程 HDCT 后达到完全或部分缓解、肿瘤标志物（β-hCG/AFP）恢复至正常的患者将接受 VP16 口服维持治疗，50mg/m² × 21 天，停药 1 周，共 3 疗程。Einhorn 等回顾性分析了接受基于顺铂的联合化疗方案后进展的转移性睾丸癌患者对大剂量化疗和造血干细胞治疗的反应。在 48 个月的中位随访时间中，184 例患者中有 116 例（63%）完全缓解，2 年的持续缓解率为 56.5%，3 例患者死于化疗相关不良反应，这是迄今为止评价 HDCT 疗效的样本量最大的一项研究。Kondagunta 等评估了 MSKCC 的 HDCT 联合造血干细胞移植方案（表 5-6）在难治性 GCT 中的疗效，49% 患者在接受单独化疗后达到 CR，另有 6% 在化疗联合减瘤术后达到 CR。尽管以上研究显示难治性或铂耐药性的复发性 MOGCT 患者似乎首选采用 HDCT 联合造血干细胞移植，但缓解率实际上不超过 50%。

表 5-6 （MSKCC）TICE plus peripheral-blood stem-cell（PBSC）方案治疗恶性生殖细胞肿瘤

疗程	化疗间隔（天）	给药时间	药物及剂量
1	14	D1	紫杉醇 200mg/m² 静脉输注 24 小时
		D2-4	异环磷酰胺 2g/m² 静脉输注 4 小时，美司钠解救
		D11-13	白细胞分离
2	14	D1	紫杉醇 200mg/m² 静脉输注 24 小时
		D2-4	异环磷酰胺 2g/m² 静脉输注 4 小时，美司钠解救
		D11-13	白细胞分离（如需要）
3，4，5	14-21	D1-3	卡铂根据 AUC 计算后的剂量分配到 3 天，每天 1 小时内静脉输注或持续输注 20 小时；每天依托泊苷 400mg / m² 静脉输注
		D5	干细胞输注

注：TICE，紫杉醇＋异环磷酰胺＋卡铂＋依托泊苷。

4. 其他挽救性化疗方案　在铂类耐药的 TGCT 中，奥沙利铂、吉西他滨和紫杉醇是可选择的化疗药物。Einhorn 等评估了 32 例接受 HDCT 联合造血干细胞移植后进展的难治性生殖细胞肿瘤在接受紫杉醇和吉西他滨化疗（D1，8，15 紫杉醇 100mg/m² 输注 1 小时以上＋吉西他滨 1000mg/m²，输注 30 分钟以上，4 周 1 疗程）后的疗效。研究中仅纳入了 1 例 OGCT，其他均为 TGCT。客观反应率为 31%，6 例（19%）达到 CR，4 例（13%）在随访的 20、40、44 和 57 个月都处于无瘤存活状态。在一项针对 18 例接受奥沙利铂和吉西他滨治疗（D1 吉西他滨 1250mg/m² 静脉输注 30 分钟，奥沙利铂 130 mg/m² 静脉输注 2 小时以上，D8 吉西他滨 1250mg/m² 静脉输注 30 分钟以上，每 3 周 1 疗程）的铂类耐药的男性难治性非精原性 GCT 患者的 Ⅱ 期临床试验中，3 例（17%）患者分别实现了长达 44、20 个月和 18 个月的完全缓解，其中 1 例接受了残余瘤切除，达到无瘤生存。本例患者，在接受了再次肿瘤细胞减灭术后，也尝试了多西紫杉醇和吉西他滨的联合化疗，但疗效甚微。另外，ESMO 指南中还指出对铂类耐药的 MOGCT 患者也可以接受长春新碱、放线菌素 D 联合环磷酰胺（VAC）的挽救性化疗。

5. 再次肿瘤细胞减灭术　对于复发或未控患者，再次肿瘤细胞减灭术的价值目前争议较大。有研究认为，在没有有效的化疗方案可选择或无法接受化疗的患者中，对于某些经过谨慎筛选的病例，可以施行挽救性手术。特别是对于耐药患者，若病灶局限、有可切除的可能，则挽救性手术就有一定的治愈潜能。文献报道经挽救性手术后，长期的无病生存率为 21%～50%。一项在印第安纳大学的研究，纳入了 114 例复发的转移性生殖细胞肿瘤在接受一线或二线化疗后肿瘤标志物仍升高的患者，53.9% 的患者可单纯通过手术达到完全缓解。

就本例患者而言，当发现肿瘤复发持续进展时，由于没有有效的化疗方案，并经反复衡量考虑病灶可切除性后，进行了二次肿瘤细胞减灭术。从肿瘤标志物及影像学中我们可看到手术初期，肿瘤负荷大大减轻，术后的辅助化疗更使血清 AFP 水平达到低值，这意味着 AFP 升高的患者可能会受益于细胞减灭术和化疗后的联合治疗。但是术后在接受化疗后 β-hCG 水平居高不下，提示当肿瘤存在有胚胎性癌成分时，尤其是在没有有效的化疗方案时，挽救性手术的疗效就大打折扣。

6. 新药　新药在 GCT 患者中的疗效目前尚不清楚。目前在睾丸生殖细胞肿瘤中对包括酪氨酸激酶抑制剂（伊马替尼和舒尼替尼）、抗血管生成药物（贝伐单抗）以及 PARP 抑制剂等的应用进行了初步研究。但这些涉及靶向疗法的最新研究尚无定论。免疫检查点抑制剂在肿瘤领域的应用是近年来研究的热点，两项研究表明，睾丸 GCTs 中 PD-L1 的表达水平明显高于正常睾丸组织，提示患者可能会从 PD-1 或 PD-L1 的免疫疗法中获益。但研究同时提示高 PD-L1 表达者的肿瘤侵袭性更强、预后更差。然而，关于免疫检查点抑制剂 pembrolizumab 和 avelumab 在男性 GCT 中的两项研究的初步结果并未显示出免疫检查点抑制剂对其治疗具有明显疗效。PD-L1 是否可以用作预测免疫疗法反应的可靠生物标志物，仍需要进一步研究。

基因测序的应用可以帮助我们在肿瘤的某些信号传导途径中发现特定突变，从而指导临床找到相应的靶向药物进行个体化治疗。测序技术的发展已导致癌症治疗从非选择性细胞毒性化疗药物转向更有针对性的靶向治疗。迄今为止，MOGCT 发生背后的详细分子学致病机制尚不清楚。在本病例中，通过高通量测序在肿瘤中检测到了 *EGFR* p. L858R 体细胞突变。EGFR 属于酪氨酸激酶受体家族，EGFR 及其配体的表达失调所致的异常的 EGFR 信号转导可以促进包括卵巢癌在内的多种肿瘤细胞的增殖、黏附、侵袭和转移。然而在过去 10 年中，以 EGFR 为靶标的治疗卵巢癌的临床试验的结果并不令人满意。研究显示，在某些生殖细胞肿瘤中存在 *EGFR* 和 *HER2* 的过表达，因此，EGFR 抑制剂可能作为这部分患者治疗的潜在靶向药物。研究显示，多种肿瘤中均存在 EGFR 体细胞突变，虽然突变的发生频率并不高，然而，目前尚无 *EGFR* 突变在 MOGCT 中的相关研究。目前正在进行临床研究，探索存在突变的肿瘤是否对小分子 EGFR 抑制剂起反应。最近的证据表明，一些体细胞 ERBB 受体突变使肿瘤对 EGFR 抑制剂产生抗药性。

在本例中，我们在该患者的肿瘤样本中检测到 *EGFR* 基因 p. L858R 突变，提示该患者可能从使用 TKI 治疗中获益，然而患者在接受 TKI 治疗过程中肿瘤仍持续进展。虽然，基因检测提示患者肿瘤负荷较高，有可能从免疫治疗中获益，但患者在尝试 PD-1 治疗过程中肿瘤仍不断进展，最终病情持续恶化死亡。

　　总之，混合性卵巢恶性生殖细胞肿瘤十分罕见，而且本例还是 1 例原发耐药的难治性生殖细胞肿瘤，故更为罕见。由于混合有不同的组织学成分，在肿瘤标志物监测方面应同时监测反应不同成分的标志物（AFP，β-hCG）。由于肿瘤的不同成分对不同化疗方案的治疗反应不同，在选择化疗方案时需要综合考虑，尽量寻找到一种对各肿瘤成分都敏感的化疗方案。目前，具有铂耐药性的 MOGCT 患者应接受 HDC 或尽可能参加临床试验，并转诊至在该领域具有较高专业知识的肿瘤中心进行治疗，以考虑接受更积极和新颖的治疗策略。未来，需要更多前瞻性临床试验来探索针对女性难治性生殖细胞肿瘤的治疗策略，基因检测与分子靶向疗法对于生殖细胞肿瘤的价值需要进一步验证。

（杨佳欣　王　遥）

参考文献

1.　Shaaban AM, Rezvani M, Elsayes KM, et al. Ovarian malignant germ cell tumors: cellular classification and clinical and imaging features. Radiographics, 2014, 34(3): 777-801.

2.　Brown J, Friedlander M, Backes FJ, et al. Gynecologic Cancer Intergroup(GCIG)consensus review for ovarian germ cell tumors. Int J Gynecol Cancer, 2014, 24(9 Suppl 3): S48-S54.

3.　Lai CH, Chang TC, Hsueh S, et al. Outcome and prognostic factors in ovarian germ cell malignancies. Gynecol Oncol, 2005, 96(3): 784-791.

4.　Murugaesu N, Schmid P, Dancey G, et al. Malignant ovarian germ cell tumors: identification of novel prognostic markers and long-term outcome after multimodality treatment. J Clin Oncol, 2006, 24(30): 4862-4866.

5.　Ishiguro T, Yoshida Y, Tenzaki T, et al. AFP in yolk sac tumor and solid teratoma of the ovary: significance of postoperative serum AFP. Cancer, 1981, 48(11): 2480-2484.

6.　Ueda G, Abe Y, Yoshida M, et al. Embryonal carcinoma of the ovary: a six-year survival. Int J Gynaecol Obstet, 1990, 31(3): 287-292.

7.　Zhao Q, Yang J, Cao D, et al. Tailored therapy and long-term surveillance of malignant germ cell tumors in the female genital system: 10-year experience. J Gynecol Oncol, 2016, 27(3): e26.

8.　Chan JK, Tewari KS, Waller S, et al. The influence of conservative surgical practices for malignant ovarian germ cell tumors. J Surg Oncol, 2008, 98(2): 111-116.

9.　Talukdar S, Kumar S, Bhatla N, et al. Neo-adjuvant chemotherapy in the treatment of advanced malignant germ cell tumors of ovary. Gynecol Oncol, 2014, 132(1): 28-32.

10.　Lu Y, Yang J, Cao D, et al. Role of neoadjuvant chemotherapy in the management of advanced ovarian yolk sac tumor. Gynecol Oncol, 2014, 134(1): 78-83.

11. Gershenson DM, Morris M, Cangir A, et al. Treatment of malignant germ cell tumors of the ovary with bleomycin, etoposide, and cisplatin. J Clin Oncol, 1990, 8(4): 715-720.

12. Williams S, Blessing JA, Liao SY, et al. Adjuvant therapy of ovarian germ cell tumors with cisplatin, etoposide, and bleomycin: a trial of the Gynecologic Oncology Group. J Clin Oncol, 1994, 12(4): 701-706.

13. 杨佳欣, 向阳. 复发性耐药性卵巢恶性生殖细胞肿瘤的治疗. 中国实用妇科与产科杂志, 2015, 31(3): 207-211.

14. Alifrangis C, Agarwal R, Short D, et al. EMA/CO for high-risk gestational trophoblastic neoplasia: good outcomes with induction low-dose etoposide-cisplatin and genetic analysis. J Clin Oncol, 2013, 31(2): 280-286.

15. Ghaemmaghami F, Modares M, Arab M, et al. EMA-EP regimen, as firstline multiple agent chemotherapy in high-risk GTT patients(stage Ⅱ - Ⅳ). Int J Gynecol Cancer, 2004, 14(2): 360-365.

16. Alazzam M, Tidy J, Osborne R, et al. Chemotherapy for resistant or recurrent gestational trophoblastic neoplasia. Cochrane Database Syst Rev, 2016, (1): CD008891.

17. Kondagunta GV, Bacik J, Donadio A, et al. Combination of paclitaxel, ifosfamide, and cisplatin is an effective second-line therapy for patients with relapsed testicular germ cell tumors. J Clin Oncol, 2005, 23(27): 6549-6555.

18. Lee SC, Kim KH, Kim SH, et al. Mixed testicular germ cell tumor presenting as metastatic pure choriocarcinoma involving multiple lung metastases that was effectively treated with high-dose chemotherapy. Cancer Res Treat, 2009, 41(4): 229-232.

19. Pagliaro LC. Role of High-Dose Chemotherapy With Autologous Stem-Cell Rescue in Men With Previously Treated Germ Cell Tumors. J Clin Oncol, 2017, 35(10): 1036-1040.

20. Einhorn LH, Williams SD, Chamness A, et al. High-dose chemotherapy and stem-cell rescue for metastatic germ-cell tumors. N Engl J Med, 2007, 357(4): 340-348.

21. Lorch A, Bascoul-Mollevi C, Kramar A, et al. Conventional-dose versus high-dose chemotherapy as first salvage treatment in male patients with metastatic germ cell tumors: evidence from a large international database. J Clin Oncol, 2011, 29: 2178-2184.

22. Beyer J, Albers P, Altena R, et al. Maintaining success, reducing treatment burden, focusing on survivorship: highlights from the third European consensus conference on diagnosis and treatment of germ-cell cancer. Ann Oncol, 2013, 24(4): 878-888.

23. Mead GM, Cullen MH, Huddart R, et al. A phase Ⅱ trial of TIP(paclitaxel, ifosfamide and cisplatin) given as second-line(post-BEP)salvage chemotherapy for patients with metastatic germ cell cancer: a medical research council trial. Br J Cancer, 2005, 93(2): 178-184.

24. Voigt W, Kegel T, Maher G, et al. Bevacizumab plus high-dose ifosfamide, etoposide and

carboplatin(HD-ICE)as third-line salvage chemotherapy induced an unexpected dramatic response in highly platinum refractory germ-cell cancer. Ann Oncol, 2006, 17(3): 531-533.

25. Kondagunta GV, Bacik J, Sheinfeld J, et al. Paclitaxel plus Ifosfamide followed by high-dose carboplatin plus etoposide in previously treated germ cell tumors. J Clin Oncol, 2007, 25(1): 85-90.

26. Gershenson DM. Management of ovarian germ cell tumors. J Clin Oncol, 2007, 25: 2938-2943.

27. Bokemeyer C, Oechsle K, Honecker F, et al. Combination chemotherapy with gemcitabine, oxaliplatin, and paclitaxel in patients with cisplatin-refractory or multiply relapsed germ-cell tumors: a study of the German Testicular Cancer Study Group. Ann Oncol, 2008, 19(3): 448-453.

28. Einhorn LH, Brames MJ, Juliar B, et al. Phase II study of paclitaxel plus gemcitabine salvage chemotherapy for germ cell tumors after progression following high-dose chemotherapy with tandem transplant. J Clin Oncol, 2007, 25(5): 513-516.

29. De Giorgi U, Rosti G, Aieta M, et al. Phase II study of oxaliplatin and gemcitabine salvage chemotherapy in patients with cisplatin-refractory nonseminomatous germ cell tumor. Eur Urol, 2006, 50(5): 1032-1038; discussion 1038-1039.

30. Ray-Coquard I, Morice P, Lorusso D, et al. Non-epithelial ovarian cancer: ESMO Clinical Practice Guidelines for diagnosis, treatment and follow-up. Ann Oncol, 2018, 29 Suppl 4: iv1-1iv18.

31. Oing C, Seidel C, Bokemeyer C. Therapeutic approaches for refractory germ cell cancer. Expert Rev Anticancer Ther, 2018, 18(4): 389-397.

32. Eastham JA, Wilson TG, Russell C, et al. Surgical resection in patients with nonseminomatous germ cell tumor who fail to normalize serum tumor markers after chemotherapy. Urology, 1994, 43(1): 74-80.

33. Murphy BR, Breeden ES, Donohue JP, et al. Surgical salvage of chemorefractory germ cell tumors. J Clin Oncol, 1993, 11(2): 324-329.

34. Albers P, Ganz A, Hannig E, et al. Salvage surgery of chemorefractory germ cell tumors with elevated tumor markers. J Urol, 2000, 164(2): 381-384.

35. Beck SD, Foster RS, Bihrle R, et al. Outcome analysis for patients with elevated serum tumor markers at postchemotherapy retroperitoneal lymph node dissection. J Clin Oncol, 2005, 23(25): 6149-6156.

36. Manchana T, Ittiwut C, Mutirangura A, et al. Targeted therapies for rare gynaecological cancers. Lancet Oncol, 2010, 11(7): 685-693.

37. Oing C, Kollmannsberger C, Oechsle K, et al. Investigational targeted therapies for the treatment of testicular germ cell tumors. Expert Opin Investig Drugs, 2016, 25(9): 1033-1043.

38. Fankhauser CD, Curioni-Fontecedro A, Allmann V, et al. Frequent PD-L1 expression in testicular germ cell tumors. Br J Cancer, 2015, 113(3): 411-413.

39. Cierna Z, Mego M, Miskovska V, et al. Prognostic value of programmed-death-1 receptor(PD-1)and its ligand 1(PD-L1)in testicular germ cell tumors. Ann Oncol, 2016, 27: 300-305.

40. Adra N, Einhorn LH, Althouse SK, et al. Phase Ⅱ trial of pembrolizumab in patients with platinum refractory germ-cell tumors: a Hoosier Cancer Research Network Study GU14-206. Ann Oncol, 2018, 29(1): 209-214.

41. Mego M, Svetlovska D, Chovanec M, et al. Phase Ⅱ study of avelumab in multiple relapsed/refractory germ cell cancer. Invest New Drugs, 2019, 37(4): 748-754.

42. Milewska M, Cremona M, Morgan C, et al. Development of a personalized therapeutic strategy for ERBB-gene-mutated cancers. Ther Adv Med Oncol, 2018, 10: 1758834017746040.

43. Wilken JA, Badri T, Cross S, et al. EGFR/HER-targeted therapeutics in ovarian cancer. Future Med Chem, 2012, 4(4): 447-469.

44. Kollmannsberger C, Mayer F, Pressler H, et al. Absence of c-KIT and members of the epidermal growth factor receptor family in refractory germ cell cancer. Cancer, 2002, 95(2): 301-308.

45. Mishra R, Hanker AB, Garrett JT. Genomic alterations of ERBB receptors in cancer: clinical implications. Oncotarget, 2017, 8(69): 114371-114392.

46. Westphal M, Maire CL, Lamszus K. EGFR as a Target for Glioblastoma Treatment: An Unfulfilled Promise. CNS Drugs, 2017, 31(9): 723-735.

第二节 复发及未控卵巢恶性生殖细胞肿瘤的治疗

卵巢恶性生殖细胞肿瘤（MOGCT）是一组好发于年轻女性来源于胚胎原始生殖细胞的肿瘤。MOGCT属少见的恶性肿瘤，仅占卵巢恶性肿瘤的2%~3%。20世纪80年代以来，包含顺铂的化疗方案，尤其是PEB方案（顺铂＋依托泊苷＋博来霉素）问世以来，卵巢MOGCT的预后有了明显改善。其中无性细胞瘤的5年存活率几乎达到100%，非无性细胞瘤的恶性生殖细胞肿瘤的5年存活率也超过80%。尽管大多数MOGCT可以治愈，但是仍有一小部分会复发。晚期高危患者或者初次治疗不规范使得仍然有10%~20%的MOGCT复发或者未控。复发和未控的MOGCT患者的预后很差，会有50%~70%的死亡率。

一、初次治疗规范是减少复发和耐药的根本

初次治疗时标准化手术和化疗是 MOGCT 好的预后的关键。作为 MOGCT 治疗的一个基本原则，保留生育功能的手术不受期别的限制。PEB 已经成为 MOGCT 的标准化疗方案。MOGCT 化疗强调正规、足量、及时。

1."正规"　指规范用药，顺铂、依托泊苷加博来霉素联合的 PEB 方案或者顺铂，长春新碱加博来霉素联合的 PVB 方案化疗，药物不能随意更换，常见用卡铂替换方案中的顺铂，这样卡铂的骨髓相对较重，加上 VP16 的骨髓抑制，会使不良反应难以控制，影响整体化疗。也有治疗上用草酸铂替代顺铂，这个组合是没有临床实验数据依据的。

2."足量"　是指按患者体表面积，不能轻易减量。当然随意减量一种药物的剂量也是不可以的。国际上甚至提倡密集大剂量 PEB 方案，而药物减量增加高危患者的复发风险。

3."及时"　是指术后尽早化疗，不要延误时间。每 21 天 1 个周期，时间也不能任意拖延。一般术后 1 周左右就应该开始化疗，只有这样才能达到预期效果。复发或未控 MOGCT 患者中大多数在外院治疗过程中存在着化疗方案杂乱，未做到正规、足量、及时，甚至未给 PEB/PVB 方案化疗，不规范治疗是最终导致初始治疗失败的主要原因。因此，在 MOGCT 初始治疗时，顺铂联合化疗必须严格掌握规范用药原则，才能保证很好的预后。

二、复发和未控恶性生殖细胞肿瘤的挽救性治疗

1. 挽救性手术（salvage surgery）　尽管大多数 MOGCT 可以治愈，但是仍有一小部分会复发，需要进行挽救性治疗，包括恰当的挽救性手术和标准剂量或高剂量的挽救性化疗（salvage chemotherapy）。相当数量的复发 MOGCT 可以通过挽救性手术获得治愈，尤其是对于可以获得满意的再次肿瘤细胞减灭术的患者。对于未成熟畸胎瘤而言，更是有越来越多的证据显示再次肿瘤细胞减灭术可以起到十分重要的作用，尤其是在可以获得满意的挽救性手术时。Munkarah 等对 20 例疾病复发、进展或持续的患者进行回顾性研究显示，接受满意肿瘤细胞减灭术加化疗后患者 5 年生存率为 60%，而不满意肿瘤细胞减灭术患者是 25%。回顾性病例分析结果显示，即使对于复发性耐药 MOGCT 患者，接受满意的再次肿瘤细胞减灭术患者 5 年生存率可以达到 61%，而在接受不满意肿瘤细胞减灭术患者 5 年生存率只有 14%。Wang 等研究显示接受满意肿瘤细胞减灭术患者的 5 年生存率为 79%，而不满意肿瘤细胞减灭术患者是 36%。原因可能是对复发肿瘤进行满意的手术切除提高了肿瘤对辅助化疗的反应性，从而可以治愈肿瘤。因此，再次肿瘤细胞减灭术在复发和未控 MOGCT 治疗中起着相当重要的作用，应该作为复发和未控 MOGCT 年轻患者的首要治疗选择，力

争进行积极的肿瘤细胞减灭术，最大限度地减轻肿瘤负荷，为术后积极有效的化疗奠定基础。MOGCT 即使复发也很少累及对侧卵巢和子宫，并且是否保留生育功能不影响总体肿瘤预后，复发后是否保留生育功能对患者复发后生存率和无进展生存率的影响均无统计学意义。所以，对于年轻有生育要求的复发或未控 MOGCT 患者可以考虑进行保留生育功能的挽救性手术（图 5-10）。

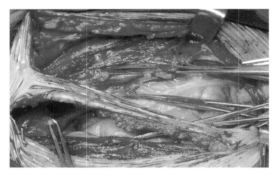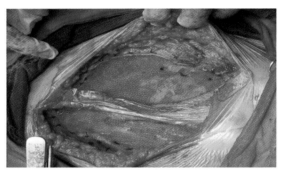

图 5-10　挽救性手术

注：内胚窦瘤腹腔镜手术后，发现腹壁转移，腹壁肿瘤，手术切除后，腹壁缺损巨大，而使用人工合成补片。

2. 挽救性化疗　由于复发性 MOGCT 少见，缺乏随机对照研究，所以挽救性化疗多借鉴针对男性睾丸生殖细胞肿瘤的治疗。通常将初次治疗失败的患者分为铂敏感或铂耐药两型，取决于复发发生在完成以铂为基础的初次化疗后的 4 周之后或之内。对于复发或未控 MOGCT 患者进行的挽救性化疗一般仍然首选 PEB 或 PVB 方案，尤其是对于初次治疗没有使用 PEB 或 PVB 方案化疗的患者。但是，初始顺铂联合化疗失败后再行挽救性化疗时，常常因为以往的化疗已使骨髓抑制，或博来霉素已达终身剂量，而再次使用 PEB 方案化疗，将使药物剂量受到限制，不能达到理想的效果。研究显示复发后化疗方案（是否有足够的博来霉素的余量，可以进行 ≥ 3 疗程 PEB 或 PVB 化疗）与预后相关。2020 年，美国国立综合癌症网络（The National Comprehensive Cancer Network，NCCN）卵巢癌临床实践指南提出对一线化疗后 AFP 和 / 或 ß-hCG 水平持续升高并有残留病灶的患者，推荐采用 TIP（紫杉醇、异环磷酰胺、顺铂）方案或干细胞移植支持下的大剂量化疗（high dose chemotherapy，HDCT）；对于已经接受多种化疗方案后仍有肿瘤残留或复发的患者，可采用 TIP 或 HDCT，其他方案包括 VAC（长春新碱、更生霉素、环磷酰胺）、VeIP（长春花碱、异环磷酰胺、顺铂）、VIP（依托泊苷、异环磷酰胺、顺铂）、顺铂 + 依托泊苷、多西他赛 + 卡铂、紫杉醇 +卡铂、紫杉醇 + 吉西他滨、紫杉醇 + 异环磷酰胺、多西他赛、紫杉醇、放疗或支持治疗。虽然自体干细胞移植在复发性睾丸肿瘤中有明确的作用，但是尚没有充分的证据证明可以将其作为复发性 MOGCT 患者的标准治疗。文献报道对 13 例复发性 MOGCT 患者给予挽救性 HDCT，对于铂敏感疾病患者（无进展间期 > 4 周）开始 HDCT 挽救性治疗时要接受 1 疗程 VeIP 的治疗。HDCT 包括每天卡铂 700mg/m²，依托泊苷 750mg/m²，连续应用 3 天，随后进行干细胞输注。铂耐药疾病患者定义为在先前使用铂联合化疗后 4 周内出现血清学或影像学进展。铂敏感患者 5 例，全部获得完全缓解；铂耐药患者 8 例，2 例获得完全缓解。Giorgi 等对欧洲 25 个中心在 1985—2013 年收治的接受了挽救性 HDCT 治疗的女性复发或难治性生殖细胞肿瘤 60 例患者进行了回顾性分析，化疗药物主要以大剂量卡铂和依托泊苷为基础。38 例 MOGCT 中，9 例获得完全缓解，7 例获得部分缓解。HDCT 是否能够成为复发 MOGCT 患者的标准治疗以及哪些患者可以获得 HDCT 最好的治疗效果，仍有待进一步研究。应该首先建议复发及未控的 MOGCT 患者转诊到有经验的大的综合的癌症诊治中心，或者区域性诊疗中心，由有经验的妇科肿瘤医生诊治，并参加临床试验，以期获得更好的治疗。

三、复发和未控恶性生殖细胞肿瘤的预后因素

文献报道年龄大于 45 岁、期别晚、hCG 和 AFP 水平高、手术切除不完全和卵黄囊瘤、胚胎癌预后差，而无性细胞瘤的预后好。与男性生殖细胞肿瘤的预后分类系统相比，MOGCT 的预后分类系统尚不明确。未成熟畸胎瘤由于有恶性程度逆转的特点，或挽救性化疗效果较差，可以通过反复手术切除肿瘤而挽救成功。

总之，强调对卵巢恶性生殖细胞肿瘤要采取规范性治疗，以减少疾病的复发或未控。对于复发或未控的 MOGCT，满意的肿瘤细胞减灭术加标准的化疗对预后起着至关重要的作用。复发性或未控卵巢恶性生殖细胞肿瘤仍存在着被治愈的可能性。恰当地挽救性手术可以增加复发或未控肿瘤的治愈率，要积极争取满意的再次肿瘤细胞减灭术。对年轻未生育患者可以考虑再次保留生育功能的挽救性治疗。术后理想的挽救性化疗仍有争议，可以选择标准剂量的化疗或大剂量化疗。

（王瑾晖　杨佳欣　沈　铿）

参考文献

1. Brown J, Friedlander M, Backes FJ, et al. Gynecologic Cancer Intergroup(GCIG)consensus review for ovarian germ cell tumors. Int J Gynecol Cancer, 2014, 24(9 Suppl 3): S48-S54.

2. Segelov E, Campbell J, Ng M, et al. Cisplatin-based chemotherapy for ovarian germ cell malignancies: the Australian experience. J Clin Oncol, 1994, 12(2): 378-384.

3. Dimopoulos MA, Papadopoulou M, Andreopoulou E, et al. Favorable outcome of ovarian germ cell malignancies treated with cisplatin or carboplatin-based chemotherapy: a Hellenic Cooperative Oncology Group study. Gynecol Oncol, 1998, 70(1): 70-74.

4. Mangili G, Sigismondi C, Gadducci A, et al. Outcome and risk factors for recurrence in malignant ovarian germ cell tumors: a MITO-9 retrospective study. Int J Gynecol Cancer, 2011, 21(8): 1414-1421.

5. Wang HB, Yang JX, Shen K, et al. Treatment of recurrent and persistent malignant ovarian germ cell tumors. J Reprod Med, 2009, 18(S2): 64-68.

6. Dimopoulos MA, Papadimitriou C, Hamilos G, et al. Treatment of ovarian germ cell tumors with a 3-day bleomycin, etoposide, and cisplatin regimen: a prospective multicenter study. Gynecol Oncol, 2004, 95(3): 695-700.

7. Murugaesu N, Schmid P, Dancey G, et al. Malignant ovarian germ cell tumors: identification of novel prognostic markers and long-term outcome after multimodality treatment. J Clin Oncol, 2006, 24(30): 4862-4866.

8. Li J, Wu X. Current Strategy for the Treatment of Ovarian Germ Cell Tumors: Role of Extensive Surgery. Curr Treat Options Oncol, 2016, 17(8): 44.

9. Ertas IE, Taskin S, Goklu R, et al. Long-term oncological and reproductive outcomes of fertility-sparing cytoreductive surgery in females aged 25 years and younger with malignant ovarian germ cell tumors. J Obstet Gynaecol Res, 2014, 40(3): 797-805.

10. Tangjitgamol S, Hanprasertpong J, Manusirivithaya S, et al. Malignant ovarian germ cell tumors: clinico-pathological presentation and survival outcomes. Acta Obstet Gynecol Scand, 2010, 89(2): 182-189.

11. Reddihalli PV, Subbian A, Umadevi K, et al. Immature teratoma of ovary—outcome following primary and secondary surgery: study of a single institution cohort. Eur J Obstet Gynecol Reprod Biol, 2015, 192: 17-21.

12. Munkarah A, Gershenson DM, Levenback C, et al. Salvage surgery for chemorefractory ovarian germ cell tumors. Gynecol Oncol, 1994, 55(2): 217-223.

13. Li J, Yang W, Wu X. Prognostic factors and role of salvage surgery in chemorefractory ovarian germ cell malignancies: a study in Chinese patients. Gynecol Oncol, 2007, 105(3): 769-775.

14. Wang J, Zhuo X, Yang J, et al. Outcomes and prognostic factors of patients with recurrent and persistent malignant ovarian germ cell tumors. Arch Gynecol Obstet, 2020, 301(4): 1021-1026.

15. Yang ZJ, Liu ZC, Wei RJ, et al. An analysis of prognostic factors in patients with ovarian malignant germ cell tumors who are treated with fertility-preserving surgery. Gynecol Obstet Invest, 2016, 81(1): 1-9.

16. Alcázar JL, Guerriero S, Pascual MÁ, et al. Clinical and sonographic features of uncommon primary ovarian malignancies. J Clin Ultrasound, 2012, 40(6): 323-329.

17. Liu Q, DingX, Yang JX, et al. Multicenter randomized controlled clinical study for the operative treatment of malignant ovarian germ cell tumors. Chin J Obstet Gynecol, 2013, 48(3): 188-192.

18．Shen K. Problems of fertility preservation treatment in gynecologic oncology[J]. Zhonghua Fu Chan Ke Za Zhi, 2006, 41: 219-221.

19　王瑾晖，杨佳欣，袁振，等．复发和未控卵巢恶性生殖细胞肿瘤保留生育功能的治疗．山东大学学报（医学版），2018, 56(5): 35-40.

20．Yang JX, Xiang Y. Treatment of recurrent and uncontrolled malignant ovarian germ cell tumors. Chin J Prac Gynecol Obstetr, 2015, (31): 201-211.

21．Rashdan S, Einhorn LH. Salvage Therapy for Patients With Germ Cell Tumor. J Oncol Pract, 2016, 12(5): 437-443.

22．Simone CG, Markham MJ, Dizon DS. Chemotherapy in ovarian germ cell tumors: A systematic review. Gynecol Oncol, 2016, 141(3): 602-607.

23．Reddy Ammakkanavar N, Matei D, Abonour R, et al. High-dose chemotherapy for recurrent ovarian germ cell tumors. J Clin Oncol, 2015, 33(2): 226-227.

24．De Giorgi U, Richard S, Badoglio M, et al. Salvage high-dose chemotherapy in female patients with relapsed/refractory germ-cell tumors: a retrospective analysis of the European Group for Blood and Marrow Transplantation(EBMT). Ann Oncol, 2017, 28(8): 1910-1916.

25．Mangili G, Sigismondi C, Lorusso D, et al. The role of staging and adjuvant chemotherapy in stage Ⅰ malignant ovarian germ cell tumors(MOGTs): the MITO-9 study. Ann Oncol, 2017, 28(2): 333-338.

26．Solheim O1, Kærn J, Tropé CG, et al. Malignant ovarian germ cell tumors: presentation, survival and second cancer in a population based Norwegian cohort(1953-2009). Gynecol Oncol, 2013, 131(2): 330-335.

27．Matei D, Brown J, Frazier L. Updates in the management of ovarian germ cell tumors. Am Soc Clin Oncol Educ Book, 2013, 210-218.

第三节　恶性生殖细胞肿瘤化疗不良反应

　　顺铂联合依托泊苷、博来霉素（BEP）是大多数卵巢恶性生殖细胞肿瘤患者的首选术后辅助治疗方案。手术加上辅助 BEP 化疗患者的长期生存率在早期的卵巢恶性生殖细胞肿瘤患者中为 95%～100%，即使晚期患者，长期生存率也在 75%～80%。卵巢无性细胞瘤患者无论分期均是可以达到长期生存。这一方案是非常经典的化疗药物，相关的毒性可能十分显著，包括博来霉素相关急性和迟发性肺毒性风险、依托泊苷所致治疗相关骨髓肿瘤风险增加，以及顺铂所致长期肾脏和神经毒性风险。化疗期间了解药物的相应作用机制相应的不良反应对实施治疗非常关键，尤其是对这些长期生存的患者，其器官功能保护、生育力的影响，相应心理健康的关注是全程管理的非常重要的部分。

一、化疗药物作用机制及不良反应

1. 联合化疗用药骨髓抑制的管理　以顺铂为基础 BEP 联合化疗，近期血液学毒性管理和其他化疗方案一样，需要关注患者的骨髓抑制情况，在每个化疗疗程后，血液学指标一般会在 2 周或 3 周时下降至最低点，或可能延伸至下一治疗周期开始时。应该及时进行支持治疗，除非发生无法纠正的在下一化疗疗程开始前白细胞计数低，或者出现治疗周期用药有复杂且严重的临床事件（如严重过敏、发热等），否则毋需减少药物的剂量或推迟治疗。预定时间给予全剂量治疗，这一观念对预后非常重要，否则全身化疗的治愈潜力可能受到影响。

2. 顺铂肾脏毒性的管理　目前临床上尚无确定有效方法降低顺铂肾毒性的风险。给药期间进行大量补液及利尿可以保护肾功能，但接受顺铂治疗的患者中仍有小部分会出现肾脏肾小球滤过率（GFR）的下降。肾衰竭的发生率和严重程度与化疗的周期数相关，停止治疗后似乎部分可逆。在一项纳入了 1206 例接受 BEP 化疗方案的患者研究中，在治疗前、治疗后以及治疗后 1 年、3 年及 5 年时测定患者 GFR。在接受了 3 个、4 个或 ≥ 5 个周期 BEP 的患者中，治疗后 GFR 分别下降了 11%、15% 和 26%。这些变化至少是部分可逆的。该研究还发现心血管疾病和死亡的发生率高于预期，但 GFR 急性改变与晚期心血管毒性增加不相关。持续性失盐是长期肾毒性的另一个表现。在两项病例系列研究中，在化疗后平均 4 年时，20%～30% 接受治疗的患者存在持续性低镁血症和 / 或低磷血症。目前随着镇吐药物的应用和输液，电解质的管理很严谨，很少出现急性电解质紊乱。

3. 依托泊苷（etoposide）　鬼臼乙叉甙，也称 VP16，是半合成的鬼臼毒的苷类化合物，为最早瑞士 Sandoz 和 Stehelin 药物公司研发，组织培养证明与顺铂、阿霉素等有抗肿瘤的协同作用，对肿瘤细胞的抑制有时间及药物剂量的依赖性。此药物可以静脉给药，也有口服药物剂型，主要药物不良反应为骨髓的抑制、恶心、呕吐及脱发，关于儿童期及青少年用药发生第二肿瘤也是依托泊苷的远期不良反应之一。

4. 博来霉素（bleomycin）肺毒性的管理　博来霉素是一种抗肿瘤抗生素，梅泽等于1966 年从轮枝链霉菌（*Streptomyces verticillus*）菌株中分离出发现，化学式 Bleomycin A2 为主要成分（55%～70%）。静脉注射后，广泛分布于皮肤、肺、肾及淋巴，显著抑制 DNA

合成，对 RNA 及蛋白质合成影响较小。国产的药物叫平阳霉素（pingyangmycin），分子式和 Bleomycin 不同，主要含 A5 组分，抗肿瘤性质一致。

在抗癌药物中，博来霉素的抗肿瘤作用较为独特，其机制是博来霉素、亚铁离子和分子氧形成复合物而使肿瘤细胞 DNA 发生单链和双链断裂（分裂）。博来霉素通过在 DNA 碱基对之间插入联噻唑基团以及通过末端胺基的静电交互作用与 DNA 结合。博来霉素与亚铁离子螯合并使分子氧还原，去除脱氧核糖的 C3 和 C4 碳原子上的氢，使 C3-C4 键断裂和碱基脱落致 DNA 链断裂。博来霉素水解酶是一种胞质氨基肽酶，在皮肤和肺中活性较低，会使博来霉素在体内失活。

肺纤维化是博来霉素最严重的毒性反应，其最常见的表现是肺炎，偶有进展为肺纤维化者。博来霉素治疗的主要局限性：多达 10% 接受该药治疗的患者可能发生危及生命的间质性肺纤维化，又称纤维化性肺泡炎。其他较少见的肺损伤包括机化性肺炎和过敏性肺炎。

（1）博来霉素致肺损伤的机制：目前尚未完全清楚。很可能涉及氧化损伤，相对缺乏能使该药失活的博来霉素水解酶、遗传易感性和炎症细胞因子的参与。下面几项观察结果表明炎性细胞因子在发生博来霉素诱导性肺损伤中的重要性：在博来霉素暴露于整个肺部和支气管肺泡灌洗液后，信使核糖核酸（RNA）编码的细胞因子激活发生于增殖反应及诱发胶原合成之前。动物模型中，中和促炎症细胞因子的生物学活性可改善博来霉素诱导的肺纤维化过程，可用中和抗体，如抗肿瘤坏死因子 -α（tumor necrosis factor alpha，TNF-α）抗体和抗转化生长因子（transforming growth factor，TGF-β）、可溶性受体（如重组人 TNF-α 受体）或能与相应肽结合并使其失活的受体阻断药，如白细胞介素（interleukin，IL）-1 受体阻断药来中和。此外，通过重组技术已敲除 TNF-α 受体的动物，不会出现博来霉素诱导的肺损伤和纤维化。胞质型磷脂酶 A2 是促炎性血栓素和白三烯生成过程中的一种关键酶，给予缺乏编码该酶基因的小鼠博来霉素后，纤维化反应较弱。由于肺泡巨噬细胞（alveolar macrophage，AM）能够释放多种效应分子（如细胞因子、脂质代谢物、氧自由基），所以人们认为其在博来霉素诱导性肺损伤的发生中发挥了主要作用。博来霉素激活 AM 的机制尚未知晓。已发现大鼠 AM 表面存在博来霉素受体，表明 AM 的激活可能是通过第二信使介导的。有研究报道发现博来霉素治疗可诱导成纤维细胞从骨髓迁移至肺部，研究所用小鼠移植了从表达增强型绿色荧光蛋白的转基因小鼠中分离出的骨髓。这些成纤维细胞表达 I 型胶原、端粒酶，及 CXCR4 和 CCR7 趋化因子受体。

（2）导致肺相关毒性的发生率：目前可用的肺毒性发生率数据主要来自应用含博来霉素的方案治疗睾丸或卵巢生殖细胞肿瘤、卵巢性索间质肿瘤或霍奇金淋巴瘤的患者。在应用标准剂量化疗方案治疗睾丸或卵巢生殖细胞肿瘤和治疗卵巢性索间质肿瘤的试验中，化疗方案包括 3 个或 4 个周期的 BEP（博来霉素、依托泊苷和顺铂）、PVB（顺铂、长春新碱、博来霉素）或 CVB（顺铂、长春新碱和博来霉素）。化疗方案所包含的博来霉素累积剂量为 270U（135U/m², 3 个周期）或 360U（180U/m², 4 个周期）；结果发现，任何级别肺毒性的发生率范围为 5%~16%，致命性肺毒性的发生率范围为 0~1%（应用 3 个疗程的情况下）和 0~3%（应用 4 个疗程的情况下）。

其中至少有一项报道显示，经 3 个周期 BEP 方案治疗的患者中，8% 持续有长期肺毒性（未指明具体类型）。除了少数报道之外，多数根据临床表现，肺炎和呼吸衰竭等症状来确定博来霉素的肺毒性，并未用肺功能测定（pulmonary function test，PFT）来系统评估是否存在无症状性肺毒性。

（3）肺功能损伤的评价标准及影响因素：博来霉素诱导性肺损伤的症状通常会在博来霉素开始治疗的 1~6 个月内呈亚急性起病（数日至数周内发病），但也可能发生在博来霉素治疗后 6 个月以上发病。博来霉素引起的肺损伤的相关症状和体征不具特异性，最早出现的症状为呼吸困难，而最早出现的体征是听诊发现湿啰音。

肺功能肺活量呼气弥散试验是常见的评估肺功能的指标，其中一氧化碳弥散量（carbon monoxide diffusing capacity，DLCO）指的是肺泡与肺毛细血管间进行的气体交换。一般认为实际测量值与估计值比值 > 80% 为正常。DLCO 是反映弥散功能的生理指标，第 1 秒用力呼气容积（forced expiratory volume in one second，FEV_1）和用力肺活量（forced vital capacity，FVC）也多用于评价肺功能。

加重博来霉素肺功能受损危险因素包括年龄、累积药物剂量、肾功能、就诊时基础恶性肿瘤的严重程度，同时使用氧气、放射治疗、其他化疗药物，以及使用造血细胞集落刺激因子均可能影响发生博来霉素诱导性肺毒性的风险。

大多数病例研究中，年龄较大的患者发生博来霉素诱导性肺毒性的风险更高：据英国皇家马斯登国家医疗服务体系（National Health Service，NHS）信托基金会报道，在 835 例使用含博来霉素方案治疗生殖细胞肿瘤的患者中，40 岁以上患者发生肺部并发症的风险为其他患者的 2~3 倍。苏格兰的一项研究纳入了 194 例用博来霉素治疗生殖细胞肿瘤的患者，死于肺毒性的 5 例患者的中位年龄为 55 岁，而未发生致命性肺毒性患者的中位年龄为 33 岁。

博来霉素的剂量引起肺纤维化的相关因素：总剂量 ≤ 270U（1U=1mg）的患者中，严重肺毒性的发生率为 0~2%；所用剂量 ≥ 360U 的患者中，发生率为 6%~18%。累积剂量 > 400U 发生严重肺功能受损非常高，一般应避免。同时给药方法和途径也是肺损伤的相关因素，快速静脉输注可增加肺毒性风险。北京协和医院的治疗经验是博来霉素建议深部肌内注射给药，但也有指南建议静脉慢速滴注给药。

在正常个体中，80% 以上的博来霉素都由肾脏消除，肾功能不全也是发生博来霉素毒性的一个危险因素。

（4）博莱霉素减量标准及停用标准：早期临床试验中，肺容积和 DLCO 下降似乎先于肺损伤症状出现，且 DLCO 下降似乎是亚临床肺损伤最早且最具敏感性的指示变量。随后的研究表明，包括 DLCO 在内的肺功能测定指标对于博来霉素肺毒性缺乏敏感性，也不具特异性，已有很多人对这些指标变化的临床意义提出质疑。博来霉素的平均剂量：在完成治疗的患者中为 142U/m^2；在早期停用博来霉素者中为 100U/m^2。有 4% 患者的肺容量和 DLCO 持续降低。个别患者发生需要糖皮质激素治疗的博来霉素诱导性肺毒性，并有后期（治疗后 15 年）无法逆转的肺纤维化。

一个争议点是在 DLCO 降低至哪一阈值时应当停用博来霉素。产生分歧的原因是，担心对肺毒性进行常规 DLCO 筛查会得出许多假阳性结果，从而可能导致过早和不必要地停用博来霉素。临床结果包括癌症控制状况不佳和 / 或换用的药物毒性可能比博来霉素更强。然而，丹麦睾丸癌数据库的资料否定了这些担心。其结果显示，如果 DLCO 较基线值降低 25% 以上时停用博来霉素，癌症控制并未变差，且肺的结局更好。在治疗开始前后评估肺量计检查和 DLCO 的系统性方法、并在 DLCO 至少下降 25% 时早期停用博来霉素，可使急性和慢性肺病的发生率都极低，并且不会影响肿瘤学结局。这项研究中，9% 的患者因 DLCO 降低而停用博来霉素，但之后他们的 DLCO 又改善了。

所以一般建议：若治疗期间 DLCO 降低则停用博来霉素，但在已发表的文献中需停药的 DLCO 阈值存在差异，为个体基线值的 60%～85%（其中大多数建议 DLCO 的降低阈值为 15%～35%）。美国食品药品监督管理局（FDA）批准的药品说明书推荐，当 DLCO 降至治疗前数值的 30%～35% 以下时停用博来霉素。美国 NCCN 未说明应停用博来霉素的 DLCO 阈值。目前无指南提供除 DLCO 外的其他 PFT 参数的推荐信息。

北京协和医院对于治疗期间 DLCO 下降 ≥ 25% 的患者，建议停用博来霉素，并进行数据矫正，尤其是对合并血红蛋白下降和肾功能不全的请呼吸科进行矫正试验，再考虑停用博来霉素。对于高危患者需要权衡博来霉素用药风险与肿瘤复发风险。根据停药的反应情况，寻找导致肺功能下降的其他原因，如果肿瘤复发风险高应该选用其他药物巩固化疗。

（5）检测肺功能的影像学检查：胸片来评估有症状（如呼吸困难、咳嗽或胸痛）或体征（如肺部听诊时的湿啰音或低氧血征）的肺部情况。博来霉素诱导性肺损伤的胸片表现缺乏特异性。典型模式包括双肺基底胸膜下网状不透明影伴容量丢失和肋膈角变钝，但也可能存在小结节影，也可能会演变为进展性肺实变和蜂窝征。气胸和 / 或纵隔积气是博来霉素诱导性肺纤维化的罕见并发症

高分辨肺 CT 薄扫，胸部高分辨率计算机断层扫描（high-resolution computed tomography，HRCT）可用于具体描述胸片上所见异常的模式、位置及范围特征，还可评估 PFT 中所见

的气体转移异常。一般不会将 HRCT 用作博来霉素引起肺损伤的筛查工具，但在识别博来霉素暴露患者肺部异常时，HRCT 的敏感性比胸片更高。HRCT 模式通常反映了其潜在的组织病理学情况，弥漫性肺泡损伤通常会引起重力依赖区域的气腔实变或磨玻璃状阴影。提示终末期纤维化的表现包括肺周边广泛网状纹理、牵引性支气管扩张和蜂窝征。提示非特异性间质性肺炎的表现有磨玻璃状阴影、胸膜下网状纹理增加及细支气管扩张。机化性肺炎表现为双侧非对称性磨玻璃状阴影，或分布于胸膜下或支气管周围的肺气腔实变。机化性肺炎偶可表现为孤立或多处类似肿瘤转移的结节影。这些异常表现通常位于胸膜下部位。过敏性肺炎则呈弥漫性、双侧磨玻璃状阴影和 / 或小叶中心型结节。

PET-CT 评价：18- 氟脱氧葡萄糖（fluorodeoxyglucose，FDG）正电子发射计算机断层扫描（positron emission tomography，PET）的摄取值作为药物诱导性肺损伤早期检测的一种可能的筛查工具，但数据有限，目前 PET-CT 不是标准的筛查方法。

（6）肺功能损伤的确诊和鉴别诊断：博来霉素引起肺毒性的诊断通常基于临床症状、体征和影像学检查，博来霉素用药史是关键，治疗期间 DLCO 无症状性下降了 25%，以及排除感染和基础恶性肿瘤所致肺部受累基本会考虑是博来霉素药物引起的肺损伤。

博来霉素引起肺损伤的鉴别诊断包括肺部感染、心源性肺水肿、放射诱导的肺纤维化、转移性肿瘤，以及其他药物引起的不良反应。痰液分析有助于除外感染，并进行微生物学或细胞学分析。支气管肺泡灌洗也可以帮助排除放射影像学异常表现的原因是感染或恶性肿瘤。

肺活检：很少需要进行肺活检，因为停用博来霉素后呼吸情况通常会有所改善。极个别情况下需肺活检，经过以上评估后，仍不清楚出现这些症状、体征和放射影像学异常的原因时，通过胸腔镜手术（video-assisted thoracoscopic surgery，VATS）或开胸术来获取活检组织。其组织病理学表现不具特异性，但鳞状上皮化生是一种特征性表现。间质性肺疾病有多种表现形式，包括终末期纤维化、非特异性间质性肺炎、弥漫性肺泡损伤、机化性肺炎和过敏性（嗜酸性粒细胞）肺炎，可同时存在多种表现形式。弥漫性肺泡损伤患者的组织病理学表现包括内皮细胞和 I 型上皮细胞坏死、II 型上皮细胞增生和肺透明膜形成。一些患者的弥漫性肺泡损伤将会缓解，但在其他患者中可能会进展为纤维增生性病变和胶原沉着过多。博来霉素诱导性肺结节样改变的组织病理学通常类似弥漫性肺泡损伤，但也可能出现肉芽肿样浸润病灶、机化性肺炎［曾称为闭塞性细支气管炎伴机化性肺炎（bronchiolitis obliterans organizing pneumonia，BOOP）］和嗜酸性粒细胞增多表现。超敏反应表明存在伴局灶性实变的嗜酸性粒细胞性肺炎，还存在其他炎症细胞，包括浆细胞、淋巴细胞和肥大细胞，或许可见局部机化性肺炎和 II 型上皮细胞异型增生。

（7）博来霉素引起肺纤维化的治疗：目前尚未确定博来霉素诱导性肺毒性的最佳疗法，

而且尚未进行过针对治疗方法的前瞻性试验。治疗博来霉素诱导性肺毒性的关键步骤是立即且永久停用博来霉素。

停用博来霉素：根据临床经验，对于所有有临床症状或体征，或 DLCO 无症状性降低的患者，主要的治疗方法是立即停用博来霉素。对于应停用博来霉素的 DLCO 下降阈值还存在争议：北京协和医院使用的下降阈值是 DLCO 较治疗前降低 25%。所有已证实或强烈怀疑存在博来霉素诱导性肺损伤（包括 DLCO 无症状性降低 25% 及以上）的患者，均应停用博来霉素。

激素治疗：仅对有肺毒性症状的患者进行糖皮质激素治疗，因为已有无症状性放射影像学阴影自发消失的描述。目前尚无关于糖皮质激素或其他免疫抑制药物治疗博来霉素诱导性肺毒性的对照试验，但是根据病例系列研究的数据，对于博来霉素毒性所致症状性呼吸功能受损的患者，在排除感染后，通常开始全身性糖皮质激素治疗。目前尚不明确的一点是，有轻微肺毒性表现的患者，如无症状、不需要辅助供氧、DLCO 降低是唯一表现、有极轻微或无放射影像学异常的患者，能否获益于早期应用糖皮质激素治疗，或者停用博来霉素后观察等待是否是可接受的。在这些情况下，我们会停用博来霉素，然后在开始糖皮质激素前，先观察患者的情况是否有所改善。

糖皮质激素对不同形式肺损伤的疗效也各不相同。然而，对于大多数患者，尚不能明确确定其肺毒性的具体组织学类型（如非特异性间质性肺炎、寻常型间质性肺炎或弥漫性肺泡损伤），但根据放射影像学表现或者外周血或 BAL 液中存在嗜酸性粒细胞增多可能强烈提示机化性肺炎和嗜酸性粒细胞性过敏性肺炎。因此，通常在不知道肺损伤的确切组织病理类型的情况下作出开始糖皮质激素治疗的决定。

鉴于博来霉素不良反应的特异性及对卵巢恶性生殖细胞肿瘤治疗中不可替代性，关于这类药物的使用特别强调：

1）博来霉素引起的肺毒性主要有 4 种形式：亚急性进行性肺纤维化、过敏性肺炎、机化性肺炎，以及快速输注期间的急性胸痛综合征。

2）高危因素有年龄、肾功能不全、药物剂量大等，超过 40 岁患者一般应避免使用博来霉素，除非没有等效的替代性方案。博来霉素剂量严格控制在终身剂量内，或小于 400U。

3）采用肺功能测定（PFT）指标，尤其是 DLCO，来筛查有无肺毒性的早期证据，PFT 评估，包括 DLCO，在基线时进行并且在治疗过程中每个疗程前进行。

4）博来霉素引起肺损伤发生在治疗后 1~6 个月，注意症状及体征。及时复查 DLCO，下降大于 25% 推荐永久停用博来霉素（Grade 1A）。

5）对于有症状性肺损伤患者，推荐采用全身性糖皮质激素治疗（Grade 1B）。常规初始剂量为泼尼松 0.75～1mg/（kg·d）（理想体重），最大剂量为 100mg/d。4～6 周后逐渐减量。对于有轻微肺毒性表现的患者（或者无症状、不需要辅助供氧、DLCO 降低是唯一表现、有极轻微或无放射影像学异常），我们会停用博来霉素，并在开始糖皮质激素前，先观察患者的情况是否有所改善。

二、关于博来霉素治疗远期患者的管理注意事项

避免高浓度吸入氧，调整所有辅助供氧方案，对于接受过博来霉素治疗且后来进行手术的患者，应合理地给予静脉补液以避免容量超负荷和围手术期肺水肿。

三、化疗药物远期不良反应的管理

1. 神经毒性　顺铂可导致轴突神经病变，主要影响大的有髓感觉纤维。主要的损伤部位是后根神经节，但周围神经也可受累。据报道，20%～30% 患者可发生持续性症状性感觉神经病变。

2. 听力障碍　耳毒性是另一个常见的不良反应。顺铂相关神经系统影响为耳毒性，患者表现为高频感音神经性听力损失和耳鸣，更可能报告听力损失（5% vs 2%）。

3. 情感及认知功能　研究发现，接受顺铂化疗方案的患者可出现认知功能受损，以及影像学检查发现有脑结构性改变。

4. 第二实体肿瘤的发生　与一般人群相比，在睾丸癌生存者中，发生或死于第二恶性肿瘤的风险是前者的 2～3 倍。实体瘤发生：对于组织学上为精原细胞瘤和非精原细胞瘤的男性患者，其在 75 岁（即治疗后 40 年）时发生某种实体癌症的累积风险分别为 36% 和 31%。相比之下，在一般人群中为 23%。诊断睾丸癌时的年龄越大，发生第二恶性肿瘤的相对危险度和超额绝对风险度就越低。降低影像学监测导致的风险——在 GCT 男性患者治疗后监测的指南中，包括持续多年的数次 CT。与需要多次暴露于辐射的其他情况一样，有人担心监测性 CT 扫描本身可能就有促发恶性肿瘤的风险。

5. 白血病　在接受一个典型的 3 周期或 4 周期疗程的 BEP（依托泊苷的累积剂量 < 2000mg/m^2）后，继发性白血病的发生率较低，小于 0.5%。相反，长期使用大剂量依托泊苷可使继发性髓系白血病（高度难治）的风险显著更高。依托泊苷导致的白血病的特点是，在治疗后 2～3 年发病，并存在 11 号染色体长臂（11q23）的特征性的染色体易位。治疗剂量 > 2000mg/m^2 的患者中，继发性白血病的风险可能高达 5%，即白血病风险升高至 336 倍。

6. 其他远期代谢改变 有一种假说：远期心血管副作用可能由代谢改变引起，而非化疗本身作用。①血栓栓塞性事件：对于正在采用基于顺铂的方案治疗 GCT 的男性患者，其血栓栓塞性事件（主要是深静脉血栓形成和肺栓塞）的发生率增加。②雷诺现象：1977 年首次报道了 GCT 化疗引起的雷诺现象。博来霉素和顺铂均可导致继发性雷诺现象，发生率为 20%～40%，取决于药物剂量和方案、给药方法、电解质水平以及个体危险因素。③心肌缺血：几项大型病例系列研究显示，在睾丸 GCT 的长期生存者中，发生缺血性事件的风险增加。④高血压：其发生与年龄匹配的对照组相比，被诊断出高血压的可能性显著较高（分别是 17% vs 8%），化疗可增高血压，导致高血压。⑤高脂血症：更可能患有高胆固醇血症（10% vs 4%），尽管这种差异无统计学意义——接受化疗治疗睾丸癌的男性患者，其血脂谱可发生改变，这可能是由内分泌紊乱导致的。⑥代谢综合征：在多项有关睾丸癌生存者的研究中，对代谢综合征（高血压、血脂异常、胰岛素抵抗和肥胖）进行了报道，该综合征可能与化疗药物的累积剂量有关。

7. 性腺及激素水平的影响 提早绝经：虽然化疗存在卵巢功能障碍或卵巢早衰的风险，但大多数接受过 3～4 个基于铂类的化疗周期的女性能够恢复正常的卵巢功能。这些患者的生育力通常得以保存。据报道，在儿童期、青春期或青年期接受过化疗的女性有出现提早绝经的情况。例如，研究报道儿童期癌症存活者中非手术提早绝经的发生率高于其作为对照的姐妹（8% vs 0.8%）。这些数据强调，治疗前根据患者年龄及其对未来生育力的期望提供咨询和计划，以确保得出最合适的治疗决策是很重要的。一项代表性病例系列研究证明了基于铂类的化疗对成年女性性腺功能的影响，其中纳入了 71 例接受保留生育功能的手术和联合化疗（包括顺铂和博来霉素）的患者。有 62 例（87%）恢复了正常月经，其中 24 例后来共生育了 37 个孩子。

（杨佳欣　王瑾晖）

参考文献

1. Meadors M, Floyd J, Perry MC. Pulmonary toxicity of chemotherapy. Semin Oncol, 2006, 33(1): 98-105.

2. Jules-Elysee K, White DA. Bleomycin-induced pulmonary toxicity. Clin Chest Med, 1990, 11(1): 1-20.

3. Camus P. Interstitial lung disease from drugs, biologics, and radiation. // Schwarz MI, King TE Jr . Interstitial Lung Disease. 5th ed. Shelton: People's Medical Publishing House, 2011: 637.

4. Sleijfer S. Bleomycin-induced pneumonitis. Chest, 2001, 120(2): 617-624.

5. O'Sullivan JM, Huddart RA, Norman AR, et al. Predicting the risk of bleomycin lung toxicity in patients with germ-cell tumours. Ann Oncol, 2003, 14(1): 91-96.

6.　Sikic BI. Biochemical and cellular determinants of bleomycin cytotoxicity. Cancer Surv, 1986, 5(1): 81-91.

7.　Chandler DB. Possible mechanisms of bleomycin-induced fibrosis. Clin Chest Med, 1990, 11(1): 21-30.

8.　Fantone JC, Phan SH. Oxygen metabolite detoxifying enzyme levels in bleomycin-induced fibrotic lungs. Free Radic Biol Med, 1988, 4(6): 399-402.

9.　Martin WJ 2nd, Kachel DL. Bleomycin-induced pulmonary endothelial cell injury: evidence for the role of iron-catalyzed toxic oxygen-derived species. J Lab Clin Med, 1987, 110(2): 153-158.

10.　Chandler DB, Barton JC, Briggs DD 3rd, et al. Effect of iron deficiency on bleomycin-induced lung fibrosis in the hamster. Am Rev Respir Dis, 1988, 137(1): 85-89.

11.　Lazo JS, Merrill WW, Pham ET, et al. Bleomycin hydrolase activity in pulmonary cells. J Pharmacol Exp Ther, 1984, 231(3): 583-588.

12.　Harrison JH Jr, Lazo JS. Plasma and pulmonary pharmacokinetics of bleomycin in murine strains that are sensitive and resistant to bleomycin-induced pulmonary fibrosis. J Pharmacol Exp Ther, 1988, 247(3): 1052-1058.

13.　Harrison JH Jr, Hoyt DG, Lazo JS. Acute pulmonary toxicity of bleomycin: DNA scission and matrix protein mRNA levels in bleomycin-sensitive and -resistant strains of mice. Mol Pharmacol, 1989, 36(2): 231-238.

14.　Hoyt DG, Lazo JS. Murine strain differences in acute lung injury and activation of poly(ADP-ribose) polymerase by in vitro exposure of lung slices to bleomycin. Am J Respir Cell Mol Biol, 1992, 7(6): 645-651.

15.　Filderman AE, Genovese LA, Lazo JS. Alterations in pulmonary protective enzymes following systemic bleomycin treatment in mice. Biochem Pharmacol, 1988, 37(6): 1111-1116.

16.　Phan SH, Kunkel SL. Lung cytokine production in bleomycin-induced pulmonary fibrosis. Exp Lung Res, 1992, 18(1): 29-43.

17.　Piguet PF, Collart MA, Grau GE, et al. Tumor necrosis factor/cachectin plays a key role in bleomycin-induced pneumopathy and fibrosis. J Exp Med, 1989, 170(3): 655-663.

18.　Ortiz LA, Lasky J, Hamilton RF Jr, et al. Expression of TNF and the necessity of TNF receptors in bleomycin-induced lung injury in mice. Exp Lung Res, 1998, 24(6): 721-743.

19.　Ballinger MN, Newstead MW, Zeng X, et al. IRAK-M promotes alternative macrophage activation and fibroproliferation in bleomycin-induced lung injury. J Immunol, 2015, 194(4): 1894-1904.

20.　Schrier DJ, Phan SH, McGarry BM. The effects of the nude(nu/nu)mutation on bleomycin-induced pulmonary fibrosis. A biochemical evaluation. Am Rev Respir Dis, 1983, 127(5): 614-617.

21.　Helene M, Lake-Bullock V, Zhu J, et al. T cell independence of bleomycin-induced pulmonary fibrosis. J Leukoc Biol, 1999, 65(2): 187-195.

22.　Schrier DJ, Kunkel RG, Phan SH. The role of strain variation in murine bleomycin-induced pulmonary fibrosis. Am Rev Respir Dis, 1983, 127(1): 63-66.

23．Hoyt DG, Lazo JS. Alterations in pulmonary mRNA encoding procollagens, fibronectin and transforming growth factor-beta precede bleomycin-induced pulmonary fibrosis in mice. J Pharmacol Exp Ther, 1988, 246(2): 765-771.

24．Khalil N, Whitman C, Zuo L, et al. Regulation of alveolar macrophage transforming growth factor-beta secretion by corticosteroids in bleomycin-induced pulmonary inflammation in the rat. J Clin Invest, 1993, 92(4): 1812-1818.

25．Giri SN, Hyde DM, Hollinger MA. Effect of antibody to transforming growth factor beta on bleomycin induced accumulation of lung collagen in mice. Thorax, 1993, 48(10): 959-966.

26．Piguet PF, Vesin C, Grau GE, et al. Interleukin 1 receptor antagonist(IL-1ra)prevents or cures pulmonary fibrosis elicited in mice by bleomycin or silica. Cytokine, 1993, 5(1): 57-61.

27．Nagase T, Uozumi N, Ishii S, et al. A pivotal role of cytosolic phospholipase A(2)in bleomycin-induced pulmonary fibrosis. Nat Med, 2002, 8(5): 480-484.

28．Denholm EM, Phan SH. Bleomycin binding sites on alveolar macrophages. J Leukoc Biol, 1990, 48(6): 519-523.

29．Hashimoto N, Jin H, Liu T, et al. Bone marrow-derived progenitor cells in pulmonary fibrosis. J Clin Invest, 2004, 113(2): 243-252.

30．Culine S, Kramar A, Théodore C, et al. Randomized trial comparing bleomycin/etoposide/cisplatin with alternating cisplatin/cyclophosphamide/doxorubicin and vinblastine/bleomycin regimens of chemotherapy for patients with intermediate- and poor-risk metastatic nonseminomatous germ cell tumors: Genito-Urinary Group of the French Federation of Cancer Centers Trial T93MP. J Clin Oncol, 2008, 26(3): 421-427.

31．de Wit R, Roberts JT, Wilkinson PM, et al. Equivalence of three or four cycles of bleomycin, etoposide, and cisplatin chemotherapy and of a 3- or 5-day schedule in good-prognosis germ cell cancer: a randomized study of the European Organization for Research and Treatment of Cancer Genitourinary Tract Cancer Cooperative Group and the Medical Research Council. J Clin Oncol, 2001, 19(6): 1629-1640.

32．de Wit R, Stoter G, Kaye SB, et al. Importance of bleomycin in combination chemotherapy for good-prognosis testicular nonseminoma: a randomized study of the European Organization for Research and Treatment of Cancer Genitourinary Tract Cancer Cooperative Group. J Clin Oncol, 1997, 15(5): 1837-1843.

33．Sr LPJ, Johnson D, Elson P, et al. Importance of bleomycin in favorable-prognosis disseminated germ cell tumors: an Eastern Cooperative Oncology Group trial. J Clin Oncol, 1995, 13(2): 470-476.

34．Motzer RJ, Nichols CJ, Margolin KA, et al. Phase Ⅲ randomized trial of conventional-dose chemotherapy with or without high-dose chemotherapy and autologous hematopoietic stem-cell rescue as first-line treatment for patients with poor-prognosis metastatic germ cell tumors. J Clin Oncol, 2007, 25(3): 247-256.

35．Nichols CR, Catalano PJ, Crawford ED, et al. Randomized comparison of cisplatin and etoposide and either bleomycin or ifosfamide in treatment of advanced disseminated germ cell tumors: an Eastern Cooperative Oncology Group, Southwest Oncology Group, and Cancer and Leukemia Group B Study. J Clin Oncol, 1998, 16(4): 1287-1293.

36．de Wit R, Stoter G, Sleijfer DT, et al. Four cycles of BEP vs four cycles of VIP in patients with intermediate-prognosis metastatic testicular non-seminoma: a randomized study of the EORTC Genitourinary Tract Cancer Cooperative Group. European Organization for Research and Treatment of Cancer. Br J Cancer, 1998, 78(6): 828-832.

37．Culine S, Theodore C, Terrier-Lacombe MJ, et al. Are 3 cycles of bleomycin, etoposide and cisplatin or 4 cycles of etoposide and cisplatin equivalent optimal regimens for patients with good risk metastatic germ cell tumors of the testis? The need for a randomized trial. J Urol, 1997, 157(3): 855-858; discussion 858-859.

38．Williams SD, Birch R, Einhorn LH, et al. Treatment of disseminated germ-cell tumors with cisplatin, bleomycin, and either vinblastine or etoposide. N Engl J Med, 1987, 316(23): 1435-1440.

39．Huddart RA, Gabe R, Cafferty FH, et al. A randomised phase 2 trial of intensive induction chemotherapy(CBOP/BEP)and standard BEP in poor-prognosis germ cell tumours(MRC TE23, CRUK 05/014, ISRCTN 53643604). Eur Urol, 2015, 67(3): 534-543.

40．Delanoy N, Pécuchet N, Fabre E, et al. Bleomycin-Induced Pneumonitis in the Treatment of Ovarian Sex Cord-Stromal Tumors: A Systematic Review and Meta-analysis. Int J Gynecol Cancer, 2015, 25(9): 1593-1598.

41．Lauritsen J, Kier MG, Bandak M, et al. Pulmonary Function in Patients With Germ Cell Cancer Treated With Bleomycin, Etoposide, and Cisplatin. J Clin Oncol, 2016, 34(13): 1492-1499.

42．Martin WG, Ristow KM, Habermann TM, et al. Bleomycin pulmonary toxicity has a negative impact on the outcome of patients with Hodgkin's lymphoma. J Clin Oncol, 2005, 23(30): 7614-7620.

43．Hirsch A, Vander Els N, Straus DJ, et al. Effect of ABVD chemotherapy with and without mantle or mediastinal irradiation on pulmonary function and symptoms in early-stage Hodgkin's disease. J Clin Oncol, 1996, 14(4): 1297-1305.

44．Hoskin PJ, Lowry L, Horwich A, et al. Randomized comparison of the stanford V regimen and ABVD in the treatment of advanced Hodgkin's Lymphoma: United Kingdom National Cancer Research Institute Lymphoma Group Study ISRCTN 64141244. J Clin Oncol, 2009, 27(32): 5390-5396.

45．Jóna Á, Miltényi Z, Ujj Z, et al. Late pulmonary complications of treating Hodgkin lymphoma: bleomycin-induced toxicity. Expert Opin Drug Saf, 2014, 13(10): 1291-1297.

46．Avivi I, Hardak E, Shaham B, et al. Low incidence of long-term respiratory impairment in Hodgkin lymphoma survivors. Ann Hematol, 2012, 91(2): 215-221.

47. Böll B, Goergen H, Behringer K, et al. Bleomycin in older early-stage favorable Hodgkin lymphoma patients: analysis of the German Hodgkin Study Group(GHSG)HD10 and HD13 trials. Blood, 2016, 127(18): 2189-2192.

48. Evens AM, Helenowski I, Ramsdale E, et al. A retrospective multicenter analysis of elderly Hodgkin lymphoma: outcomes and prognostic factors in the modern era. Blood, 2012, 119(3): 692-695.

49. Stamatoullas A, Brice P, Bouabdallah R, et al. Outcome of patients older than 60 years with classical Hodgkin lymphoma treated with front line ABVD chemotherapy: frequent pulmonary events suggest limiting the use of bleomycin in the elderly. Br J Haematol, 2015, 170(2): 179-184.

50. Simpson AB, Paul J, Graham J, et al. Fatal bleomycin pulmonary toxicity in the west of Scotland 1991-1995: a review of patients with germ cell tumours. Br J Cancer, 1998, 78(8): 1061-1066.

51. Blum RH, Carter SK, Agre K. A clinical review of bleomycin--a new antineoplastic agent. Cancer, 1973, 31(4): 903-914.

52. Carlson RW, Sikic BI. Continuous infusion or bolus injection in cancer chemotherapy. Ann Intern Med, 1983, 99(6): 823-833.

53. Cooper KR, Hong WK. Prospective study of the pulmonary toxicity of continuously infused bleomycin. Cancer Treat Rep, 1981, 65(5-6): 419-425.

54. Kawai K, Hinotsu S, Tomobe M, et al. Serum creatinine level during chemotherapy for testicular cancer as a possible predictor of bleomycin-induced pulmonary toxicity. Jpn J Clin Oncol, 1998, 28(9): 546-550.

55. Sleijfer S, van der Mark TW, Schraffordt Koops H, et al. Enhanced effects of bleomycin on pulmonary function disturbances in patients with decreased renal function due to cisplatin. Eur J Cancer, 1996, 32A(3): 550-552.

56. Haugnes HS, Aass N, Fosså SD, et al. Pulmonary function in long-term survivors of testicular cancer. J Clin Oncol, 2009, 27(17): 2779-2786.

57. Macann A, Bredenfeld H, Müller RP, et al. Radiotherapy does not influence the severe pulmonary toxicity observed with the administration of gemcitabine and bleomycin in patients with advanced-stage Hodgkin's lymphoma treated with the BAGCOPP regimen: a report by the German Hodgkin's Lymphoma Study Group. Int J Radiat Oncol Biol Phys, 2008, 70(1): 161-165.

58. Tryka AF, Skornik WA, Godleski JJ, et al. Potentiation of bleomycin-induced lung injury by exposure to 70% oxygen. Morphologic assessment. Am Rev Respir Dis, 1982, 126(6): 1074-1079.

59. Berend N. Protective effect of hypoxia on bleomycin lung toxicity in the rat. Am Rev Respir Dis, 1984, 130(2): 307-308.

60. Tryka AF, Godleski JJ, Brain JD. Differences in effects of immediate and delayed hyperoxia exposure on bleomycin-induced pulmonary injury. Cancer Treat Rep, 1984, 68(5): 759-764.

61. Goldiner PL, Carlon GC, Cvitkovic E, et al. Factors influencing postoperative morbidity and mortality in patients treated with bleomycin. Br Med J, 1978, 1(6128): 1664-1667.

62. Nygaard K, Smith-Erichsen N, Hatlevoll R, et al. Pulmonary complications after bleomycin, irradiation and surgery for esophageal cancer. Cancer, 1978, 41(1): 17-22.

63. Gilson AJ, Sahn SA. Reactivation of bleomycin lung toxicity following oxygen administration. A second response to corticosteroids. Chest, 1985, 88(2): 304-306.

64. Ingrassia TS 3rd, Ryu JH, Trastek VF, et al. Oxygen-exacerbated bleomycin pulmonary toxicity. Mayo Clin Proc, 1991, 66(2): 173-178.

65. Aakre BM, Efem RI, Wilson GA, et al. Postoperative acute respiratory distress syndrome in patients with previous exposure to bleomycin. Mayo Clin Proc, 2014, 89(2): 181-189.

66. Donat SM, Levy DA. Bleomycin associated pulmonary toxicity: is perioperative oxygen restriction necessary. J Urol, 1998, 160(4): 1347-1352.

67. Chaudhary UB, Haldas JR. Long-term complications of chemotherapy for germ cell tumours. Drugs, 2003, 63(15): 1565-1577.

68. Lower EE, Strohofer S, Baughman RP. Bleomycin causes alveolar macrophages from cigarette smokers to release hydrogen peroxide. Am J Med Sci, 1988, 295(3): 193-197.

69. Ngeow J, Tan IB, Kanesvaran R, et al. Prognostic impact of bleomycin-induced pneumonitis on the outcome of Hodgkin's lymphoma. Ann Hematol, 2011, 90(1): 67-72.

70. Ngan HY, Liang RH, Lam WK, et al. Pulmonary toxicity in patients with non-Hodgkin's lymphoma treated with bleomycin-containing combination chemotherapy. Cancer Chemother Pharmacol, 1993, 32(5): 407-409.

71. Haas CD, Coltman CA Jr, Gottlieb JA, et al. Phase II evaluation of bleomycin. A Southwest oncology Group study. Cancer, 1976, 38(1): 8-12.

72. Fosså SD, Kaye SB, Mead GM, et al. Filgrastim during combination chemotherapy of patients with poor-prognosis metastatic germ cell malignancy. European Organization for Research and Treatment of Cancer, Genito-Urinary Group, and the Medical Research Council Testicular Cancer Working Party, Cambridge, United Kingdom. J Clin Oncol, 1998, 16(2): 716-724.

73. Saxman SB, Nichols CR, Einhorn LH. Pulmonary toxicity in patients with advanced-stage germ cell tumors receiving bleomycin with and without granulocyte colony stimulating factor. Chest, 1997, 111(3): 657-660.

74. Evens AM, Cilley J, Ortiz T, et al. G-CSF is not necessary to maintain over 99% dose-intensity with

ABVD in the treatment of Hodgkin lymphoma: low toxicity and excellent outcomes in a 10-year analysis. Br J Haematol, 2007, 137(6): 545-552.

75．Wedgwood A, Younes A. Prophylactic use of filgrastim with ABVD and BEACOPP chemotherapy regimens for Hodgkin lymphoma. Clin Lymphoma Myeloma, 2007, 8 Suppl 2: S63-66.

76．Younes A, Fayad L, Romaguera J, et al. Safety and efficacy of once-per-cycle pegfilgrastim in support of ABVD chemotherapy in patients with Hodgkin lymphoma. Eur J Cancer, 2006, 42(17): 2976-2981.

77．Uzel I, Ozguroglu M, Uzel B, et al. Delayed onset bleomycin-induced pneumonitis. Urology, 2005, 66(1): 195.

78．White DA, Schwartzberg LS, Kris MG, et al. Acute chest pain syndrome during bleomycin infusions. Cancer, 1987, 59(9): 1582-1585.

79．Comis RL, Kuppinger MS, Ginsberg SJ, et al. Role of single-breath carbon monoxide-diffusing capacity in monitoring the pulmonary effects of bleomycin in germ cell tumor patients. Cancer Res, 1979, 39(12): 5076-5080.

80．Pascual RS, Mosher MB, Sikand RS, et al. Effects of bleomycin on pulmonary function in man. Am Rev Respir Dis, 1973, 108(2): 211-217.

81．McKeage MJ, Evans BD, Atkinson C, et al. Carbon monoxide diffusing capacity is a poor predictor of clinically significant bleomycin lung. New Zealand Clinical Oncology Group. J Clin Oncol, 1990, 8(5): 779-783.

82．Ng AK, Li S, Neuberg D, et al. A prospective study of pulmonary function in Hodgkin's lymphoma patients. Ann Oncol, 2008, 19(10): 1754-1758.

83．Villani F, De Maria P, Bonfante V, et al. Late pulmonary toxicity after treatment for Hodgkin's disease. Anticancer Res, 1997, 17(6D): 4739-4742.

84．Lewis BM, Izbicki R. Routine pulmonary function tests during bleomycin therapy. Tests may be ineffective and potentially misleading. JAMA, 1980, 243(4): 347-351.

85．Comis RL. Detecting bleomycin pulmonary toxicity: a continued conundrum. J Clin Oncol, 1990, 8(5): 765-767.

86．Jensen JL, Goel R, Venner PM. The effect of corticosteroid administration on bleomycin lung toxicity. Cancer, 1990, 65(6): 1291-1297.

87．Chu E, DeVita VT Jr. Bleomycin. // Chu E, DeVita VT Jr . Physicians' Cancere Chemotherapy Drug Manual 2016. Burlington : Jones and Bartlett Learning, 2016: 48.

88．Braagalone DL. Bleomycin. // Bragalone DL. Drug Information Handbook for Oncology. 13th. (Ed), Lexicomp/Wolters Kluwer, Hudson OH 2016: 212.

89．Buchler T, Bomanji J, Lee SM. FDG-PET in bleomycin-induced pneumonitis following ABVD chemotherapy for Hodgkin's disease-a useful tool for monitoring pulmonary toxicity and disease activity. Haematologica, 2007, 92(11): e120-e121.

90．von Rohr L, Klaeser B, Joerger M, et al. Increased pulmonary FDG uptake in bleomycin-associated pneumonitis. Onkologie, 2007, 30(6): 320-323.

91．Yousem SA, Lifson JD, Colby TV. Chemotherapy-induced eosinophilic pneumonia. Relation to bleomycin. Chest, 1985, 88(1): 103-106.

92．Sikdar T, MacVicar D, Husband JE. Pneumomediastinum complicating bleomycin related lung damage. Br J Radiol, 1998, 71(851): 1202-1204.

93．Bellamy EA, Husband JE, Blaquiere RM, et al. Bleomycin-related lung damage: CT evidence. Radiology, 1985, 156(1): 155-158.

94．Silva CI, Müller NL. Drug-induced lung diseases: most common reaction patterns and corresponding high-resolution CT manifestations. Semin Ultrasound CT MR, 2006, 27(2): 111-116.

95．Cohen MB, Austin JH, Smith-Vaniz A, et al. Nodular bleomycin toxicity. Am J Clin Pathol, 1989, 92(1): 101-104.

96．White DA, Kris MG, Stover DE. Bronchoalveolar lavage cell populations in bleomycin lung toxicity. Thorax, 1987, 42(7): 551-552.

97．Flieder DB, Travis WD. Pathologic characteristics of drug-induced lung disease. Clin Chest Med, 2004, 25(1): 37-45.

98．Maher J, Daly PA. Severe bleomycin lung toxicity: reversal with high dose corticosteroids. Thorax, 1993, 48(1): 92-94.

99．White DA, Stover DE. Severe bleomycin-induced pneumonitis. Clinical features and response to corticosteroids. Chest, 1984, 86(5): 723-728.

100．Maltaris T, Boehm D, Dittrich R, et al. Reproduction beyond cancer: a message of hope for young women. Gynecol Oncol, 2006, 103(3): 1109-1121.

101．Gershenson DM, Miller AM, Champion VL, et al. Reproductive and sexual function after platinum-based chemotherapy in long-term ovarian germ cell tumor survivors: a Gynecologic Oncology Group Study. J Clin Oncol, 2007, 25(19): 2792-2797.

102．Tangir J, Zelterman D, Ma W, et al. Reproductive function after conservative surgery and chemotherapy for malignant germ cell tumors of the ovary. Obstet Gynecol, 2003, 101(2): 251-257.

103．Low JJ, Perrin LC, Crandon AJ, et al. Conservative surgery to preserve ovarian function in patients with malignant ovarian germ cell tumors. A review of 74 cases. Cancer, 2000, 89(2): 391-398.

104．Zanetta G, Bonazzi C, Cantù M, et al. Survival and reproductive function after treatment of malignant germ cell ovarian tumors. J Clin Oncol, 2001, 19(4): 1015-1020.

105．Byrne J, Fears TR, Gail MH, et al. Early menopause in long-term survivors of cancer during adolescence. Am J Obstet Gynecol, 1992, 166(3): 788-793.

106．Sklar CA, Mertens AC, Mitby P, et al. Premature menopause in survivors of childhood cancer: a report from the childhood cancer survivor study. J Natl Cancer Inst, 2006, 98(13): 890-896.

107．Travis LB, Andersson M, Gospodarowicz M, et al. Treatment-associated leukemia following testicular cancer. J Natl Cancer Inst, 2000, 92(14): 1165-1171.

108．Pedersen-Bjergaard J, Daugaard G, Hansen SW, et al. Increased risk of myelodysplasia and leukaemia after etoposide, cisplatin, and bleomycin for germ-cell tumours. Lancet, 1991, 338(8763): 359-363.

109．Matei D, Miller AM, Monahan P, et al. Chronic physical effects and health care utilization in long-term ovarian germ cell tumor survivors: a Gynecologic Oncology Group study. J Clin Oncol, 2009, 27(25): 4142-4149.

第六章

恶性生殖细胞肿瘤临床
研究历史及面临的问题

第一节 关于恶性生殖细胞肿瘤研究历史 及生育力保护

女性恶性生殖细胞肿瘤发病年龄小，平均发病年龄为 17 岁，很多恶性生殖细胞肿瘤发生在初潮前幼少女。如何在对肿瘤进行治疗的同时保留生育功能一直是妇科肿瘤医生面临的难题，应该说女性恶性肿瘤保留生育能力的最初概念的提出就是始于恶性生殖细胞肿瘤的治疗。对于这部分年轻妇科恶性肿瘤患者治疗，保留女性生殖器官的功能及生育力，同时保证肿瘤治疗效果不受影响。肿瘤治疗既要不打折扣又要保留生育能力，这样的冲突一直是妇科肿瘤医生在治疗过程中要充分考虑的，涉及多学科的合作，更要有心理学、社会学、政策等方面知识。女性恶性生殖肿瘤的治疗从身体疾病的治疗模式转变为身心、人性、社会多方位的治疗模式，这一领域的医学发展是全方面多领域的。有必要梳理恶性生殖细胞肿瘤的治疗领域的规范建立，循证医学的发展，现代技术的应用及未来研究的方向。为妇科专业、肿瘤手术、肿瘤化疗、生育技术、影像等方面医生提供咨询。

一、手术方式及手术范围的探讨

1. 手术的不断改进 最初在协和医院妇科肿瘤中心，发现卵巢未成熟畸胎瘤有随着时间推延不断向成熟化转化的趋势，对这类肿瘤手术切除技术不断提高，手术显著延长了这类病患的生存，卵巢未成熟畸胎瘤是卵巢恶性肿瘤年轻患者中较常见的一种肿瘤，其恶性程度较高，有时生长迅速，很快就发生转移，手术切除肿瘤后，常于短期内复发，死亡率也较高。多年来我们对该肿瘤进行长期追踪，并将其病理形态特点与临床疾病过程密切结合，进行了细致研究。1949～1983 年共收治纯型卵巢未成熟畸胎瘤 29 例。1968 年前，对该肿瘤的治疗原则上不论是原发或转移病灶均予以手术切除，但若在肝或横膈部有转移灶则放弃手术；肿瘤复发一般也进行手术治疗，但若再次复发，则很少考虑第 3 次手术。1969 年以后，手术治疗方案更为积极。临床治疗上认识到未成熟畸胎瘤随着时间推移，未成熟部分逐渐向成熟转化。

2. 手术范围的探讨 北京协和医院 1980～2003 年 127 例初次接受手术治疗的卵巢恶性生殖细胞肿瘤患者，接受全面分期手术与没有接受全面分期手术患者预后一样，即手术分期对总体预后没有影响，而是手术切除干净程度影响患者预后。2013 年，协和妇科肿瘤中心牵头全国五家中心开展了多中心前瞻性的研究也是提示手术不强调分期，强调手术切除干净，没有肿瘤残留。

3. **手术的主要目的**　尽可能使肿瘤被彻底切除，使化疗发挥最大的疗效，而是否行全面分期手术对患者预后的影响不大。如有足够的手术经验，初次手术时可以直接行全面分期手术，以进一步明确分期，指导预后，可避免不必要的过度治疗，如对Ⅰ期无性细胞瘤和未成熟畸胎瘤，应予全面分期手术，以明确分期。对于外院已行手术切除了原发灶和大块转移瘤但并未行全面分期手术者，无需再次行全面分期手术，可根据初次手术的结果进行化疗，一般不影响预后。初次手术是急诊手术而未接受分期手术，或者初次手术在初级医疗中心而没有条件接收全面分期手术的患者，只要影像学未提示有肿瘤残留，可以根据病理进入下一步治疗，不强调一定要接收分期手术。

对于卵巢恶性生殖细胞肿瘤低危病例建议仅仅手术治疗，术后密切观察就可以，也称为主动监测（active suveillance），但目前仅仅是小样本研究（表 6-1）。

表 6-1　来源于卵巢恶性生殖细胞肿瘤初次手术后观察不化疗的报道

手术	病例数	分期	肿瘤组织类型	复发率	肿瘤后续治疗及患者预后
Bonazzi，et al.（1994）	22	Ⅰ，Ⅱ	未成熟畸胎瘤 G1-2	2（9%）	未成熟畸胎瘤手术就可以？（警惕成熟性畸胎瘤病）
Mitchell，et al.（1999）	9	Ⅰ	未成熟畸胎瘤 G2，不明分级及混合生殖细胞，卵黄囊瘤	1（11%）	不能分级畸胎瘤是预后不好原因
Cushing，et al.（1999）	44	Ⅰ（临床诊断）	未成熟畸胎瘤 G1，2，3 及混合生殖细胞，卵黄囊瘤	1（2.3%）	术后不化疗复发再给与化疗
Patterson，et al.（2008）	36	Ⅰ	未成熟畸胎瘤 G1，2，3，无性，胚胎癌及混合生殖细胞，卵黄囊瘤	11（30%）	所有患者均接受辅助化疗，1 例未成熟畸胎瘤进展死亡，1 例未成熟 G2 死于肺栓塞
Mangili，et al.（2010）	19	Ⅰ	未成熟畸胎瘤 G1，2，3	4（21%）	2 例患者 ITG0 后续接受手术，2 例接受手术及化疗
F.Derquin，et al.（2020）	38	Ⅰ a36 Ⅰ c2	未成熟畸胎瘤，卵黄囊瘤，无性及混合生殖细胞	13（37%）	1 例患者死亡，混合生殖细胞肿瘤及卵黄囊瘤是复发高危组织类型

二、恶性生殖细胞肿瘤药物治疗的发展历史

恶性生殖细胞肿瘤的治疗最早开始于顺铂药物的应用。最早 1974 年内科肿瘤医生 Lawrence Einhorn 在男性睾丸生殖细胞肿瘤手术残留患者中尝试顺铂联合化疗，PVB 方案

化疗，取得了令人振奋的结果，改变了生殖细胞肿瘤的治疗。47 例应用该方案化疗的患者中有 33 例（超过 70%）获得了临床缓解。20 世纪 70～80 年代，这样的临床试验奠定了顺铂联合 VCR 及博来霉素在恶性生殖细胞肿瘤肿瘤药物治疗的基石。随后 Stephen Williams 医生开始把 VP16 用于联合方案替换了 VCR 也取得了很好的治疗效果。而且在药物不良应上，PEB 方案不良反应更好处理，从此 PEB 方案是恶性生殖细胞肿瘤的一线联合化疗方案。

国际上对恶性生殖细胞肿瘤的研究也基于目前 PEB、PVB 联合方案化疗，对患者分层管理，提出风险评估分级标准，肿瘤治疗预后好为低风险，肿瘤预后差为高风险及中风险。这样针对不同风险患者有针对地开展研究：对于低危病例研究更多注重如何减低化疗的不良反应，而不影响疾病的总预后；而对高危患者，考虑如何加入新的药物或者能否加大剂量以提高患者的预后。

国际生殖细胞肿瘤统一分类（International Germ Cell Cancer Consensus Classification，IGCCCC）是按国际上可以收集到的 5000 多例生殖细胞肿瘤治疗的临床资料为基础，1997年由国际生殖细胞肿瘤组讨论后统一分层的（表 6-2）。

表 6-2 转移性恶性生殖细胞肿瘤的风险分层

预后良好，低风险组	
①非精原细胞瘤，占所有病例 56%	符合所有下列标准
5 年无瘤生存率 89%	睾丸来源或者腹膜后来源
5 年生存率 92%	没有肺转移，AFP < 1000ng/ml，hCG < 5000IU/L（1000ng/ml），LDH < 1.5XULN
②精原细胞瘤（占所有病例 90%）	符合所有下列标准
5 年无瘤生存率 82%	所有部位来源
5 年生存率 86%	没有肺转移，AFP 正常，任何 hCG、LDH
中度危险，中风险组	
①非精原细胞瘤（占所有病例 28%）	符合所有下列标准
5 年无瘤生存率 75%	睾丸来源或者腹膜后来源
5 年生存率 80%	没有肺转移，1000ng/ml < AFP < 10000ng/ml；5000IU/L < hCG < 5000IU/L；1.5 倍 < LDH < 10 倍正常值
②精原细胞瘤占所有病例 10%	符合所有下列标准
5 年无瘤生存率 67%	所有部位来源的
5 年生存率 72%	没有肺转移，正常 AFP，任何 hCG、LDH

续表

高度危险　高危组	
①非精原细胞瘤，占所有病例 16%	符合所有下列标准
5 年无瘤生存率 41%	纵隔原发部位
5 年生存率 48%	没有肺转移，AFP > 10000ng/ml，hCG > 50000IU/L 或者 LDH 大于 10 倍的正常数值
②精原细胞瘤	
均是非高危组	

注：AFP：alpha-fetophte in，hCG：human Chorionic gonadotrophin，LDH：lactate dehydrogenase.

1. 在低风险组，医生希望患者有良好的预后同时减少药物的不良反应。在临床应用上，试图减少疗程，无论 PEB 方案 4 疗程，还是 PEB 方案 3 疗程，同时是否可以用卡铂替代顺铂，药物反应中以肺纤维化为最难处理，是否尝试可以在低危组不使用博来霉素，用药时间上 5 天用药时间改为 3 天。其实所有这些实验最后都证明一点，改变方案没有获得和原方案同样的治疗效果，也没有达到减少不良反应的目的。因此，自 20 世纪 90 年代以后没再出现改变方案的临床试验，而 PEB 3 疗程作为治疗低风险组的恶性生殖细胞肿瘤的一线标准方案（表 6-3）。

表 6-3　关于 PEB 方案更改用药的相应临床试验（用于预后好的非精原细胞瘤）

作者	分类	方案	研究目的	CR/PR（%）	长期生存 CR/PR（%）	结论
Einhorn，et al.（1989） Saxman，et al.（1998）	Indiana	PEB × 4 PEB × 3	减少疗程数	97/98	88/87	BEP 3 疗程等同 BEP4 疗程
Bosl，et al.（1988）	MSKCC	PE × 4 VAB-6 × 3	是否可以用其他药物	93/96	82/85	PE 4 疗程同等 VAB-6 × 3
de Wit，et al.（1997）	EORTC	PE 360 B × 4 PE 360 × 4	减掉博来霉素	95/87	91/83	PE4 疗程疗效劣于 BEP × 4
Loehrer，et al.（1995）	Indiana	PEB × 3 PE × 3	减掉博来霉素	94/88	86/69	PE × 3 疗效劣于 BEP × 3
de Wit，et al.（2001）	IGCCCG	PEB × 3 + 1PE BEP × 4	减少疗程数	73/71	91/89	PEB × 3 等同于 PEB × 3
Culine，et al.（2003）	IGCCCG	PEB × 3 PE × 4	减掉博来霉素	92/91	90/84	同样疗效，但病例数太少

续表

作者	分类	方案	研究目的	CR/PR（%）	长期生存 CR/PR（%）	结论
Bajorin, et al.（1993）	MSKCC	PE×4 CE×4	卡铂替代顺铂	88/80	87/76	CE×4疗效劣于PE×4
Horwich, et al.（1997）	MRC/EORTC	PEB×4 CEP×4	卡铂替代顺铂	94/87	91/77	CEB×4疗效劣于PEB×4
Bokemeyer, et al.（1996）	Indiana	PEB×3 CEB×4	卡铂替代顺铂	97/96	86/68	CEB疗效劣于BEP

注：PE 360：VP 16总量360mg/m^2。

2. 对于高风险的高危患者，临床研究希望通过加大药物剂量和增加新的药物来提高预后。同样，增加药物会增加治疗风险，但没有提高预后，很多医生尝试大剂量化疗后自身骨髓移植来提高预后，也没有达到满意效果，至今PEB方案仍是高危、中危风险组的标准方案化疗。目前对于高危风险组患者预后仍不断提高，考虑还是早期病例增加、治疗经验增加及手术技术提高，药物及支持治疗提高有关（表6-4）。

表6-4 高风险组的用药方案相应的临床试验

作者	分类	化疗方案	研究目的	CRPR率（%）	长期CRPR率（%）	结论
Williams（1987）	Indiana	PVB×4 BEP×4	是否PEB、方案不良反应小疗效同等	61/77 在高数量的中心		PEB方案比PVB不良反应小，治疗效果更好
Nichols（1991）	Indiana advanced	BEP4, BEP2[①]×4	两倍剂量顺铂可否	73/68	61/63（24个月）	没有疗效差异加大量明显增加不良反应
Nichols（1998）	Indiana advanced	BEP4 VIP4	试验异环磷酰胺作用	60/64	60/63（60个月）	没有疗效差异
Motzer（2007）	IGCCC 中高危组	BEP4 BEP2+2×HDCT[②]	大剂量化疗效果	56/55	57/60（51个月）	没有总治疗效果的差异
Culine（2008）	IGCCC 中高危组	BEP4 CISCA/VB	大剂量多药物疗效	65/57	69/59（5年）	CISCA/VB不良反应增大，但是明显还是PEB4疗效更好
Kaye（1998）	EORTC 高危	BEP/EP4 BOP/VIP-B	大剂量多药物疗效	57/54	60/53（12个月无复发生存）	BOP/VIP-B不良反应增大，但是明显还是PEB4疗效更好

续表

作者	分类	化疗方案	研究目的	CRPR 率（%）	长期 CRPR 率（%）	结论
de Wit（2012）	IGCCC中危组	BEP4T-BEP4	大剂量多药物疗效	70/60	71/79（3年无进展）	T-BEP需要更多支持治疗，不良反应增大，统计学上没有疗效改善

注：①BEP2：顺铂用量加倍至 40mg/（m² · d），第 1 天至第 5 天。
②HDCT：大剂量化疗卡铂，VP 16 联合环磷酰胺。

当然这些临床试验多数是来源于国际恶性生殖细胞肿瘤的治疗，研究病例基于睾丸瘤的研究。对于女性，我们借鉴药物方案及应用，在女性生殖细胞肿瘤中也取得非常好的治疗效果，目前对于女性恶性生殖细胞肿瘤治疗方案及治疗效果均是同样的。

三、协和妇科肿瘤中心对恶性生殖细胞肿瘤的研究历史

1. 第一阶段，开创试水，保留生育功能同时追求肿瘤治愈。

开始于林巧稚等老一代妇科肿瘤专家，在治疗恶行生殖细胞肿瘤的同时尝试保留这些少女的生育能力。

连利娟等发现恶性生殖细胞肿瘤未成熟畸胎瘤可以逆转，对这些肿瘤，医生不放弃，积极手术，发现这些肿瘤可以经过多次治疗后逆转从而达到治愈的目的。

吴葆桢等 1991 年在 *Gynecologic Oncology* 上发表一篇论文。文章总结了协和妇科肿瘤单中心 28 例恶性生殖细胞肿瘤治疗，肿瘤治疗的同时保留生育功能。发现卵巢恶性生殖细胞肿瘤可以成功治愈并保留生育功能。

2. 第二阶段，建立规范，践行规范。

对于手术范围的探讨，减小手术范围是否可行？对于恶性生殖细胞肿瘤不强调手术分期，而强调手术的切除干净，用数据说话。协和妇科肿瘤回顾性分析单中心治疗的恶性生殖细胞肿瘤分期手术及不分期手术两种方式对预后的影响，发表在《中华妇产科杂志》上。

当然光有回顾性的研究还不够，沈铿教授主持的十一五国家重点支撑项目，研究妇科疾病诊治常规，开展了多中心的研究，探讨恶性生殖细胞肿瘤分期手术及不分期手术两种方式对预后的影响。研究结果发表在 *Gynecologic Oncology* 上。

对于这样罕见肿瘤长期管理也是优化肿瘤治疗的依据，这篇文章分析了北京协和医院妇科肿瘤中心的 10 年经验，提出恶性生殖细胞肿瘤治疗应该规范化，高危病例应该及时转诊，分层管理。

3. 第三阶段，突破发展。

北京协和医院作为全国危重症疾病转诊中心，新一代妇科肿瘤医生不断探索，对高危病例不放弃。首次探讨了先期化疗在急危重恶性生殖细胞肿瘤中的治疗意义。先期化疗在极高危的卵巢卵黄囊瘤中，极大地改善了围术期患者的一般情况，减少了手术期并发症，并且肿瘤治疗预后与直接手术相同。

协和妇科肿瘤中心关于复发恶性生殖细胞肿瘤治疗经验发表在《中华妇产科杂志》上，探讨对于复发及晚期未控的恶性生殖细胞肿瘤的治疗，提出了挽救性手术，尽可能切除干净肿瘤，及早开始术后化疗，这样的化疗也称挽救化疗。如果复发病例患者既往没有接受过博来霉素的化疗，那总体预后会好，对于接受博来霉素的化疗病例，因博来霉素有终身剂量的限制，影响预后，但总体在北京协和医院诊治中心接收治疗的复发及未控恶性生殖细胞肿瘤 5 年生存期可以接近 50%。

特殊部位的恶性生殖细胞肿瘤尤其是阴道内胚窦瘤的治疗，北京协和医院诊治中心是世界单中心治疗病例数最多的中心。我们研究提出对这类肿瘤 100% 治愈的目标，并提出治疗流程，十余年长期随诊，有的小患者已经进入青春期，月经来潮，身体发育正常，我们希望未来没有幼女死于这类肿瘤。

近年来对于未成熟畸胎瘤提出早期不化疗，以协和单中心的研究证实在早期未成熟畸胎瘤化疗与否不影响预后。未成熟畸胎瘤还有一种腹膜内生长，形成腹膜的成熟畸胎瘤病或者是成熟畸胎瘤生长综合征（growing terotoma syndrome，GTS）。临床研究结果发表在妇瘤杂志 *Gynecologic Oncology* 上，在协和妇科肿瘤中心成熟畸胎瘤生长综合征发生率在 20%，手术时肿瘤残留或者初次治疗时有腹膜胶质瘤病是发生 GTS 的高危因素。GTS 发生再次手术后如果还有肿瘤残留，那可能会再次发生 GTS，发生 GTS 后手术方式仍可以保留生育功能，有术后患者自然妊娠的报道。总之手术是治疗 GTS 的主要方式，预后相对良好。

目前国际上很多学者关于卵巢未成熟畸胎瘤的早期患者是否化疗存在争议，协和妇瘤总结了早期未成熟畸胎瘤。发现对于早期病例，可以考虑单纯手术治疗，辅助化疗并不减少复发。当然这是一个回顾性的研究，如果形成治疗规范还需要多中心前瞻性研究。

四、总结

总之，几代协和妇瘤医生，接力研究妇科恶性生殖细胞肿瘤，形成了宝贵的治疗经验。恶性生殖细胞肿瘤治疗原则，目前治疗上强调以下几点。

1. 治疗前全面评估制订治疗计划非常重要　包括肿瘤评估、手术计划、生育保留、化疗方案等。

2．遵循指南　目前关于手术范围，术后化疗方案应遵循指南，标准方案治疗不良反应是可以控制的。

3．适时转诊高危组病例　多项研究均提示在有经验的国家诊治中心或者区域诊治中心，有更多的临床经验，高危患者可以得到更好的预后。

4．正确处理化疗不良反应　包括血液学毒性、消化道反应、肾脏毒性等，这些不良反应的处理是为了标准治疗的如期进行，保证患者的预后最大化。

5．长期随诊的重要性　药物长期不良反应的管理是患者长期生存治疗的保证，尤其是博来霉素对肺功能的影响，生育力的评估，均是患者治疗后长期生存的管理项目。

（杨佳欣）

参考文献

1．Amsalem H, Nadjari M, Prus D, et al. Growing teratoma syndrome vs chemotherapeutic retroconversion: case report and review of the literature. Gynecol Oncol, 2004, 92(1): 357-360.

2．Beiner ME, Gotlieb WH, Korach Y, et al. Cystectomy for immature teratoma of the ovary. Gynecol Oncol, 2004, 93(2): 381-384.

3．Bhatia S, Abonour R, Porcu P, et al. High-dose chemotherapy as initial salvage chemotherapy in patients with relapsed testicular cancer. J Clin Oncol, 2000, 18(19): 3346-3351.

4．Billmire D, Vinocur C, Rescorla F, et al. Outcomeand staging evaluation in malignant germ cell tumorsof the ovary in children and adolescents: an intergroupstudy. J Pediatr Surg, 2004, 39: 424-442.

5．Bonazzi C, Peccatori F, Colombo N, et al. Pure ovarian immature teratoma, a unique and curable disease: 10 years' experience of 32 prospectively treated patients. Obstet Gynecol, 1994, 84(4): 598-604.

6．Brewer M, Gershenson DM, Herzog CE, et al. Outcome and reproductive function after chemotherapy for ovarian dysgerminoma. J Clin Oncol, 1999, 17: 2670-2675.

7．Broun ER, Nichols CR, Gize G, et al. Tandem highdose chemotherapy with autologous bone marrowtransplantation for initial relapse of testicular germ cell cancer. Cancer, 1997, 79: 605-610.

8．Bryant CS, Kumar S, Shah JP. Racial disparities insurvival among patients with germ cell tumors of theovary—United States. Gynecol Oncol, 2009, 114: 437-441.

9．Cushing B, Giller R, Ablin A, et al. Surgical resection alone is effective treatment for ovarian immature teratoma in children and adolescents: a report of the pediatric oncology group and the children's cancer group. Am J Obstet Gynecol, 1999, 181(2): 353-358.

10．Dark GG, Bower M, Newlands ES, et al. Surveillance policy for stage I ovarian germ celltumors. J Clin

Oncol, 1997, 15: 620-624.

11. Einhorn LH, Williams SD, Chamness A, et al. High-dose chemotherapy and stem-cell rescue for metastatic germ-cell tumors. N Engl J Med, 2007, 357(4): 340-348.

12. Gershenson DM, Del Junco G, Herson J, et al. Endodermal sinus tumor of the ovary: the M. D. Anderson experience. Obstet Gynecol, 1983, 61(2): 194-202.

13. Goyal LD, Kaur B, Badyal RK. Malignant Mixed Germ Cell Tumors of the Ovary: A Series of Rare Cases. J Reprod Infertil, 2019, 20(4): 231-236.

14. Gershenson DM, Copeland LJ, Kavanagh JJ, et al. Treatment of malignant nondysgerminomatous germcell tumors of the ovary with vincristine, dactinomycin, and cyclophosphamide. Cancer, 1985, 56: 2756-2761.

15. Gershenson DM, del Junco G, Silva EG, et al. Immature teratoma of the ovary. Obstet Gynecol, 1986, 68: 624-629.

16. Gershenson DM, Wharton JT, Kline RC, et al. Chemotherapeutic complete remission in patients with metastatic ovarian dysgerminoma. Potential for cure and preservation of reproductive capacity. Cancer, 1986, 58(12): 2594-2599.

17. Gershenson DM, Morris M, Cangir A, et al. Treatment of malignant germ cell tumors of the ovarywith bleomycin, etoposide, and cisplatin. J Clin Oncol, 1990, 8: 715-720.

18. Gershenson D, Miller A, Champion V, et al. Reproductive and sexual function after platinum based chemotherapy in long-term ovarian germ cell tumor survivors: a Gynecologic Oncology Groupstudy. J Clin Oncol, 2007, 25(19): 2792-2797.

19. The International Prognostic Factors Study Group. Prognostic factors in patients with metastatic germ cell tumors who experienced treatment failure withcisplatin-based fi rst-line chemotherapy. J Clin Oncol, 2010, 28: 4906-4911.

20. Jimerson GK, Woodruff JD. Ovarian extraembryonalteratoma: I. Endodermal sinus tumor. AmJ Obstet Gynecol, 1977, 127: 73-79.

21. Jimerson GK, Woodruff JD. Ovarian extraembryonal teratoma. II. Endodermal sinus tumor mixed with other germ cell tumors. Am J Obstet Gynecol, 1977, 127(3): 302-305.

22. Kattan J, Droz JP, Culine S, et al. The growing teratomasyndrome: a woman with nonseminomatousgerm cell tumor of the ovary. Gynecol Oncol, 1993, 49: 395-399.

23. Kondagunta GV, Bacik J, Donadio A, et al. Combination of paclitaxel, ifosfamide, and cisplatin isan effective second-line therapy for patients with relapsed testicular germ cell tumors. J Clin Oncol, 2005, 23: 6549-6555.

24. Kumar S, Shah JP, Bryant CS, et al. The prevalence and prognostic impact of lymph node metastasis in

malignant germ cell tumors of the ovary. Gynecol Oncol, 2008, 110(2): 125-132.

25．Kurman RJ, Norris HJ. Malignant mixed germ cell tumors of the ovary. A clinical and pathologic analysis of 30 cases. Obstet Gynecol, 1976, 48(5): 579-589.

26．Kurman RJ, Norris HJ. Embryonal carcinoma of the ovary: a clinicopathologic entity distinct from endodermal sinus tumor resembling embryonal carcinoma of the adult testis. Cancer, 1976, 38(6): 2420-2433.

27．Kurman RJ, Norris HJ. Endodermal sinus tumor of the ovary: a clinical and pathologic analysis of 71cases. Cancer, 1976, 38: 2404-2419.

28．Kurman RJ, Norris HJ. Malignant germ cell tumorsof the ovary. Hum Pathol, 1977, 8: 551-564.

29．Lai CH, Chang TC, Hsueh S, et al. Outcome andprognostic factors in ovarian germ cell malignancies. Gynecol Oncol, 2005, 96: 784-791.

30．Li J, Yang W, Wu X. Prognostic factors and role of salvage surgery in chemorefractory ovarian germ cell malignancies: a study in Chinese patients. Gynecol Oncol, 2007, 105(3): 769-775.

31．Sr LPJ, Lauer R, Roth BJ, et al. Salvage therapy in recurrent germ cell cancer: ifosfamide and cisplatin plus either vinblastine or etoposide. Ann Intern Med, 1988, 109(7): 540-546.

32．Sr LPJ, Gonin R, Nichols CR, et al. Vinblastine plus ifosfamide plus cisplatin as initial salvage therapy in recurrent germ cell tumor. J Clin Oncol, 1998, 16(7): 2500-2504.

33．Mangili G, Scarfone G, Gadducci A, et al. Is adjuvant chemotherapy indicated in stage I pure immature ovarian teratoma(IT)? A multicentre Italian trial in ovarian cancer(MITO-9). Gynecol Oncol, 2010, 119(1): 48-52.

34．Mangili G, Sigismondi C, Lorusso D, et al. Is surgical restaging indicated in apparent stage IA pure ovarian dysgerminoma? The MITO group retrospective experience. Gynecol Oncol, 2011, 121(2): 280-284.

35．McCaffrey JA, Mazumdar M, Bajorin DF, et al. Ifosfamide and cisplatin-containing chemotherapy as fi rst-line salvage therapy in germ cell tumors; response and survival. J Clin Oncol, 1997, 15: 2559-2563.

36．Messing MJ, Gershenson DM, Morris M, et al. Primary treatment failure in patients with malignant ovarian germ cell neoplasms. Int J Gynecol Cancer, 1992, 2(6): 295-300.

37．Mitchell PL, Al-Nasiri N, A'Hern R, et al. Treatment of nondysgerminomatous ovarian germ cell tumors: an analysis of 69 cases. Cancer, 1999, 85: 2232-2244.

38．Motzer RJ, Mazumdar M, Sheinfeld J, et al. Sequential dose-intensive paclitaxel, ifosfamide, carboplatin, and etoposide salvage therapy for germ cell tumor patients. J Clin Oncol, 2000, 18: 1173-1180.

39．Munkarah A, Gershenson DM, Levenback C, et al. Salvage surgery for chemorefractory ovarian germ cell tumors. Gynecol Oncol, 1994, 55(2): 217-223.

40．Murugaesu N, Schmid P, Dancey G, et al. Malignant ovarian germ cell tumors: identifi cation of novel prognostic markers and long-term outcome after multimodality treatment. J Clin Oncol, 2006, 24: 4862-4866.

41．Norris HJ, Zirkin HJ, Benson WL. Immature(malignant)teratoma of the ovary: a clinical and pathologic study of 58 cases. Cancer, 1976, 37(5): 2359-2372.

42．Patterson DM, Murugaesu N, Holden L, et al. A review of the close surveillance policy for stage I female germ cell tumors of the ovary and other sites. Int J Gynecol Cancer, 2008, 18(1): 43-50.

43．Roth LM, Talerman A. Recent advances in the pathology and classifi cation of ovarian germ cell tumors. Int J Gynecol Pathol, 2006, 25: 305-320.

44．Slayton RE, Park RC, Silverberg SG, et al. Vincristine, dactinomycin, and cyclophosphamide in the treatment of malignant germ cell tumors of the ovary: a Gynecologic Oncology Group study(a fi nal report). Cancer, 1985, 56: 243-248.

45．Weinberg LE, Lurain JR, Singh DK, et al. Survival and reproductive outcomes in women treated for malignant ovarian germ cell tumors. Gynecol Oncol , 2011, 121: 285-289.

46．Williams SD, Blessing JA, Moore DH, et al. Cisplatin, vinblastine, and bleomycin in advanced and recurrent ovarian germ-cell tumors: a trial of the Gynecologic Oncology Group. Ann Intern Med, 1989, 111: 22-27.

47．Williams SD, Blessing JA, Hatch KD, et al. Chemotherapy of advanced dysgerminoma: trials of the Gynecologic Oncology Group. J Clin Oncol, 1991, 9: 1950-1955.

48．Williams SD, Blessing JA, DiSaia PJ, et al. Second look laparotomy in ovarian germ cell tumors: the Gynecologic Oncology Group experience. Gynecol Oncol, 1994, 52: 287-291.

49．Williams SD, Kauderer J, Burnett AF, et al. Adjuvant therapy of completely resected dysgerminoma with carboplatin and etoposide: a trial of the Gynecologic Oncology Group. Gynecol Oncol, 2004, 95: 496-499.

50．Zagame L, Pautier P, Duvillard P, et al. Growing teratoma syndrome after ovarian germ cell tumors. Obstet Gynecol, 2006, 108: 509-514.

51．Zanetta G, Bonazzi C, Cantu MG, et al. Survival and reproductive function after treatment of malignant germ cell ovarian tumors. J Clin Oncol, 2001, 19: 1015-1020.

52．Bajorin DF, Sarosdy MF, Pfister DG, et al. Randomized trial of etoposide and cisplatin versus etoposide and carboplatin in patients with good-risk germ cell tumors: a multiinstitutional study. J Clin Oncol, 1993, 11(4): 598-606.

53．Bokemeyer C, Köhrmann O, Tischler J, et al. A randomized trial of cisplatin, etoposide and bleomycin(PEB)versus carboplatin, etoposide and bleomycin(CEB)for patients with 'good-risk' metastatic nonseminomatous germ cell tumors. Ann Oncol, 1996, 7(10): 1015-1021.

54．Bosl GJ, Geller NL, Bajorin D, et al. A randomized trial of etoposide + cisplatin versus vinblastine + bleomycin + cisplatin + cyclophosphamide + dactinomycin in patients with good-prognosis germ cell tumors. J Clin Oncol, 1988, 6(8): 1231-1238.

55．Culine S, Lortholary A, Voigt JJ, et al. Cisplatin in combination with either gemcitabine or irinotecan in carcinomas of unknown primary site: results of a randomized phase Ⅱ study-trial for the French Study Group on Carcinomas of Unknown Primary(GEFCAPI 01). J Clin Oncol, 2003, 21(18): 3479-3482.

56．Culine S, Kerbrat P, Kramar A, et al. Refi ning the optimal chemotherapy regimen for good-risk metastatic nonseminomatous germ-cell tumors: a randomized trial of the Genito-Urinary Group of the French Federation of Cancer Centers(GETUG T93BP). Ann Oncol , 2007, 18(5): 917-924.

57．Culine S, Kramar A, Théodore C, et al. Randomized trial comparing bleomycin/etoposide/cisplatin with alternating cisplatin/cyclophosphamide/doxorubicin and vinblastine/bleomycin regimens of chemotherapy for patients with intermediate- and poor-risk metastatic nonseminomatous germ cell tumors: Genito- Urinary Group of the French Federation of Cancer Centers Trial T93MP. J Clin Oncol, 2008, 26(3): 421-427.

58．de Wit R, Stoter G, Kaye SB, et al. Importance of bleomycin in combination chemotherapy for goodprognosis testicular nonseminoma: a randomized study of the European Organization for Research and Treatment of Cancer Genitourinary Tract Cancer Cooperative Group. J Clin Oncol, 1997, 15(5): 1837-1843.

59．de Wit R, Roberts JT, Wilkinson PM, et al. Equivalence of three or four cycles of bleomycin, etoposide, and cisplatin chemotherapy and of a 3- or 5-day schedule in good-prognosis germ cell cancer: a randomized study of the European Organization for Research and Treatment of Cancer Genitourinary Tract Cancer Cooperative Group and the Medical Research Council. J Clin Oncol, 2001, 19(6): 1629-1640.

60．de Wit R, Skoneczna I, Daugaard G, et al. Randomized phase Ⅲ study comparing paclitaxelbleomycin, etoposide, and cisplatin(BEP)to standard BEP in intermediate-prognosis germ-cell cancer: intergroup study EORTC 30983. J Clin Oncol, 2012, 30(8): 792-799.

61．Einhorn LH, Donohue J. Cis-diamminedichloroplatinum, vinblastine, and bleomycin combination chemotherapy in disseminated testicular cancer. Ann Intern Med, 1977, 87(3): 293-298.

62．Einhorn LH, Williams SD, Troner M, et al. The role of maintenance therapy in disseminated testicular cancer. N Engl J Med, 1981, 305(13): 727-731.

63．Einhorn LH, Williams SD, Loehrer PJ, et al. Evaluation of optimal duration of chemotherapy in favorable-prognosis disseminated germ cell tumors: a Southeastern Cancer Study Group protocol. J Clin Oncol, 1989, 7(3): 387-391.

64．Horwich A, Sleijfer DT, Fosså SD, et al. Randomized trial of bleomycin, etoposide, and cisplatin compared with bleomycin, etoposide, and carboplatin in good-prognosis metastatic nonseminomatous germ cell cancer: a Multiinstitutional Medical Research Council/European Organization for Research and Treatment of Cancer Trial. J Clin Oncol, 1997, 15(5): 1844-1852.

65．International Germ Cell Cancer Collaborative Group International Germ Cell Consensus Classifi cation:

a prognostic factor-based staging system for metastatic germ cell cancers. J Clin Oncol, 1997, 15(2): 594-603.

66．Kaye SB, Mead GM, Fossa S, et al. Intensive induction-sequential chemotherapy with BOP/VIP-B compared with treatment with BEP/EP for poor-prognosis metastatic nonseminomatous germ cell tumor: a Randomized Medical Research Council/European Organization for Research and Treatment of Cancer study. J Clin Oncol, 1998, 16(2): 692-701.

67．Jewett MA. Words of wisdom. Re: management of disseminated nonseminomatous germ cell tumors with risk-based chemotherapy followed by response-guided postchemotherapy surgery. Eur Urol, 2011, 59(5): 880-881.

68．Krege S, Beyer J, Souchon R, et al. European consensus conference on diagnosis and treatment of germ cell cancer: a report of the second meeting of the European Germ Cell Cancer Consensus group(EGCCCG): part Ⅰ. Eur Urol, 2008, 53(3): 478-496.

69．Krege S, Beyer J, Souchon R, et al. European consensus conference on diagnosis and treatment of germ cell cancer: a report of the second meeting of the European Germ Cell Cancer Consensus Group(EGCCCG): part Ⅱ. Eur Urol, 2008, 53(3): 497-513.

70．Leu L, Baribeault D. A comparison of the rates of cisplatin(cDDP)-induced nephrotoxicity associated with sodium loading or sodium loading with forced diuresis as a preventative measure. J Oncol Pharm Pract , 2010, 16(3): 167-171.

71．Loehrer PJ Sr, Johnson D, Elson P, et al. Importance of bleomycin in favorable-prognosis disseminated germ cell tumors: an Eastern Cooperative Oncology Group trial. J Clin Oncol, 1995, 13(2): 470-476.

72．Morgan KP, Buie LW, Savage SW. The role of mannitol as a nephroprotectant in patients receiving cisplatin therapy. Ann Pharmacother, 2012, 46(2): 276-281.

73．Motzer RJ, Nichols CJ, Margolin KA, et al. Phase Ⅲ randomized trial of conventional-dose chemotherapy with or without high-dose chemotherapy and autologous hematopoietic stem-cell rescue as first-line treatment for patients with poor-prognosis metastatic germ cell tumors. J Clin Oncol, 2007, 25(3): 247-256.

74．Nichols CR, Williams SD, Loehrer PJ, et al. Randomized study of cisplatin dose intensity in poor risk germ cell tumors: a Southeastern Cancer Study Group and Southwest Oncology Group protocol. J Clin Oncol, 1991, 9(7): 1163-1172.

75．Nichols CR, Catalano PJ, Crawford ED, et al. Randomized comparison of cisplatin and etoposide and either bleomycin or ifosfamide in treatment of advanced disseminated germ cell tumors: an Eastern Cooperative Oncology Group, Southwest Oncology Group, and Cancer and Leukemia Group B Study. J Clin Oncol, 1998, 16(4): 1287-1293.

76．Rustin GJ, Mead GM, Stenning SP, et al. Randomized trial of two or five computed tomography scans in the surveillance of patients with stage Ⅰ nonseminomatousgerm cell tumors of the testis: Medical Research Council Trial TE08, ISRCTN56475197 – the National Cancer Research Institute Testis Cancer Clinical Studies Group. J Clin Oncol, 2007, 25(11): 1310-1315.

77. Santoso JT, Lucci JA 3rd, Coleman RL, et al. Saline, mannitol, and furosemide hydration in acute cisplatin nephrotoxicity: a randomized trial. Cancer Chemother Pharmacol, 2003, 52(1): 13-18.

78. Saxman SB, Finch D, Gonin R, et al. Long-term follow-up of a phase III study of three versus four cycles of bleomycin, etoposide, and cisplatin in favorable-prognosis germ-cell tumors: the Indian University experience. J Clin Oncol, 1998, 16(2): 702-706.

79. Williams SD, Birch R, Einhorn LH, et al. Treatment of disseminated germ-cell tumors with cisplatin, bleomycin, and either vinblastine or etoposide. N Engl J Med, 1987, 316(23): 1435-1440.

80. Wood L, Kollmannsberger C, Jewett M, et al. Canadian consensus guidelines for the management of testicular germ cell cancer. Can Urol Assoc J, 2010, 4(2): e19-e38.

81. Derquin F, Floquet A, Hardy-Bessard AC, et al. Need for risk-adapted therapy for malignant ovarian germ cell tumors: A large multicenter analysis of germ cell tumors' patients from French TMRG network. Gynecol Oncol, 2020, 158(3): 666-672.

第二节　女性恶性生殖细胞肿瘤各地区的治疗规范

由于恶性生殖细胞肿瘤是相对罕见的组织类型，每一国家和地区对诊治规范各有不同又大体一致，均是根据目前的有限临床研究数据。而 PEB 方案实施使肿瘤预后良好，很难再开展大规模的研究来替代目前的治疗。下面为妇科肿瘤医生常用的指南：美国 NCCN 每年定期更新肿瘤的治疗指南，加入新的循证医学的依据；欧洲的指南也是定期更新；中国目前中华医学会妇科肿瘤学分委会医师每 2～3 年更新一次妇科肿瘤的治疗指南。现在就以上三个指南的最近版本进行解读。

一、美国 NCCN 关于卵巢生殖细胞肿瘤的治疗指南

NCCN 指南中对卵巢恶性生殖细胞肿瘤归为少见的组织类型，主要是就以下几种卵巢的恶性生殖细胞肿瘤：无性细胞瘤、卵黄囊瘤、胚胎癌、卵巢原发绒癌、未成熟畸胎瘤及混合型生殖细胞肿瘤。

关于手术的指南在流程图很清楚，见图 6-1 ~ 6-2，表 6-5。

NCCN 指南对化疗药物应用的方案做了非常具体的指导：PEB 方案（证据 2A）博来霉素 30 U/W，静脉用药；依托泊苷每天 100mg/m²，D1-5 静脉用药；顺铂每天 20mg/m²，D1-5 静脉用药。每 21 天 1 疗程

预后好的，3 个疗程（证据 2B）；预后差的，4 疗程。

对 Ⅱ ~ Ⅳ 期无性细胞瘤为减少博来霉素对肺的毒性，可以考虑改为卡铂联合 VP16 方案，第 1 天卡铂 400mg/m²，静脉用药。第 1 ~ 3 天用 VP16 120mg/m² 静脉用药，每 4 周重复 1 次，共 3 疗程。

虽然本次指南主要针对成人妇科恶性生殖细胞肿瘤，但明确提出对于低危人群尤其是儿童，未成熟畸胎瘤 2 级、3 级早期可以主动密切随诊治疗，儿童肿瘤协会对儿童期肿瘤建议早期未成熟畸胎瘤可以密切随诊，2 周左右随诊肿瘤标志物，有问题再及时开始辅助化疗，包括儿童期 ⅠA 期的内胚窦瘤及胚胎癌均可以采取主动随诊（active surveillance）。部分病例可能会在随诊中出现肿瘤标志物的异常，但是却可以使部分儿童免于化疗的不良反应。主动随诊不同于一般治疗后的随诊，间隔时间 2 周，有异常需要及时辅助治疗。

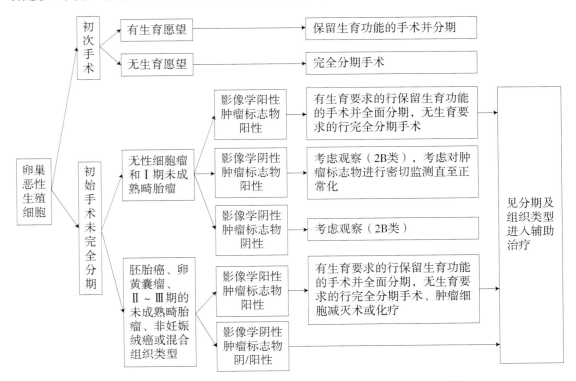

图 6-1　NCCN2020 年 V1 版对卵巢恶性生殖细胞肿瘤手术的指南

注：如果肿瘤标志物处于明显异常水平或升高，则重复成像，如果影像学阳性，则按照上述途径积极进行影像学和肿瘤标志物监测。

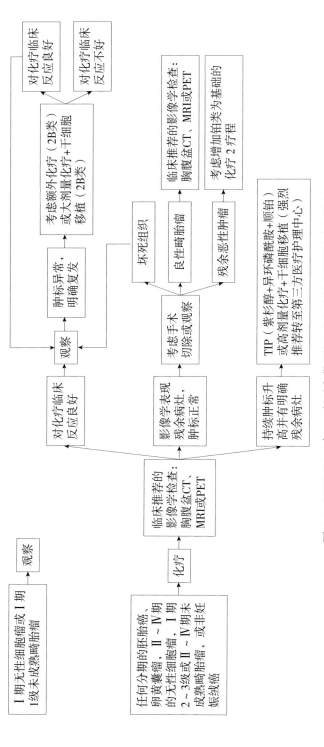

图 6-2 NCCN2020 年 V1 版对卵巢恶性生殖细胞肿瘤辅助治疗的指南

表 6-5 NCCN2020 年 V1 版中对恶性生殖细胞肿瘤的随访

卵巢恶性生殖细胞肿瘤

年份	第一年	第二年	第三年	第四年	第五年
无性细胞瘤：查体、血清肿瘤标志物和影像学检查	每 2~3 个月 1 次 腹盆 CT（3~4 个月 1 次）	每 3~4 个月 1 次 腹盆 CT（6 个月 1 次）	每 6 个月 1 次 腹盆 CT（每年 1 次）	每 6 个月 1 次 腹盆 CT（每年 1 次）	每年 1 次 腹盆 CT（按临床建议）
非无性细胞瘤：查体、血清肿瘤标志物、影像学检查	每 2 个月 1 次 正侧位胸片和腹盆 CT（每 3~4 个月 1 次）	每 2 个月 1 次 正侧位胸片和腹盆 CT（每 4~6 个月 1 次）	每 4~6 个月 1 次 腹盆 CT（每 6~12 个月 1 次）	每 6 个月 1 次 腹盆 CT（每 6~12 个月 1 次）	每年 1 次 腹盆 CT（按临床建议）

二、ESGO 关于生殖细胞肿瘤的治疗指南

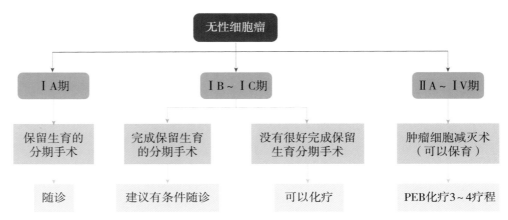

图 6-3   2018 年版 ESGO 指南中无性细胞瘤治疗流程

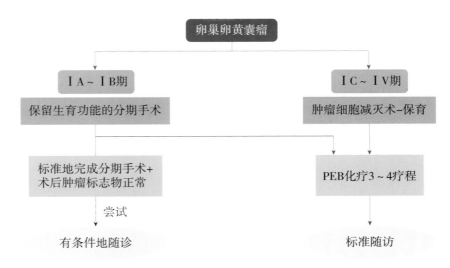

图 6-4   2018 年版 ESGO 指南卵巢卵黄囊瘤治疗流程

图 6-3 ~ 图 6-5 以及表 6-6，表 6-7 分别就生殖细胞肿瘤的治疗流程和诊疗做了比较详细的阐述。

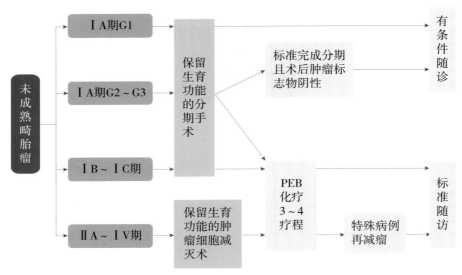

图 6-5 2018 年版 ESGO 指南中未成熟畸胎瘤治疗流程

表 6-6 ESGO 对恶性生殖细胞肿瘤随诊建议

年份	检查	盆腔超声	肿瘤标志物	胸片	胸腹盆 CT
第 1 年	每个月	每 2 个月	每 2 周（前 6 个月） 每个月 （7~12 个月）	2 个月	1 个月 * 3 个月 ** 12 个月
第 2 年	每 2 月	每 4 个月	2 个月	4 个月	
第 3 年	每 3 个月	每 6 个月	3 个月	6 个月	
第 4 年	每 4 个月		4 个月	8 个月	
第 5~10 年	每 6 个月		6 个月	每年	

注：* 如果没有在术前进行；** 如果分期不明或为未成熟畸胎瘤行腹腔镜检查。

表 6-7 欧洲指南中对生殖细胞肿瘤治疗特别注意点

一、诊断病理及分子病理诊断上建议	1. 治疗前诊断的评估应该包括盆腔超声检查、腹盆腔的 CT 检查、胸片检查。还有一些病例应该做 PET–CT 的检查 2. 年轻患者肿瘤标志物的筛查应包括 hCG、AFP、LDH、inhibin B、全血血常规、肝肾功能等血生化检查 3. 在疑似生殖细胞肿瘤的患者尤其是性腺母细胞瘤病例应常规筛查染色体，所有初潮前病例均应该筛查核型 4. 生殖细胞肿瘤病理组织类型相对罕见，请有经验的病理医生二次核对病理非常重要。这样病理诊断更具有说服力，为后续治疗提供依据

	5. 卵巢来源的生殖细胞肿瘤，可以进行相应的免疫组化，以更清楚确诊组织类型，免疫组化包括 inhibin α，calretinin，FOXL2，同时进行基因突变检测 FOXL2（402C-G），可以帮助确诊成人的生殖细胞肿瘤
二、肿瘤分期及风险分层建议	1. 手术应该做剖腹探查手术，只有非常谨慎经过筛选的病例可以实施腹腔镜手术或者机器人手术，实施任何一种手术方式均应该避免术中肿瘤的破裂，这一点非常重要 2. 剖腹探查手术应该仔细检查各个腹膜，分期手术包括结肠下的大网膜切除、横膈处腹膜活检、双侧结肠侧沟腹膜活检、盆腔腹膜活检、腹腔冲洗液的送检细胞学检查等，可以在分期手术后大致分期，待组织病理确定为最后的手术病理分期 3. 在恶性生殖细胞肿瘤手术范围内，可以进行患侧附件切除，保留正常子宫及对侧正常卵巢，这样保留生育功能的手术即使是在晚期恶性生殖细胞肿瘤也是可行的，因为恶性生殖细胞肿瘤对化疗非常敏感 4. 如果对侧卵巢外观正常，没有必要进行常规活检 5. 术后给予大剂量密集化疗，即使有淋巴结潜在转移，这些转移病灶也可以治愈 6. 明显看到肿大淋巴结可以手术切除
三、早期恶性生殖细胞肿瘤的处理建议	1. 早期ⅠA期纯的无性细胞瘤可以单纯手术治疗，术后不需要化疗 2. 未成熟畸胎瘤ⅠA期G1术后不需要化疗 3. 术后辅助治疗，ⅠA~ⅠC未成熟畸胎瘤 G2~G3，术后分期ⅠA、ⅠB卵巢卵黄囊瘤（如果术后肿瘤标志物正常），分期ⅠB、ⅠC无性细胞瘤，可以辅助化疗，但也建议主动随诊 4. 5天的BEP方案化疗是最常用的标准化疗方案 5. 密切随诊，包括间隔一段时间接受临床检查、影像学检查、腹盆超声、肿瘤标志物检查等，一般随诊时限长达到10年
四、晚期恶行生殖细胞肿瘤及复发病例治疗建议	1. 在晚期恶性生殖细胞肿瘤保留生育功能的手术仍然是可行的，手术的目的是尽可能切除一切肉眼可见的肿瘤，当然这样肿瘤细胞减灭术不同于上皮性肿瘤，应该尽量减轻手术并发症，因为手术并发症增多引起化疗的推迟会大大影响肿瘤的预后 2. 绝经后晚期患者或者双侧附件均受累的患者，可以考虑全子宫双附件切除分期手术 3. 5天的BEP方案化疗是最常用的标准化疗方案，在手术切除干净的患者中可以实施3疗程的化疗，而在没有切除干净的患者中应该有4疗程的化疗，当然第3疗程后需要评估肺功能情况，看看博来霉素的用量 4. 再复发病例中，以往用过顺铂联合方案化疗，复发后应首先考虑顺铂联合方案化疗 5. 对铂类联合方案原发耐药的病例可以选择VAC方案，或者紫杉醇联合吉西他滨，或者吉西他滨联合奥沙利铂等方案挽救性治疗 6. 大剂量高密度化疗可以对复发生殖细胞肿瘤延长生存，获得较长缓解 7. 任何可以切除的肿瘤都应该考虑手术治疗，尤其是对肿瘤标志物正常的复发恶性生殖细胞肿瘤，比如未成熟畸胎瘤。这样可以避免发生成熟性畸胎瘤生长综合征

续表

五、治疗评估及肿瘤治疗后的随诊建议	1. 应随诊血肿瘤标志物（hCG、AFP、LDH、CA125、inhibin B），肿瘤标志物可评估肿瘤对化疗的反应 2. 胸腹盆 CT 及盆腔超声是最常用的影像学评估 3. 恶性生殖细胞肿瘤的随诊包括临床病史、盆腔检查、肿瘤标志物检查，2 年内每 3 个月检查 1 次，以后每年检查 2 次
六、生育力的保护及后续激素替代治疗的建议	1. 卵子保护，冻存可以在化疗前咨询生殖内分泌医生，也是患者保留生育力的一个选择 2. 高促排卵可以在治疗结束后进行 3. 任何采取的保留生育力的措施都不能以牺牲肿瘤预后为代价，肿瘤治愈是第一考虑因素 4. 治疗结束后激素替代是在生殖细胞肿瘤治疗后可行的 HRT

三、中华医学会妇科肿瘤学分会关于生殖细胞肿瘤的治疗指南

卵巢恶性生殖细胞肿瘤的治疗指南见卵巢肿瘤章节，肿瘤临床特点、手术原则及化疗如下。

卵巢恶性生殖细胞肿瘤（ovarian malignant germ cell tumor）是指来源于胚胎性腺的原始生殖细胞而具有不同组织学特征的一组肿瘤，占所有卵巢恶性肿瘤的 5%。

1. 临床特点

（1）多发生于年轻的妇女及幼女。

（2）多数生殖细胞肿瘤是单侧的。

（3）即使复发也很少累及对侧卵巢和子宫。

（4）有很好的肿瘤标志物（AFP、hCG）。

（5）对化疗敏感。近年来，由于找到有效的化疗方案，使其预后大为改观。卵巢恶性生殖细胞肿瘤的 5 年存活率由过去的 10% 提高到目前的 90%。大部分患者可行保留生育功能的治疗。

2. 病理分类　基于对卵巢肿瘤的进一步认识，WHO（2014）女性生殖系统肿瘤分类的命名有所变更，并增加了一些新的亚型。主要的组织病理分类：①未成熟畸胎瘤。②无性细胞瘤。③卵黄囊瘤。④胚胎癌。⑤绒癌。⑥混合型恶性生殖细胞肿瘤。

3. 诊断　卵巢恶性生殖细胞肿瘤在临床表现方面具有特点，如发病年龄轻、肿瘤较大、肿瘤标志物异常、很易产生腹水、病程发展快等。应注意到肿瘤的这些特点，给予及时诊断。特别是血清 AFP 和 hCG 的检测，可以起到明确诊断的作用。卵黄囊瘤可以合成 AFP，卵巢绒癌可分泌 hCG，这些都是特异的肿瘤标志物。血清 AFP 和 hCG 的动态变化与癌瘤病情的好转和恶化是一致的，临床完全缓解的患者血清 AFP 或 hCG 值轻度升高预示癌瘤的残存或复发。虽然血清 AFP 和 hCG 的检测对卵巢内胚窦瘤和卵巢绒癌有明确诊断的意义，但卵巢恶性生殖细胞肿瘤的最后确诊还是依靠组织病理学的诊断。

4．治疗

（1）治疗的目标：治愈。

（2）主要的治疗方式：手术（剖腹探查进行手术分期、保守性单侧卵巢切除、切除容易切除的转移灶）和化疗（ⅠA期的无性细胞瘤和ⅠA期1级的未成熟畸胎瘤除外）。保留生育功能是治疗的原则。

1）手术治疗：由于绝大部分恶性生殖细胞肿瘤患者是希望生育的年轻女性，常为单侧卵巢发病，即使复发也很少累及对侧卵巢和子宫，更为重要的是卵巢恶性生殖细胞肿瘤对化疗十分敏感。因此，手术的基本原则是无论期别早晚，只要对侧卵巢和子宫未受肿瘤累及，均应行保留生育功能的手术，即仅仅切除患侧附件，同时行全面分期探查术。对于复发的卵巢生殖细胞肿瘤仍主张积极手术。

2）化疗：恶性生殖细胞肿瘤对化疗十分敏感。根据肿瘤分期、类型和肿瘤标志物的水平，术后可采用3~6疗程的联合化疗。常用化疗方案见表6-8。

表6-8　卵巢恶性生殖细胞肿瘤的常用化疗方案

方案	药物剂量及方法	疗程间隔
BEP	博来霉素（B）15mg/m^2，第2日，每周1次，静滴或肌注 依托泊苷（E）100mg/（m^2·d）×3天，静滴 顺铂（P）30~35mg/（m^2·d）×3天，静滴	3周
BVP	博来霉素（B）15mg/m^2，第2日，每周1次深部肌注或静脉 长春新碱（V）1~1.5mg/m^2×2天，静注 顺铂（P）20mg/（m^2·d）×5天，静滴	3周
VAC	长春新碱（V）1.5mg/m^2，静注4周 放线菌素D（A）200μg/（m^2·d）×5天，静滴 环磷酰胺（C）200mg/（m^2·d）×5天，静注	3周

注：博来霉素终生剂量为250mg/m^2，单次剂量不可超过30mg。

生殖细胞肿瘤最有效的化疗方案是博来霉素、依托泊苷和顺铂（BEP）。所有的生殖细胞肿瘤，除了ⅠA期1级的未成熟畸胎瘤，都应该进行单侧卵巢切除术和手术分期，紧接着4~6疗程的BEP化疗。有肿瘤标志物升高的患者，化疗应持续至肿瘤标志物降至正常后2疗程。ⅠA期1级未成熟畸胎瘤术后不需要进一步化疗。

（3）放疗：为手术和化疗的辅助治疗。无性细胞瘤对放疗最敏感，但由于无性细胞瘤的患者多年轻，要求保留生育功能，目前放疗已较少应用。对复发的无性细胞瘤，放疗仍能取得较好疗效。

（4）随访和监测：与卵巢上皮性肿瘤类似，内容包括盆腔检查、肿瘤标志物和影像学检查（CT、USG、PET）。术后1年，每个月1次；术后2年，每3个月1次；术后3年，每 6 个月 1 次；3 年以上者，每年 1 次。

（5）预后情况：5 年存活率：Ⅰ 期 95%，Ⅱ 期 70%，Ⅲ 期 60%，Ⅳ 期 30%。任何期别的卵巢恶性生殖细胞肿瘤均可保留生育功能。卵巢恶性生殖细胞肿瘤保留生育功能的治疗方法：患侧附件切除术，保留对侧正常的卵巢和未受侵犯的子宫，尽可能将转移病灶切除干净，术后辅以化学治疗。早期的无性细胞瘤和 G 1 级的未成熟畸胎瘤，手术病理分期证实为 FIGO Ⅰ 期，术后可无需辅助化疗。

（杨佳欣）

参考文献

1. Ray-Coquard I, Morice P, Lorusso D, et al. Non-epithelial ovarian cancer: ESMO Clinical Practice Guidelines for diagnosis, treatment and follow-up. Ann Oncol, 2018, 29(Suppl 4): iv1-1iv18.

2. NCCN. Ovarian cancer including fallopian tube cancer and primary peritoneal cancer. Version 1. //NCCN clinical practice guidelines in Oncology(NCCN Guidelines_). National Comprehensive Cancer Network, 2020.

3. 谢幸，马丁，等 . 中国妇科恶性肿瘤诊治指南 . 北京：人民卫生出版社，2020.

第三节　女性恶性生殖细胞肿瘤临床研究所面临的问题及今后的研究方向

一、目前国际恶性生殖细胞肿瘤临床诊治及临床研究的现状

由哈佛大学 Dr. Lindsay Frazier 带领的国际恶性生殖细胞肿瘤研究协作组（Malignant Germ Cell International Consortium，MaGIC）是致力于研究人类恶性生殖细胞肿瘤的国际学术组织，优势是联合了很多专业的医生，包括儿童肿瘤专家、男性学专家、妇科肿瘤专家、遗传学专家、放疗科专家、影像学专家及病理学专家等，对来源人体各个器官和组织的恶性生殖细胞肿瘤进行研究，并联合其他肿瘤研究协会，包括美国儿童肿瘤协会（Children Oncology Group，COG）、儿童肿瘤及白血病协会（Children Cancer and Leukaemia Group，CCLG 英国）、妇科肿瘤协会（Gynecology Oncology Group，GOG）、内科治疗协会（Medical Research Council，MRC）等多个国家肿瘤研究组织。开展对恶性生殖细胞肿瘤的多中心临床研究，回顾分析诊治经验，提出新的风险分层，优化恶性生殖细胞肿瘤诊治的方案。纵观目前对性恶性生殖细胞肿瘤诊治的研究，目前主要研究集中在以下两个方面。

1. 恶性生殖细胞肿瘤的治疗 医生一致赞成风险分层，对小儿生殖器官，尤其是女性，幼少女妇科恶性肿瘤，强调治疗个体化，强调减少化疗的不良反应及长期管理，其中对早期未成熟畸胎瘤多数主张不化疗。分层的依据多数是对以往临床病例的回顾性分析，罕见肿瘤很难有多中心前瞻性的临床研究。因此，回顾性病例分析仍是提供治疗上分层的主要依据。

2. 传统化疗方案 PEB 作为一线治疗是否无可替代，但是对于可否减低化疗，或者高危患者给予密集强度大的短期化疗方案，有几项Ⅲ期的临床试验还在进展中，期望这些临床试验的数据可以为形成指南提供依据（表 6-9）。

表 6-9　目前正在开展的Ⅲ期临床试验

研究名称及研究者	针对人群	募集病例数	治疗方案	主要研究终点
TIGER（NCT02375204）Darren Feldman，MD	针对复发和难治 GCTs（男性）	420	分组 A：CDCT（TIP）分组 B：HDCT plus ASCT with TI-CE	OS
MOGCT-01（NCT02429687）孔北华	分期Ⅱ A ~Ⅳ B MOGCT（目前入组的多数是性索间质细胞瘤）（女性）	129	分组 A：TC 分组 B：BEP	PFS
ANZUP-1302（NCT02582697）Peter Grimison	临床Ⅳ期 IGCCC 中度或高转移风险的 GCTs（不限制性别）	500	分组 A：大剂量密集 PEB 分组 B：标准 PEB 方案	PFS
NCT03067181 L Frazier	（不限制性别）低风险组：小于 50 岁，发生部位卵巢未成熟，或其他部位 GCT 分期Ⅰ期 风险一级：小于 11 岁，卵巢来源，睾丸来源或者其他部位来源，分期Ⅱ~Ⅳ，YST，EC 或绒癌 风险二级：年龄大于 11 岁小于 25 岁，卵巢来源的 YST，EC，绒癌 FIGO 分期 IC-Ⅱ/Ⅲ。睾丸来源 AJCC 分期Ⅱ/Ⅲ，IGCCC 预后好的 YST，EC 或绒癌 性腺外的部位，COG 分期Ⅱ YST，EC 或绒癌	1680	分组 A：bleomycin /carboplatin /etoposide，4 周期 分组 B：BEP，4 周期 分组 C：bleomycin /carboplatin /etoposide，3 周期 分组 D：BEP，3 周期 密切随诊替代 PEB 化疗在低风险 MGCT	OS、PFS

续表

研究名称及研究者	针对人群	募集病例数	治疗方案	主要研究终点
NCT03418844 Florence JOLY	关于化疗后的后遗症以及生活质量的研究	480	化疗不良反应的研究	1. QOL 量表 2. CTH 后器官功能 3. 疲劳

注：MOGCT，卵巢恶性生殖细胞肿瘤；CDCT，常规剂量化疗；TIP，紫杉醇＋异环磷酰胺＋顺铂联合化疗；HDCT，大剂量化疗；ASCT，自体骨髓移植；TI-CE，紫杉醇联合异环磷酰胺化疗后大剂量卡铂联合VP16 化疗；BEP，博来霉素联合 VP16、顺铂的化疗；PFS，无瘤生存时间；IGCCC，国际生殖细胞肿瘤分层；GCT，生殖细胞肿瘤；FIGO，国际妇产科协会；YST，卵黄囊瘤；EC，胚胎癌；AJCC，美国癌症联盟；COG，儿童肿瘤组；SCSTs，性索间质肿瘤；Qol，生活质量表；CTH，化疗。

二、北京协和医院妇科肿瘤中心就目前女性恶性生殖细胞肿瘤的研究

女性恶性生殖细胞肿瘤历经手术、化疗等方面的研究，目前已经取得很好的治疗效果，曾经是恶性程度高、死亡率高的癌症，目前是治疗效果较好，可以保留生育功能的恶性肿瘤。针对女性恶性生殖细胞肿瘤的临床研究目前不多，原因主要是罕见组织类型目前治疗效果良好，难以再提高预后；病例数少难以开展随机前瞻性的临床研究；目前药物治疗模式难以改变，研究能获得的支持有限。新药研发困难，因此目前这一领域处于天花板式瓶颈。

北京协和医院妇科肿瘤中心多年来在治疗女性恶性生殖细胞肿瘤方面有丰富的临床经验，依托医院是国家罕见疾病诊治中心，对此类肿瘤的今后研究方向提出了协和自己的方向。

1. 分层管理　提出协和关于女性卵巢恶性生殖细胞肿瘤的分层，表 6-10 是北京协和医院妇科肿瘤提出的关于卵巢来源的恶性生殖细胞肿瘤分层管理的建议。

表 6-10　北京协和医院妇科肿瘤（PUMCH）提出的来源于卵巢的恶性生殖细胞肿瘤的分层

超高危因素	中高危因素	低危因素
超过 40 岁		发病年龄青春期前（＜11 岁）
	组织类型 内胚窦瘤	YST MIXED Ⅰ A1 术后标志物恢复正常
	混合生殖细胞肿瘤含有胚胎癌或内胚窦卵巢原发绒癌	无性细胞瘤Ⅰ C
	未成熟畸胎瘤Ⅲ级肿瘤直径＞10cm	未成熟畸胎瘤Ⅰ级Ⅰ C（手术剔除）；未成熟畸胎瘤Ⅱ级或Ⅲ级肿瘤直径＜5cm

续表

超高危因素	中高危因素	低危因素
标志物 AFP > 50000，β-hCG > 100000，LDH > 50 倍上限	标志物 AFP > 10000，β-hCG > 10000，LDH > 10 倍上限	
任何组织类型：大量腹水，低蛋白，肝脏实质转移。转移肿瘤超出腹腔，出现胸腔积液、肺转移、脑转移、腹主动脉以上水平淋巴转移	分期肿瘤超出盆腔，肿瘤直径 > 15cm	

极高危、高危人群：往往病情危急，常常伴有生命体征不稳定，难以直接开展肿瘤手术，有时虽然勉强可以直接手术，但也往往肿瘤负荷非常大，出血风险多，手术并发症难以控制，术后恢复慢往往影响后续的化疗，而化疗对于恶性生殖细胞肿瘤至关重要，因此，对于这一类病例我们探讨：先期化疗 1~2 疗程后手术，减少围术期并发症，术后再辅助治疗，肿瘤标志物正常后巩固化疗 4 疗程，争取治愈率超过 80%。

中高危人群：这类病例或者细胞组织类型恶性程度高或期别稍晚，需要规范地治疗。实施规范的手术：早期的分期手术或者晚期的肿瘤细胞减灭手术，争取术后 7 天左右开始化疗，肿瘤标志物正常后巩固 2 疗程化疗，争取治愈率接近 100%。

低危人群：肿瘤发病时早期或者肿瘤标志物不高，年龄在青春期前。尝试不化疗，首选密切随诊，争取治愈率 100%。

2. 积极改善不良反应　减少药物长期的不良反应，加强对肺纤维化的检测及预防。顺铂 + 依托泊苷 + 博来霉素问世以来，恶性生殖细胞肿瘤（MOGCT）的预后有了明显改善。其中无性细胞瘤的 5 年存活率几乎达到 100%，非无性细胞瘤的恶性生殖细胞肿瘤的 5 年存活率也超过 80%。虽然肿瘤得到了控制，但是与博来霉素（BLM）相关的肺纤维化（pulmonary fibrosis，PF）却会困扰着患者的余生，甚至危及生命。初始治疗或复发后挽救性治疗中，PF 会使 BLM 的应用受到限制甚至终身停用，使本来可以治愈的患者失去治疗机会。

有报道，多达 10% 接受该药治疗的患者可能发生危及生命的 PF。PF 是一种进行性破坏性肺病，其特征是细胞外基质蛋白的异常沉积和肺组织结构的破坏。几乎没有任何药物能够逆转晚期纤维化进程。目前临床上多以肺功能测定（pulmonary function test）作为肺纤维化的检测手段，必要时辅以肺高分辨率计算机断层扫描（HRCT）。但是有研究表明，包括一氧化碳弥散量（DLCO）在内的肺功能指标对于 BLM 肺毒性既不具敏感性也不具特异性，已有很多人对这些指标变化的临床意义提出质疑，并且恶性生殖细胞肿瘤（MOGCT）

患者青春期前的孩童比较常见，她们不能配合完成 PFT。临床上一般也不会将 HRCT 用作 BLM 诱导性肺损伤的筛查工具。因此，临床上十分需要简便易行的用于 PF 早期检测的分子生物标志物，早期发现和及时治疗可能是阻断 PF 不可逆发展的良好策略。

尿液是一种很好的生物标志物来源，并在体内积累系统性变化，特别是在疾病的早期阶段。尿液可以通过非侵入性程序收集，便于取材。已有研究发现 BLM 诱导的大鼠 PF 模型中，尿蛋白能够早期检测和监测疾病进展和治疗效果。因此，我们试图寻找在 MOGCT 患者应用 BLM 的过程中，是否存在可以用于 PF 早期检测的特定的尿蛋白，以期将其作为 BLM 诱导性 PF 的早期检测的一种可能的筛查工具，并且评价其在 PF 的治疗过程中是否可以用于治疗效果的评估指标。

3. 寻找肿瘤完全缓解复发的有效监测方法　包括对血清肿瘤标志物的进一步研究研究。在正常成人的血清中，*AFP* 基因表达并未完全关闭，人类的 *AFP* 基因位于第 4 对染色体上（4q1124q21）区域，有 15 个外显子和 14 个内显子。AFP 是单链多肽，属于 a 球蛋白，电泳时位于白蛋白与球蛋白之间，分子量为 64000 ~ 72000，沉淀系数 4.5。此蛋白由 18 种氨基酸组成，碳水化合物约占 4%。AFP 肽链氨基酸序列与白蛋白相似，其蛋白部分由 590 个氨基酸组成，N 端 232 氨基酸与一条糖链相结合，而肿瘤细胞产生的 AFP 因所含的糖基不同，有 4 种变异体，其电泳运动有轻微差别。我们将这种差别主要在碳水化合物的含量上，而不在肽链改变的 AFP 称为 AFP 的异质体。在肝癌患者血清，内胚窦瘤（卵黄囊瘤）中此类 AFP 异质体明显升高。研究表明，AFP 是内胚窦瘤（卵黄囊瘤）早期诊断的指标，且体内 AFP 水平与治疗效果相关，AFP 上升与下降可反映内胚窦瘤的生长状况、病情的进展与缓解。AFP 异质体依据与小扁豆凝集素（lens culinaris agglutinin，LCA）的亲和力，AFP 被分为三种类型：AFP-L1、AFP-L2 和 AFP-L3。AFP-L1 主要出现在良性肝脏疾病中，如慢性肝炎和肝硬化。AFP-L3 与 LCA 有结合活性，在其分子中的乙酰氨基葡萄糖的氨基端增加了 1 ~ 6 个岩藻糖残基。AFP-L3 只能由肿瘤细胞产生。AFP-L2 多数由卵黄囊肿瘤产生，在孕妇的血清中也能被检测到。AFP-L2 与 LCA 的亲和力介于 AFP-L1 和 AFP-L3 之间。AFP 可以用于非精原细胞瘤型生殖细胞瘤诊断、治疗的评价和治疗策略的制定。然而，它有时很难鉴别由恶性肿瘤和良性肝脏疾病中 AFP 升高引起的假阳性。研究发现，在 AFP 处于低水平状态时检测 AFP-L3 是排除假阴性的非常有用的方法。当总 AFP 水平轻度增加时，AFP-L3 可以为监测非精原细胞瘤型生殖细胞瘤治疗提供信息。Kawai 等在研究中用 AFP-L3 来诊断和监视睾丸肿瘤的活动性，指出 AFP-L3 是监测睾丸肿瘤活动非常有意义的指标，目前 AFP-L3 检测常用的方法有植物凝集素免疫交叉电泳技术。该方法根据 AFP-L3 与凝集素和相应抗体有较高的亲和力而进行鉴别。AFP-L3 所占百分比计算公式：AFP-L3 电泳条带的面积 P 总 AFP 条带的面积 ×100%，也可以采用国产研制的新型微量离心柱法分离 AFP-L3，并结合化学发光法检测样品中的 AFP 与 AFP-L3 含量，结果也是可以的，方法简便、操作简单，标本处理后可以用多种甲胎蛋白定量检测试剂检测，成本较低，可以在临床推广应用。但无论哪一种方法，由于目前内胚窦瘤临床上 AFP 监测技术成熟，可以满足卵巢卵黄囊瘤的检测需要，很少有患者在肿瘤治疗的同时有非常严重的肝炎。只是在我们国家肝炎还是常见疾病，如果在肿瘤化疗中因肝炎引起肿瘤标志物升高，这种检测方法可以在临床上考虑使用。

4. 恶性生殖细胞肿瘤相关肿瘤分子分型及遗传相关研究　二代测序技术迅猛发展，使人们对大部分癌种的肿瘤基因图谱有了全面认识。目前关于卵黄囊瘤的肿瘤测序数据却少之又少，尚无针对卵巢卵黄囊瘤基因组学特征的研究报道。以往我们对卵黄囊瘤的分子特征的了解主要参考 GCT 研究，而既往文献报道的 GCT 基因组学特征的研究主要针对睾丸生殖细胞肿瘤。不同于体细胞来源的肿瘤，GCT 基因突变率低，这体现了其原始生殖细胞来源，与生殖细胞类似。GCT 肿瘤细胞在面临 DNA 损伤时往往直接诱导细胞凋亡，而不是对其进行 DNA 损伤修复。文献报道的睾丸 GCT 显著突变基因包括 *KIT*、*KRAS* 和 *NRAS*，其中 *KIT* 突变常发生于精原细胞瘤。既往研究发现 *KRAS* 突变的精原细胞肿瘤周围组织，包括原位癌或癌前病变中并不存在 *KRAS* 突变，这提示 *KRAS* 突变可能在生殖细胞恶性转化过程中发挥关键作用。*TP53* 很少发生突变，完整的 p53 介导的凋亡信号通路被认为是 GCT 化疗敏感的重要机制；另一个机制是 DNA 损伤修复能力下降，过表达抑制核苷酸剪切修复的蛋白 HMGB4，可提高 GCT 肿瘤细胞对顺铂的敏感性，探讨卵巢卵黄囊瘤肿瘤异质性，描绘肿瘤复发转移的演化模式。克隆演化产生肿瘤异质性，正常细胞恶性转化过程中涉及多次基因、染色体、表观遗传等改变，由此形成基因型和表型多样性是肿瘤异质性存在的基础。肿瘤克隆演化的模式之一是线性演化，指祖先克隆在线性进化的同时，呈次序形成多个亚克隆；另一种克隆演化模式是分支型演化，指肿瘤克隆独立形成，在进化过程中有的扩增，有的消失，呈树枝型生长，这使得肿瘤的异质性大大增加。肿瘤演化分析有助于了解肿瘤演化的规律，分析与复发转移相关的关键基因改变，一方面寻找新的分子标志物对初治患者进行危险分层。利用协和病例优势探索卵巢卵黄囊瘤基因组学特征，首次描绘了卵巢卵黄囊瘤基因图谱。卵巢卵黄囊瘤肿瘤突变负荷为 1.34mut/Mb，位于中等水平。同时提出预测的卵巢卵黄囊瘤驱动基因包括已知 *KRAS* 和 *KIT*，以及新发现的 *ZNF708*、*FRG1* 和 *NPAS1*。研究一共鉴定出 18 个拷贝数显著扩增区域和 15 个拷贝数显著缺失区域，与拷贝数变异相关的驱动基因主要包括 *ARID1A* 和 *PARK2* 缺失以及 *ZNF217*、*CDKN1B* 和 *KRAS* 扩增。微卫星不稳定性状态、染色体 7q22.1 拷贝数变异以及 COSMIC 数据库中 Signature1 可作为预测原发肿瘤化疗敏感性的基因标志物。卵巢卵黄囊瘤演化过程复杂，存在线性和分支型两种演化模式。

5. 恶性生殖细胞肿瘤高危患者相关耐药机制的研究　虽然化疗效果好，但仍有10%～20%的恶性生殖细胞肿瘤患者复发。一旦复发，临床处理十分棘手。复发肿瘤往往出现化疗耐药，治疗手段有限，即使经过手术和大剂量的化疗，仍有50%的患者最终因疾病进展而死亡。因此，了解生殖细胞肿瘤化疗耐药的分子机制，寻找耐药相关靶点，可为复发患者寻求新的精准治疗方案，改善预后。

既往关于其化疗耐药机制的研究多集中于顺铂耐药，并常常是以睾丸生殖细胞肿瘤为研究对象。p53介导的凋亡信号通路异常与顺铂耐药相关，但与实体肿瘤不同，在生殖细胞肿瘤中常常不是因为 TP53 基因突变造成的，而是由其他因素导致的p53/MDM2轴所致，如MDM2蛋白表达在化疗耐药生殖细胞肿瘤细胞系中异常升高。PDGFRβ/PI3K/AKT信号通路异常也与顺铂耐药相关，该信号通路持续激活导致AKT蛋白过表达，进而导致MDM2磷酸化，活化的MDM2进一步抑制p53介导的凋亡反应。此外，DNA损伤修复能力增强、肿瘤细胞分化潜能缺失、DNA甲基化以及microRNAs均参与生殖细胞肿瘤顺铂耐药的形成。但这些研究多局限于细胞或动物实验，用于检测的肿瘤组织也往往混杂多种组织学亚型，而且每项研究样本数目少，很难得出一致结论。

临床上，我们发现复发卵巢恶性生殖细胞肿瘤多含有卵黄囊瘤成分，但关于卵黄囊瘤化疗耐药的研究极少，我们应用二代测序技术探讨卵黄囊瘤化疗耐药机制的研究报道。选取化疗敏感和化疗耐药原发卵黄囊瘤肿瘤组织为研究对象，通过全转录组测序技术，寻找与顺铂耐药相关的差异表达基因，并进一步通过细胞实验加以验证，希望以此为基础进行更深入的机制研究。

通过比较化疗敏感组和化疗耐药组样本之间基因表达量，我们一共筛选出153个显著差异表达的基因（FC > 2 且 FDR < 0.1），其中136个（88.9%）基因表达上调，17个（11.1%）基因表达下调。以 log2（FC）为横坐标，-log10（FDR）为纵坐标，绘制火山图，红色的点代表筛选出的显著差异表达的基因（图6-6A）。

基因集富集分析结果显示两组样本差异表达基因主要集中在KRAS信号通路、胰腺β细胞胰岛素信号通路和胆汁酸代谢通路（图6-6B）。其中差异最显著的是KRAS信号通路，是重要的细胞内信号转导通路，调控细胞的生长和增殖，在肿瘤中常常过度激活。既往关于恶性生殖细胞肿瘤化疗耐药的研究通常集中于顺铂耐药，为了进一步从筛选出的差异表达基因中挖掘与顺铂耐药相关的基因，我们从DepMap数据库（https：//depmap.org）中获得不同类型肿瘤细胞系的数据，将上述基因在这些肿瘤细胞系中的表达水平和对顺铂敏感性进行 Spearman 等级相关性分析，最终锁定 *OVOL2* 基因。在本研究中，与化疗敏感组相比，*OVOL2* 基因在化疗耐药组肿瘤样本中的表达显著升高（$P=2 \times 10^{-4}$，图 6-7A）。

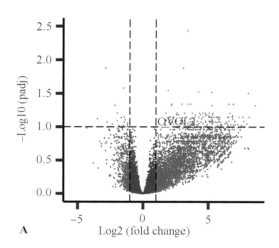

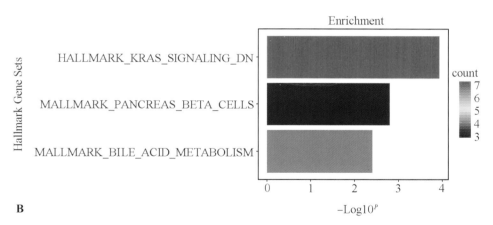

图 6-6　化疗敏感组及化疗耐药组样本之间基因表达量

注：A. 化疗敏感组和化疗耐药组差异表达基因火山图横坐标为 log2（FC），表示两组样本中基因表达差异倍数变化；纵坐标为 –log10（FDR），表示差异表达基因是否具有统计学意义，阈值设定为 FC > 2 且 FDR < 0.1，红色的点表示筛选出的具有统计学意义的差异表达基因。B. 化疗敏感组和化疗耐药组基因集富集分析统计图。横坐标为 –log10^P，表示基因集是否具有统计学意义，阈值设定为 P < 0.01；纵坐标是基因集名称；右侧颜色图例表示富集得分。

　　根据 DepMap 数据库中提供的数据，在不同肿瘤类型细胞系中，与 *OVOL2* 表达水平低的肿瘤细胞株相比，高表达细胞株对顺铂的敏感性显著降低（$P = 4.8 \times 10^{-9}$，图 6-7B）；分析卵巢癌细胞株也得出相同结论（$P = 6.7 \times 10^{-3}$，图 6-7C）。这些结果表明 *OVOL2* 基因的表达水平可能与卵黄囊瘤化疗耐药相关。

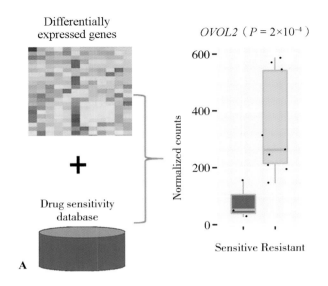

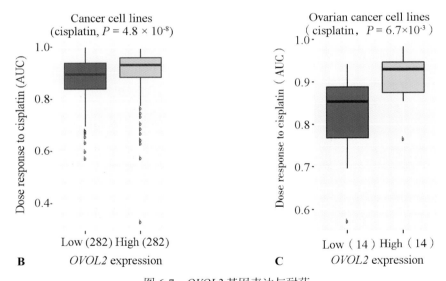

图 6-7　*OVOL2* 基因表达与耐药

注：A. 顺铂耐药相关基因筛选流程，通过对 DepMap 数据库中收录的肿瘤细胞系顺铂敏感性和基因表达水平进行 Spearman 相关性分析，锁定 *OVOL2* 为顺铂耐药相关基因，并比较 *OVOL2* 在化疗敏感组和化疗耐药组的表达水平。B. 肿瘤细胞系 *OVOL2* 表达水平和顺铂敏感性性比较。C. 卵巢癌细胞系 *OVOL2* 表达水平和顺铂敏感性比较。横坐标表示 *OVOL2* 表达水平，纵坐标表示顺铂药时曲线下面积。

　　体外实验验证 *OVOL2* 基因表达水平影响卵黄囊瘤细胞对顺铂的敏感性。化疗耐药是卵黄囊瘤难治的主要原因，而耐药机制复杂，目前尚不完全清楚，其中主要包括 *p53* 凋亡信号异常、肿瘤细胞分化潜能降低以及 DNA 甲基化程度增高、PI3K/AKT 信号通路异常等。

本研究通过对 3 例化疗敏感和 9 例化疗耐药卵黄囊瘤样本行全转录组测序，共筛选出 136 个显著表达上调基因和 17 个显著表达下调基因，基因集富集分析显示 KRAS 信号通路明显富集。此外，通过数据库挖掘筛选出基因 OVOL2，在化疗耐药肿瘤组织中表达升高，通过 siRNA 沉默其表达后可增加卵黄囊瘤细胞对顺铂的敏感性。

RAS 蛋白家族包括 KRAS、HRAS 和 NRAS，其中 KRAS 是一种信号转导蛋白，可被上游信号（如表皮生长因子受体 EGRF）激活，并进一步激活下游多条信号通路，如 PI3K/AKT/mTOR、RAS/RAF/MEK/ERK 等，因此，KRAS 是细胞内重要的调控细胞生长和增殖的蛋白。当 KRAS 基因发生突变后，KRAS 因水解 GTP 能力下降造成 GTP 累积，从而使 KRAS 持续处于激活状态，进而造成细胞的异常生长和增殖。在肿瘤中，KRAS 是常发生突变的致癌基因，其中在胰腺癌中突变率高达 90%，其他常见的肿瘤包括结直肠癌、乳腺癌等。

KRAS 是生殖细胞肿瘤显著突变的基因，Taylor-Weiner 等发现 KRAS 突变的精原细胞肿瘤周围组织，包括原位癌或癌前病变中并不存在 KRAS 突变，这提示 KRAS 突变的肿瘤细胞恶性程度更高。Van-Nieuwenhuysen 等对 24 例卵巢恶性生殖细胞肿瘤进行全外显子测序，其中 2 例出现 KRAS 突变，并且这两例患者均出现化疗耐药，生存期仅 22 个月和 27 个月。Bagrodia 等发现 11 例化疗耐药非精原细胞肿瘤中 8 例检测出 KRAS 突变。Feldman 等研究报道在 46 例化疗耐药睾丸生殖细胞肿瘤组织中 3 例检测出 KRAS 突变，而 24 例化疗敏感组织中无一例出现突变。近期 Necchi 等分析了 107 例复发睾丸生殖细胞肿瘤基因组学特征，发现 KRAS 扩增是最频繁发生的基因改变，精原和非精原肿瘤组织中发生率分别为 47.8%（11/23）和 51.3%（43/84）；而 RAS-RAF 通路是最频繁发生改变的信号通路。本研究通过基因集富集分析发现，两组样本在 KRAS 信号通路上存在明显差异，提示该通路可能参与卵黄囊瘤化疗耐药形成，但具体机制还需要进一步探讨。

OVOL2（Ovo Like Zinc Finger 2）编码的蛋白在胚胎发育和肿瘤转移中起着关键作用。OVOL2 作为一种进化保守的转录因子，在胚胎发育过程中调节血管生成、颅神经管和心脏的形成。OVOL2 还参与调控上皮间质转化（EMT）过程，维持细胞上皮表型。EMT 指上皮细胞脱黏附形成伪足转变成具有活动能力的间质细胞，是肿瘤进展转移的重要机制。在上皮源性肿瘤，如结直肠癌、乳腺癌和肺腺癌中，既往研究表明 OVOL2 通过抑制 EMT 来抑制肿瘤侵袭能力，并且 OVOL2 蛋白表达水平与患者预后相关。OVOL2 在化疗耐药卵黄囊瘤肿瘤组织中表达水平升高，并且其表达水平影响了肿瘤细胞对顺铂的敏感性，OVOL2 沉默的卵黄囊瘤细胞经顺铂药物处理时细胞凋亡率和凋亡相关蛋白显著增加，提示 OVOL2 可能通过影响细胞凋亡参与卵黄囊瘤顺铂耐药的发生，但明确的分子机制还需进一步实验研究。

总之，生殖细胞肿瘤顺铂耐药机制复杂，尚不完全清楚，其中主要包括 p53 凋亡信号异常、表观遗传改变、分化潜能降低以及 PDGFRβ/PI3K/AKT 信号通路异常。未来，随着二代测序技术的发展，应进一步从多组学深入探究，寻找耐药相关靶点，为难治性患者寻求新的精准治疗方案。

（杨佳欣　宗　璇）

参考文献

1. Kamoto T, Satomura S, Yoshiki T, et al. Lectin-reactive alpha-fetoprotein(AFP-L3%)curability and prediction of clinical course after treatment of non-seminomatous germ cell tumors. Jpn J Clin Oncol, 2002, 32(11): 472-476.

2. Kawai K, Kojima T, Miyanaga N, et al. Lectin-reactive alpha-fetoprotein as a marker for testicular tumor activity. Int J Urol, 2005, 12(3): 284-289.

3. Pylayeva-Gupta Y, Grabocka E, Bar-Sagi D. RAS oncogenes: weaving a tumorigenic web. Nat Rev Cancer, 2011, 11(11): 761-774.

4. Liu P, Wang Y, Li X. Targeting the untargetable KRAS in cancer therapy. Acta Pharm Sin B, 2019, 9(5): 871-879.

5. Feldman DR, Iyer G, Van Alstine L, et al. Presence of somatic mutations within PIK3CA, AKT, RAS, and FGFR3 but not BRAF in cisplatin-resistant germ cell tumors. Clin Cancer Res, 2014, 20(14): 3712-3720.

6. Necchi A, Bratslavsky G, Corona RJ, et al. Genomic Characterization of Testicular Germ Cell Tumors Relapsing After Chemotherapy. Eur Urol Focus, 2020, 6(1): 122-130.

7. Mackay DR, Hu M, Li B, et al. The mouse OVOL2 gene is required for cranial neural tube development. Dev Biol, 2006, 291(1): 38-52.

8. Unezaki S, Horai R, Sudo K, et al. OVOL2/Movo, a homologue of Drosophila ovo, is required for angiogenesis, heart formation and placental development in mice. Genes Cells, 2007, 12(6): 773-785.

9. Lee B, Villarreal-Ponce A, Fallahi M, et al. Transcriptional mechanisms link epithelial plasticity to adhesion and differentiation of epidermal progenitor cells. Dev Cell, 2014, 29(1): 47-58.

10. Watanabe K, Villarreal-Ponce A, Sun P, et al. Mammary morphogenesis and regeneration require the inhibition of EMT at terminal end buds by OVOL2 transcriptional repressor. Dev Cell, 2014, 29(1): 59-74.

11. Ye GD, Sun GB, Jiao P, et al. OVOL2, an Inhibitor of WNT Signaling, Reduces Invasive Activities of Human and Mouse Cancer Cells and Is Down-regulated in Human Colorectal Tumors. Gastroenterology, 2016, 150(3): 659-671. e16.

12．Wang ZH, Li Z, Hu M, et al. OVOL2 gene inhibits the Epithelial-to-Mesenchymal Transition in lung adenocarcinoma by transcriptionally repressing Twist1. Gene, 2017, 600: 1-8.

13．Wu RS, Hong JJ, Wu JF, et al. OVOL2 antagonizes TGF-β signaling to regulate epithelial to mesenchymal transition during mammary tumor metastasis. Oncotarget, 2017, 8(24): 39401-39416.

北京协和医院妇科肿瘤中心简介

北京协和医院妇产科是著名医学家林巧稚教授亲自建立的中国第一个具有现代规模的妇产科，迄今已有 99 年的历史。其学科技术力量雄厚、专业齐全、人才梯队完整、工作严谨，有良好的传统，一直被公认为是中国妇产科学事业的国家队和最高水平的代表，连续 11 年复旦全国医院排行榜名列全国最佳专科排名榜首。北京协和医院妇产科是国家教育部命名的国家重点学科，国家卫健委命名的国家重点专科和林巧稚妇产科疾病研究中心，全国妇产科疑难杂症诊治中心，国家教委博士学位授予点，妇产科博士后流动站，卫生部妇产科住院医师培训基地，国家药品监督管理局妇产科药物研究基地，国家级妇产科继续教育基地，协和妇产科学系是国家妇产疾病临床研究中心。依托北京协和医院的整体实力和综合医院优势，全年接诊救治的全国各地疑难重症病例占全部病例的 50% 以上，在妇产科疑难重症的诊治上具有丰富的经验和优势，享有很高的国际声誉和社会效益。妇科肿瘤中心于 2018 年成立，同时成立的还有产科中心、生殖内分泌中心、普通妇科中心。

一、传承发展——妇科肿瘤中心秉承的学科精神

北京协和医院已有近百年历史，医学大家林巧稚创建中国妇产科学科，并建立妇科肿瘤等亚学科。目前妇科肿瘤中心有高级职称 26 人，博士生导师 5 人。主编的《林巧稚妇科肿瘤学》也是国内妇科肿瘤的基石（附图 1）。吴葆桢教授对生殖细胞肿瘤保留生育功能在国际著名杂志妇科肿瘤上最先报道。连利娟教授发现恶性生殖细胞肿瘤中未成熟畸胎瘤随着时间迁延会逐渐慢慢成熟，从而使得这些未成熟畸胎瘤的小女孩得到积极治疗，争取了更多治愈的机会。这些保留生育功能的治疗开创了妇科恶性肿瘤保留生育生理功能的先河。协和妇科肿瘤中心正是传承者老一代专家的大医精神，在妇科恶性肿瘤治疗领域不断追求。

病例的不断总结为以后临床治疗提供经验，临床治疗的任何开创及创新均离不开医生及患者的共同理解和努力。病例总结及文献复习一直是协和妇科肿瘤延续的优良传统（附图 2、附图 3）。

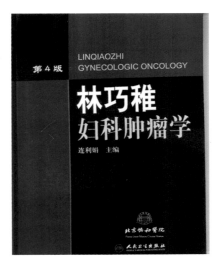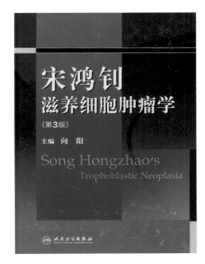

附图 1　《林巧稚妇科肿瘤学》及《宋鸿钊滋养细胞肿瘤学》

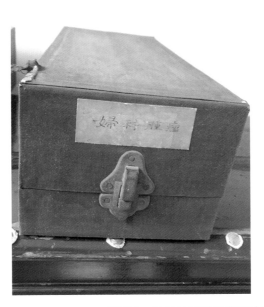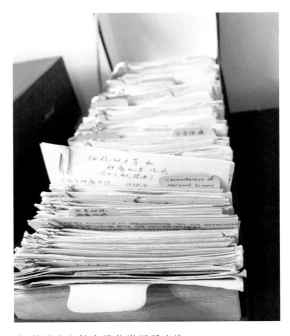

附图 2　最早的记录患者及随诊资料的妇科肿瘤文件夹及分类目录查询

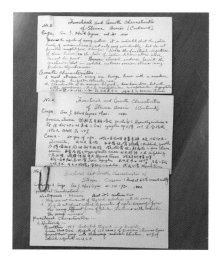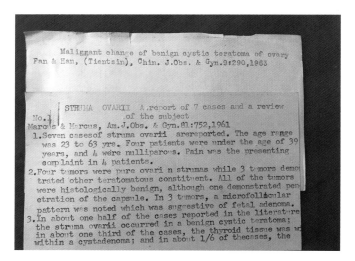

附图 3　记录最早的恶性生殖肿瘤的文献及发表的文章

　　这些珍贵的病例资料使得后一代的妇科肿瘤医生深感成就的取得是站在前辈的肩膀上，使之传承下去也是这一代妇科肿瘤医生责无旁贷的责任和使命。

　　妊娠滋养细胞肿瘤保留生育：宋鸿钊教授自 1959 年起研究即使切除子宫死亡率也极高的绒毛膜细胞癌（绒癌），创建了大剂量联合化疗治疗绒癌，并取得突破性成就，使全身多处转移濒临晚期患者获得再生，而且不必切除子宫并仍能生育。他提出的临床分期方法被 FIGO 接受为绒癌国际通用分期标准。1985 年获国家科技进步一等奖。1990 年获陈嘉庚首届医学奖。1994 年当选为中国工程院院士。1995 年获何梁何利科技进步奖。1996 年被聘任为英国（伦敦）皇家妇产科医师学院院士。

　　保留生育和生理功能是妇科恶性肿瘤治疗人性化和微创化的重要体现，治疗目的并不局限于治愈肿瘤，还能使患者保留和完成生育。维护生理和生殖健康及女性尊严，是妇科恶性肿瘤治疗的里程碑式突破，也是人类抗击癌症进程的重大胜利。半个多世纪以来，北京协和医院妇产科对妇科恶性肿瘤患者实施保留生育和生理功能的系列研究和治疗，一直走在国内外前列，起着引领的作用。

二、科学严谨——妇科肿瘤中心一贯秉承的学术精神

　　肿瘤治疗的理念也随着医学模式的变化而不断转换，从对疾病病因的认识、疾病本身的认识及患者的整体关怀，到转化为更加精准、更加人性化的治疗，医学治疗不断进步。

当然对肿瘤的治疗首先是规范和科学，不停寻求更多人性化、个体化精准治疗的科学依据（附图4）。

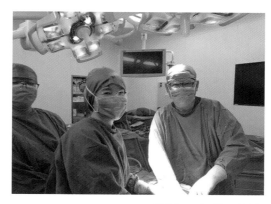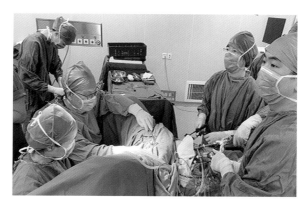

附图4　郎景和教授、沈铿教授、杨佳欣教授手术中

向阳教授自2008年起对胎盘部位滋养细胞肿瘤进行多中心临床研究，提出保留生育功能可行性及指征，写入2015年FIGO诊治指南。

妇科恶性肿瘤保留生育：郎景和教授与沈铿教授等，自2003年起在国内率先对年轻早期宫颈癌开展保留生育功能的根治性子宫颈切除手术治疗，取得了令人满意的肿瘤控制和生育结果，术式也逐渐由阴式向腔镜发展，得到了国内外同行的认可和关注。妇科内分泌和妇科肿瘤专业自20世纪90年代开展的子宫内膜癌及癌前病变保留生育功能治疗，摸索出具有最大病例数的大剂量口服高效孕激素对子宫内膜癌保留生育功能治疗的方法，现已诊治患者400余例，有效率达90%以上。近年来对服用孕激素耐药或禁忌的病例又采取了GnRHa等新方法，为既往孕激素治疗失败、过度肥胖及肝功能异常的患者也提供了保留生育的治疗机会。此外，对卵巢恶性生殖细胞肿瘤保留生育功能手术治疗的探讨和先期化疗的研究，卵巢性索间质肿瘤保留生育功能的研究和低级别子宫内膜间质肉瘤的保留子宫和卵巢的治疗等相关的临床研究结果，也都发表在国际妇科肿瘤领域的权威杂志上。沈铿教授、杨佳欣教授近20年来对18岁以下幼少女生殖道恶性肿瘤的保守性手术结合化疗的治疗方法使这些小患者的生命和生育都得到了保护，促进了家庭稳定和幸福，体现社会和谐和温暖。阴道内胚窦保留生育功能治疗，阴道及宫颈的横纹肌肉瘤保留生育功能的治疗都发表在知名专业期刊上。

我们还积极开展和普及在妇科恶性肿瘤患者保留生理功能及术后生殖器官重建方面的技术和研究，如年轻早期内膜癌和宫颈癌手术中保留卵巢，从而保留其术后正常雌激素分泌和生理功能；吴鸣教授开展的保留神经的根治性子宫切除治疗宫颈癌以保留患者正常的排尿、排便功能；根治性子宫切除术同时行阴道延长手术，提高术后性生活满意度；外阴恶性肿瘤切除后外阴的整形缝合和外观重建等，这些技术显著提高了术后患者的生存尊严和生活质量。

三、规范创新——妇科肿瘤中心所担当的传播使命

北京协和医院妇产科对妇科恶性肿瘤保留生理和生育功能的系列研究发表了很多高水平文章、编写了多部肿瘤专著，并制订了相关行业标准，牵头制订了多本指南，如《常见妇科恶性肿瘤诊治指南》等，这对规范妇科肿瘤患者保留生育功能的临床治疗起到了重要的引领和把关作用。系列研究申请并完成多项国家级科研项目和多中心临床研究，培养了一批又一批临床医学和科研人才。相关技术和规范在每年多次的国家级继续教育项目、学术讲座和学术会议中推广和讲解，使更多的医者掌握，患者受益。研究者多次参加国际学术交流，展现中国妇科肿瘤医生的成果和风采，并获得多项国家级重大科技研究奖项（附图 5 ~ 7）。

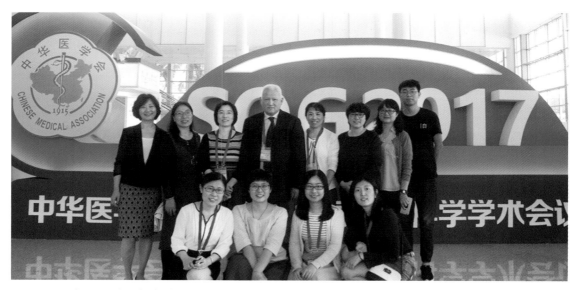

附图 5　全国妇产科年会妇科恶性肿瘤保留生育功能专题会场，后排左四为沈铿教授